全国高等职业院校医学美容技术专业规划教材

医学美学导论

（供医学美容技术专业用）

主　编　李靖柯　周　围
副主编　党文军
编　者　（以姓氏笔画为序）
　　　　万荷天一（重庆医药高等专科学校）
　　　　邓　聃（赣南卫生健康职业学院）
　　　　刘　佳（宜春职业技术学院）
　　　　李　俊（重庆医药高等专科学校）
　　　　李　莉（广东食品药品职业学院）
　　　　李玉洁（河南医药健康技师学院）
　　　　李秋涛（深圳秋涛医疗美容诊所）
　　　　李靖柯（重庆医药高等专科学校）
　　　　邹文琴（重庆护理职业学院）
　　　　陈　樯（北京直觉机器信息咨询中心）
　　　　周　围（宜春职业技术学院）
　　　　贾小丽（四川中医药高等专科学校）
　　　　党文军（黑龙江中医药大学佳木斯学院）
　　　　唐　玲（长沙美兮医疗美容有限公司）
　　　　唐莹莹（长沙卫生职业学院）
　　　　梁　瑛（长沙卫生职业学院）
　　　　韩玉婷（四川中医药高等专科学校）

中国健康传媒集团·北京
中国医药科技出版社

内 容 提 要

本教材为"全国高等职业院校医学美容技术专业规划教材"之一，系根据本套教材的编写指导思想和原则要求，结合专业培养目标和本课程的教学任务要求编写而成。本教材系统介绍医学美学的基本理论、美学基础知识、医学人体审美与审美标准、医学人体美学、人体的整体形态美、人体各部位的美、医学美学设计、医学职业审美修养等内容。本教材为"书网融合"教材，即纸质教材有机融合电子教材、教学配套资源（PPT、微课、题库等）、数字化教学服务（在线教学、在线作业等），使教材内容更加立体化，丰富化。

本教材主要供全国高职高专院校医学美容技术专业使用，亦适合其他专科层次学生选修，还可作为中高级美容师培训教材及美容爱好者自学参考用书。

图书在版编目（CIP）数据

医学美学导论／李靖柯，周围主编． -- 北京：中国医药科技出版社，2025.7

ISBN 978-7-5214-4622-7

Ⅰ．①医… Ⅱ．①李… ②周… Ⅲ．①医学美学-高等职业教育-教材 Ⅳ．①R-02

中国国家版本馆 CIP 数据核字（2024）第 099191 号

美术编辑　陈君杞
版式设计　友全图文

出版　**中国健康传媒集团**｜中国医药科技出版社
地址　北京市海淀区文慧园北路甲 22 号
邮编　100082
电话　发行：010 - 62227427　邮购：010 - 62236938
网址　www.cmstp.com
规格　889mm × 1194mm $\frac{1}{16}$
印张　$10\frac{1}{2}$
字数　305 千字
版次　2025 年 7 月第 1 版
印次　2025 年 7 月第 1 次印刷
印刷　北京侨友印刷有限公司
经销　全国各地新华书店
书号　ISBN 978-7-5214-4622-7
定价　**39.00 元**

获取新书信息、投稿、为图书纠错，请扫码联系我们。

数字化教材编委会

主　编　李靖柯　周　围
副主编　党文军
编　者　（以姓氏笔画为序）

万荷天一（重庆医药高等专科学校）

邓　聃（赣南卫生健康职业学院）

刘　佳（宜春职业技术学院）

李　俊（重庆医药高等专科学校）

李　莉（广东食品药品职业学院）

李玉洁（河南医药健康技师学院）

李秋涛（深圳秋涛医疗美容诊所）

李靖柯（重庆医药高等专科学校）

邹文琴（重庆护理职业学院）

陈　樯（北京直觉机器信息咨询中心）

周　围（宜春职业技术学院）

贾小丽（四川中医药高等专科学校）

党文军（黑龙江中医药大学佳木斯学院）

唐　玲（长沙美兮医疗美容有限公司）

唐莹莹（长沙卫生职业学院）

梁　瑛（长沙卫生职业学院）

韩玉婷（四川中医药高等专科学校）

出版说明

为深入学习贯彻党的二十大精神，落实《国务院关于印发国家职业教育改革实施方案的通知》《关于深化现代职业教育体系建设改革的意见》《职业教育提质培优行动计划（2020—2023年）》《关于推动现代职业教育高质量发展的意见》等有关文件精神，适应学科发展和高等职业教育教学改革等新要求，对标国家健康战略、对接医药市场需求、服务健康产业转型升级，建设高质量教材，支撑高质量现代职业教育体系发展的需要，使教材更好地服务于院校教学，中国健康传媒集团中国医药科技出版社在教育部、国家药品监督管理局的领导下，组织和规划了"全国高等职业院校医学美容技术专业规划教材"的修订和编写工作。本套教材具有以下特点。

1. 强化课程思政，辅助三全育人

教材编写将价值塑造、知识传授和能力培养三者融为一体，坚决把立德树人贯穿、落实到教材建设全过程的各方面、各环节，深度挖掘提炼专业知识体系中所蕴含的思想价值和精神内涵，科学合理拓展课程的广度、深度和温度，多角度增加课程的知识性、人文性，提升引领性、时代性和开放性，辅助实现"三全育人"（全员育人、全程育人、全方位育人），培养新时代创新人才。

2. 推进产教融合，体现职教精神

教材编写坚持现代职教改革方向，体现高职教育特点，以人才培养目标为依据，以岗位需求为导向，围绕"教随产出、产教同行"，教材融入行业人员参与编写。教材正文适当插入典型临床案例，使学生边读边想、边读边悟、边读边练，做到理论与相关岗位相结合，形成以案例为引导的职业教育教学模式新突破，提升人才培养针对性和适应性。

3. 体现行业发展，突出必需够用

教材编写坚持"已就业为导向，已全面素质为基础，以能力为本位"的现代职业教育教学改革方向。构建教材内容应紧密结合当前实际要求，吸收新技术、新方法、新材料，体现教材的先进性，教材编写落实"必需、够用"原则，教材编写以满足岗位需求、教学需求和社会需求的高素质人才，体现高职教学特点。同时做到与技能竞赛考核、职业技能等级证书考核的有机结合。

4. 建新型态教材，适应转型需求

适应职业教育数字化转型趋势和变革要求，依托"医药大学堂"在线学习平台，搭建与教材配套的数字化资源（数字教材、教学课件、图片、视频、动画及练习题等），丰富多样化、立体化教学资源，并提升教学手段，促进师生互动，满足教学管理需要，为提高教育教学水平和质量提供支撑。

本套教材的出版得到了全国知名专家的精心指导和各有关院校领导与编者的大力支持，在此一并表示衷心感谢。希望广大师生在教学过程中积极使用本套教材并提出宝贵意见，以便修订完善，共同打造精品教材。

前言 PREFACE

医学美学是一门以医学和美学原理为指导，运用医学手段和美学方式相结合来研究、维护、修复和塑造人体美，以增进人的活力美感为目的的新兴学科。随着医学美学尤其是美容医学学科的迅猛发展，新的理论、观点、技术与方法不断涌现，本教材为适应高职高专教育发展需求、满足广大高职高专医学生及从业人员需要编写而成。

本教材立足于医学美学学科特点，结合国内外医学美学最新研究成果，系统介绍医学美学的基本理论、研究对象、学科任务及其在医学实践中的应用，力求为读者提供全面、系统的医学美学知识体系，帮助读者树立正确的医学审美观，培养医学审美能力，提升医学审美素养。本教材主要供全国高职高专院校医学美容技术专业师生教学使用，亦适合其他专业学生选修，还可作为中高级美容师培训教材及美容爱好者自学参考用书。

《医学美学导论》的编写过程中，编者们充分考虑了医学美学学科的特点和教学需求，既注重理论知识的系统性和科学性，又强调实践操作的实用性和可操作性。本教材具体编写分工如下：绪论由李靖柯、周围编写，美学基础知识由韩玉婷、贾小丽、李俊、李玉洁编写，医学人体审美与审美标准由梁瑛、唐莹莹、陈樯编写，医学人体美由万荷天一、李莉编写，人体的整体形态美由唐玲编写，人体各部位的美由党文军、李秋涛、邓聃编写，医学美学设计由周围、刘佳、万荷天一编写，医学职业审美修养由邹文琴编写。

编写过程中，编者们参考了重要的文献资料，也得到编者所在单位的大力支持，向相关著者和单位致以诚挚谢意。鉴于医学美学作为新兴交叉学科，其内容与体系仍在不断探索完善中，相关参考资料有限，编者水平亦有限，疏漏及不足之处在所难免，敬请各位专家、同仁和读者予以批评指正，以便再版时进一步修改、充实和提高。

编　者
2025 年 3 月

CONTENTS 目录

项目一　绪　论

学习目标

知识目标：通过本章学习，应能掌握医学美学的学科概念、学科任务与目标，美容医学的学科概念、任务和实施范围；熟悉学习医学美学的意义、医学美学的学科体系；了解医学美学、美容医学的发展历程；医学美学与相关学科的关系。

能力目标：能够区分医学美学和美容医学的学科异同点。

素质目标：通过本项目的学习，帮助学生树立正确的医学美学观，为医学美学课程及学习打下基础。

情境导入

情境：在现代医学实践中，医学美学与美容医学往往被误解或混淆。医学美学强调的是整体健康和内外美的和谐统一，美容医学侧重于采用医学手段直接维护、修饰和重塑人体美。李医生以自己的临床经历诠释了二者的区别。李医生在诊所中遇到了一位前来咨询的患者，她希望通过整容手术改善自己的外貌，以迎合社会对美的标准。在仔细倾听患者的需求后，李医生意识到，患者更需要增强自信和接纳自己形体容貌的不完美。于是，李医生不仅仅推荐了手术方案，更是通过心理疏导和身心健康建议，帮助患者重新审视自己的价值和美丽。

思考：1. 医学美学与美容医学的区别。

　　　2. 医学美学与美容医学各自的侧重点是什么？

关于"美"的讨论自古以来就是备受关注的热点话题，人类社会的发展史也可以说是一部人类追求美的历史，从容貌形体的美到万事万物的形式美，从人类品性的"美"到社会和谐的"美"，人类对美的追求是无止境的。古代医学之中，医学美学已萌芽，然而直到近代，医学美学才逐渐崭露头角，成为一门独立的学科。20 世纪 80 年代以来，随着社会文化经济、医学等方面的迅猛发展，医学美学作为美学与医学交叉的新兴学科逐步发展、壮大。

医学美学是以医学为基础，美学为导向，美学与医学基础理论相结合而形成的一门新兴的医学人文交叉学科，旨在将美学的原理、原则和方法应用于医学实践和研究，探索人类健康和美的内在关联。医学美学作为跨学科的研究领域，连接了医学、美学、心理学等多个学科，它不仅促进了不同学科间的交流与融合，还为解决复杂的医学问题提供了新的视角和方法。医学美学的兴起不仅是医学和美学相互交融的产物，更是人民日益增长的审美需求和对健康生活的追求的体现，随着科技的进步和人们生活水平的提高，医学美学将迎来更为广阔的发展空间。

任务一　医学美学概述 e 微课

我国学者于 20 世纪 80 年代率先提出了"医学美学"的概念。这一概念的提出，不仅对医学美学的系统研究和学科形成起了很大促进作用，也为美容医学的整体学科研究奠定了理论基础，使当代中国的医学美学与美容医学的整体学科得以同步发展。

一、医学美学的学科概念

医学美学（medical aesthetics）是一门运用美学原理来研究和探讨医学领域中的美及审美一般规律的学科，即一门维护、增进和提升人的生命活力之美感的学科。该学科旨在期望人类在确保身心健康的基础上，实现"健"与"美"的和谐统一，实现人与自然、人与社会、人与人和谐的崇高审美目标。

医学美学是一门新兴的医学人文交叉学科，其基本内容包括医学美学基本原理、医学美学应用技能、医学艺术美学、医学职业审美教育和修养、医学审美评价等，其学科理论可用于临床医学、预防医学、康复医学和美容医学等应用医学领域的美学指导。

二、医学美学的研究对象

医学美学作为一门独立的学科，有着自己的独立研究对象。医学美学的研究对象包含医学领域中的一切美与审美（医学美、医学人体美、医学审美、医学美感、医学审美教育等）及其规律，其主要研究对象是医学美。所谓医学美是医学领域中美的总称，即通过令人愉悦的感性形式展现出来的与医学相关的真善美的事物和现象的总和。其基本内涵有两个方面：一是人体美及其健康之美，即医学人体美；二是维护、修复和重塑医学人体美的一切医学现象，包括一切有助于增强医学人体美的医学技术实施、医学审美理论、医学审美行为、医学审美环境和医学审美关系等。

（一）研究医学中的美学现象

医学美学理论与医学实践相结合，探讨医学实践中的美学问题。医学美学从美学原理、美学观念、美学方法等方面出发，分析医学实践中的美学现象，从美学角度出发，探讨其审美特点、艺术价值及与美学标准的关系。例如，在医学实践中，医生需要考虑患者的生理和心理健康，也要兼顾美学因素的影响。同时，医学实践中的伦理道德、患者权利和医疗决策等议题，也需要通过美学的视角进行审视和思考，以提升医学实践的质量和人性化程度。再如，在医疗环境的设计和布局中，医院的建筑风格、装饰风格、照明设置等都需要考虑美学因素，以营造出温馨、舒适、安全的医疗环境，合理利用艺术品、绿植、自然光线等美学元素，能够增强医院的整体氛围和患者的心理舒适感，有助于促进患者的康复和心理健康。医生与患者之间的沟通和交流也是医学服务中的重要美学环节，医生和医务人员的言行举止、仪容仪表及沟通技巧都能够表达一种美学意义，如温和的语气、亲切的微笑、体贴的关怀等，能够增强患者对医疗服务的信任和满意度，专业的医学知识和技能的展示，以及对患者的细致关注和个性化治疗，也是医疗服务美学的重要体现。医学美学学科通过多种途径和方法研究医学美的美学现象，深入探讨医学与美学之间的关系，有利于促进医学实践的发展和医疗服务的提升。

（二）研究医学美

医学美主要指人体美和人体健美，以及对这类特殊美的维护、修复和塑造的医学实施和医学理论。医学美可以是医学理论结构中体现的系统化、规范化、层次化的理性美，也可以是医护人员在创造性医疗实践过程中体现的医学手段和通过医护人员形象体现的感性美。医学美的基本形态，可分为医学自然美、医学社会美、医学艺术美和医学科学技术美四类。任何医学美都是以维护人体美和人体健美而展开的。因此，人体美和人体健美是医学美的核心，即医学美学研究对象的核心。

（三）研究医学人体美

人是医学研究的主体，传统的医学生物模式关注的是生物人体的健康。随着医学模式的转变，健康观念已发生了变化，健康不仅仅是指身体的健康没有疾病，还包括在心理上尽善尽美的状态以及社会适应的良好状态。随着生活水平的提高，人们对于外形美的关注和追求已经成为医学范畴的重要内容。医学人体美是人体在正常状态下的结构形态、生理功能、心理过程和社会适应等方面的和谐统一的健康之美，以活生生的血肉、情感、伦理和生命活力为内容的自然形成的一种有机的、社会的人体美形式。在本质上，是一种具有自然和社会双重属性的整体的人体的全方位之美，多样性统一的人的整体之美。医学人体美是在医学领域中对人体美学的研究和应用，它涉及对人体结构、形态、比例及外表特征等方面的审美观察和分析，并探讨了如何通过医学手段达到或恢复人体的美学标准和理想状态，以满足人们对美的追求。医学人体美主要内容和研究方向：人体结构与比例，即医学人体美研究关注人体各个部位的结构和比例关系，包括面部、躯干轮廓、四肢等，探讨其美学特征和理想比例，以及如何通过整形手术或其他医学手段来优化人体结构和比例。美容与整形医学是医学人体美的重要分支，涉及对面部和身体各个部位的外貌美学改善，如隆鼻、隆胸、吸脂、瘦脸针等整形手术和非手术美容治疗。医学人体美则更多地关注健康与美容之间的关系，探讨健康状况对人体外貌美的影响，以及如何通过健康管理和生活方式改善来提升人体美。

（四）研究医学审美

医学审美是指在医学实践中，医务工作者与患者之间的审美关系。这种关系基于"三大和谐"，即人与自然、人与他人、人与自身的和谐，这也是美学的根本。在医学审美中，医务工作者通过医疗行为、沟通方式及医疗环境的营造，致力于创造一个既能满足医学需求又能体现美学价值的治疗过程。医学审美关系的核心在于医患双方的互动和共同体验。医务工作者作为审美主体，负责提供医疗服务，而患者则成为审美客体，接受和体验这些服务。这种主客体之间的关系是动态变化的，要求医务工作者不仅关注医疗技术的应用，还要注重与患者的情感交流和心理抚慰，以提升患者的治疗体验和满意度。医学审美的优化需要从多个方面入手。首先是医务工作者的专业素养和审美修养，他们需要具备良好的医德医风和审美意识，以保证医疗行为的科学性和人性化。其次是医疗环境的营造，包括医院建筑、诊疗室布置及医疗设备的设计，都应注重美学因素，创造舒适宜人的治疗环境。最后是医患沟通的优化，医务工作者应倾听患者的需求和意见，积极与患者沟通，建立良好的信任关系，从而促进医患之间的情感交流和合作。总的来说，医学审美是医疗服务中不可或缺的一部分，它既关乎医务工作者的专业素养和道德情操，也涉及医疗环境的营造和医患沟通的优化。通过不断优化医学审美，可以提升医疗服务的质量和效果，促进医患关系的良好发展，最终实现患者的整体健康和满意度。

（五）研究医学美感

医学美感是医学审美活动中的一种精神体验，与普通美感相似，但其特质和实现方式需从医学实践中深入探讨。医学美感中的心理要素包括医学审美活动中的主客体对医学美的感知能力、创造能力，以及由此产生的一系列情感活动等。医学美感具有多层次性，探讨医学美感要从医学审美意识开始，接着对医学美感和其他方面进行研究，因此研究医学美感需综合考虑各方面的因素。在研究医学美感时，需要关注美感的来源、客观性、共性、审美差异性及社会属性等特点。

这样的研究有助于更好地理解医学美感的本质，并为提升医疗服务质量和促进医患关系提供理论支持。

（六）研究医学审美教育

医学审美教育也是医学美学研究的重要方面，旨在通过教育内容、形式、方法和培养目标的设计，将医学美感系统化、整合化，使之能够更好地为医学实践服务。医学审美教育是推动医学美学发展并将其总结完善的重要手段之一。在医学审美教育中，主要目标是培养医学生的审美素质，包括审美判断、审美感受、审美理解及审美创造等一系列能力。培养过程中应遵循以下两个原则：一是思想性与科学性相结合，在教育中，要将社会主义先进思想作为指导言论和行动的指南，并结合人类已认识的关于自然界、社会和思维的客观规律的知识体系，产生正确的审美观；二是审美理论与审美实践相结合，使学生不仅能够理解审美理论，还能够通过实践活动加深对医学美感的理解和体验。审美理论可以看作人们对于审美现象、审美实践和美感经验等概括性的知识总结。实施审美教育的正确途径是将审美理论与审美实践紧密结合。因此，医学审美教育的核心在于培养医学生的审美素质，通过结合思想性与科学性、审美理论与审美实践，使其具备正确的审美观念和实践能力，为未来的医学实践提供更好的服务。

三、医学美学的学科任务、核心和目标

（一）医学美学学科的任务

医学美学学科的基本任务是研究医学领域中的各种医学美和医学审美规律。在学科发展过程中，对医学审美观、医学审美关系、医学审美心理、医学审美思维、医学审美教育等有较为完整的论述研究。从医学发展过程中人类对医学美的需求来看医学美学具有以下任务。

1. 为人类审美需求提供理论基础和指导 心理学家马斯洛提出人的需求层次理论，认为人的基本需求有生理需求、安全需求、尊重需求、求知需求、归属感和爱的需求、自我实现和审美需求，其中人的审美需求是生理、安全、尊重、归属、自我实现和审美需求的一部分。在当代社会，随着生活水平的提高和文化素养的不断增强，人们对审美的需求也变得更加多样化和个性化。医学美学就是顺应这样的需求产生的，医学美学应当致力于研究人们对于医学领域中美的追求，提供科学、系统的理论基础和相关指导，以满足人们不断增长的审美需求。

2. 为第四医学提供相关理论指导 传统的医学模式已经被生物－心理－社会医学模式所替代。随着新的医学模式的出现，产生了针对现代人群中健康"第三态"的一门新的医学学科——第四医学。第四医学是以自我保健为中心的一种新型医学模式，旨在促进人们自我健康管理的意识和能力。在这一背景下，医学美学的研究成果可以为第四医学提供理论支持和指导，推动自我保健观念的普及和健康管理方式的创新。通过医学美学的研究，可以更好地了解人们在自我保健过程中对于美的追求，从而设计更加贴近人们需求的健康管理方案。

3. 为医学审美提供科学的方法论指导 审美是一种主观的情感和认知活动，是主体对客观事物的主观能动反映，是在社会实践中逐渐形成和积累起来的情感、认识和能力总和。但在医学领域中，审美往往需要建立在科学的基础之上。医学美学的研究可以帮助医务工作者建立正确的审美观，形成科学的审美标准，并培养出具有良好道德操守的医疗专业人员。医学美学通过科学的方法论指导，可以有效提高临床医务人员的审美素质，促进医患关系的和谐发展。

(二) 医学美学学科的核心

医学美学学科是一个伴随着当代美容医学学科共同发展的系统性学科，并旗帜鲜明地提出了医学美学学科的核心是"现实中的健康的具有生命活力的人体美"这一科学论断。医学美学的学科宗旨和核心理念的确立，对于引领学科的发展方向、指导学术研究和临床实践具有重要意义。

医学美学学科的核心融合了医学与美学的理论与实践，以患者的需求为中心，通过科学的审美评估、个性化的美容方案设计和精细的临床操作，实现人体的外在美观与内在健康的和谐统一。基于"现实中的健康的具有生命活力的人体美"这一论断强调了美的内在价值和生命力，不仅关注外在形态的美感，更注重健康的基础和内在的活力。在美容医学实践中，医学美学的理论指导下，医务人员注重倡导健康的生活方式和自然的美容方法，强调通过科学的手段和方法来实现人体美的最佳状态。随着社会的不断进步和科技的发展，相信医学美学学科将继续发挥重要作用，为人类美容健康事业的不断进步和发展作出更大的贡献。

(三) 医学美学学科的目标

从现阶段看，医学美学的目标主要有以下几个方面。

1. 美学原理与医学结合 医学美学学科的首要目标是将美学原理与医学实践相结合。这意味着将美学的理论、原则和观念引入医学领域，探索美学在医学中的应用，使其在临床实践中发挥重要作用。这种结合的目的旨在提升医疗服务的质量和美感，满足患者对美的追求。

2. 医学审美观念培养 医学美学学科注重培养医学生的医学审美观念。通过系统的理论学习和实践操作，使学生能够具备正确的审美观，理解美的价值和意义，医学生可以掌握医学美学的核心知识和技能，并将其应用于实际工作中。这种培养有助于医学生在临床工作中更加注重患者的审美需求，提供更具人文关怀的医疗服务。

3. 提升医疗服务美感 医学美学学科的目标之一是提升医疗服务的美感。通过优化医疗环境、改善服务态度、提高技术水平等措施，医疗服务可以变得更加人性化和美观。这不仅可以提升患者的就医体验，也有助于增强医疗机构的品牌形象和竞争力。

4. 患者心理美学关怀 医学美学学科关注患者的心理美学需求。在医学实践中，医生不仅需要关注患者的生理健康，还需要关注其心理健康和审美需求。通过提供心理美学关怀，医生可以帮助患者建立积极的自我形象，减轻心理压力，提高生活质量。

5. 医学美容技术发展 医学美学学科致力于推动医学美容技术的发展。随着科技的进步和人们审美观念的变化，医学美容技术也在不断更新和发展。医学美学学科的目标是引领这些技术的发展方向，推动其更加安全、有效和人性化。

6. 跨学科合作与交流 医学美学学科强调与其他学科的跨学科合作与交流。通过与艺术、心理学、社会学等学科的交叉融合，医学美学可以拓宽其研究视野和应用领域。这种合作与交流有助于推动医学美学学科的发展和创新，为医疗服务提供更加全面和深入的支持。

四、医学美学学科的体系结构

国内学者对医学美学的学科体系结构已进行有益探讨，形成了初步框架。综合来看，可将医学美学的学科体系结构分为四个部分：医学美学基础理论系列、医学美学技术应用系列、医学艺术美学系列、医学职业审美系列（图 1-1）。

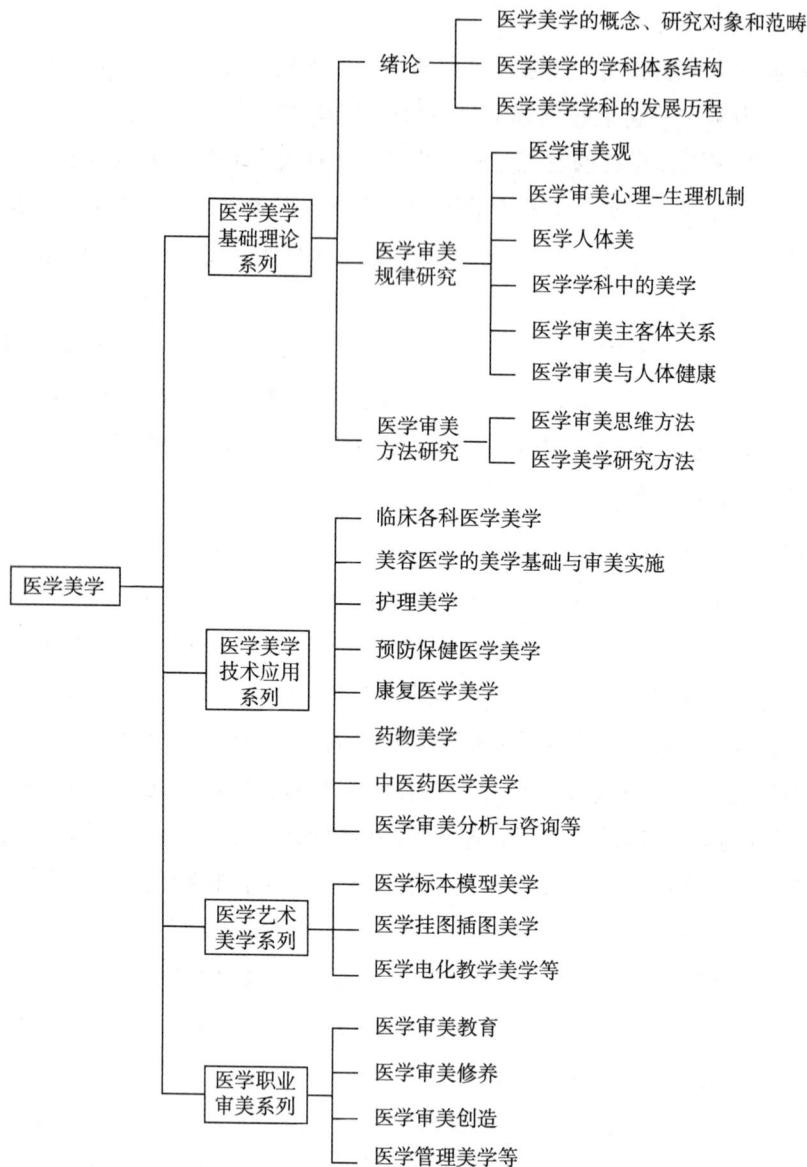

图 1-1 医学美学的学科体系结构

五、我国医学美学的学科发展史

20 世纪 80 年代中期，国内探索医学美学的曙光在东方地平线上徐徐升起，我国首部《医学美学》于 1988 年 8 月出版，同年也出版了一些相关专著，将理论与实践相结合。1989 年 2 月，东方医学美学研究所在原江西宜春医学专科学校成立，同年 10 月，"中华医学会医学美学与美容学会筹备组"在北京组建，并于翌年 11 月在武汉正式成立学会（以下简称"分会"），揭开了当代中国医学美学与美容医学整体学科这两门新兴医学学科的序幕。

（一）医学美学的发展历程

1. 起源与早期理论 医学美学的起源可以追溯到古代文明时期，当时人们已经开始探索身体美与健康的关系。古希腊哲学家亚里士多德提出了"美是和谐"的观点，为后来的医学美学理论奠定了基础。古代医学家如希波克拉底等也开始关注身体的美感和形态，为医学美学的发展奠定了基础。

随着时代的发展，人们逐渐意识到医学与美学的紧密联系。19 世纪末，欧洲的一些医学家开始将美学理论应用于医学实践，提出了"医学美学"的概念。这一时期的医学美学主要关注人体美感的塑造和提升，强调医学与美学的融合。20世纪初，医学美学逐渐形成了独立的学科体系，在这一时期，医学与美学的融合更加明显，医学家们开始运用美学理论来指导医学实践，探索如何通过医学手段改善人体的美感。

2. 医学美学的发端和建立　医学美学起源于人文医学。人文医学是在现代生物－心理－社会医学模式的大背景下，以人体的疾病和健康知识体系为核心，以整体医学观为指导，以人本理念为核心的一个新兴医学学科群，它与基础医学、应用医学相匹配，共同构筑了后现代的整体医学大框架。医学美学学科是20世纪80年代从整体医学母胎中孕育的一个新生儿，《医学与哲学》杂志1981年第2期发表了赵登蔚的《音乐课的联想》，后又有学者陆续发表了相关文章，揭示了"医学"与"美学"之间具有一种内在联系。此后，全国各地的医学人文学者开始系统研究医学美学理论并著书立说。

学术专著的相继问世，是医学美学理论与实践相结合的良好开端，为学科体系的形成和发展奠定了基础。

3. 医学美学与美容医学整体学科同步发展　医学美学是美学基本原理与医学相结合的产物，是研究医学领域内的一切美与审美及其规律的学科。它不仅将人体形式美法则直观地应用到美容医学中的美与审美实施中，而且还广泛地应用于预防、临床和康复等应用医学领域的美与审美实施中。

医学美学在当代中国美容医学整体学科发展中的作用主要体现在三个方面：一是医学美学学者力主"维护、修复和塑造人体美为核心"的美容医学学科宗旨，力促早已存在于临床医学中的整形美容、皮肤美容、口腔美容和中医美容等相关分支重组为美容医学整体学科；二是力求将医学人体美学理论变成美容医学应用的学科指导原则和基本操作技能，并取得一定的成就（如人体黄金律的应用等）；三是随着医学美学理论与美容医学应用不断深入结合，促成了美容医学心理学、美容医学伦理学、美容医学法规等美容医学新兴分支学科的形成和发展。因此，医学美学理论丰富了美容医学整体学科的内涵，同时，美容医学整体学科的建设和发展也丰富了医学美学的理论宝库。

4. 中国医学美学获国际认可　2005年5月7日至10日，彭庆星与王光护一行参加了"国际美容医学联盟"（Union Internationale de Medecine Esthetique，UIME）主办的"第15次世界美容医学会议"，并在国际上展现我国医学美学学科成果。

在学科外延上，UIME及世界各国的美学医学组织都包括美容外科、美容皮肤科、美容牙科、激光、护肤、美容心理、延缓衰老等分支学科，与我国的学科范围和外延基本相似，其中抗衰老美容医学列于相当重要的位置，研究成果优于我国。

我国美容医学学科及其行业发展有四个特殊点领先于世界：①关于美容医学学科的对象、概念和整体学科的分类等基本原理的研究；②关于医学美学理论与审美技能的系统研究和应用；③关于传统医学美容方面的临床和研究；④关于医疗美容机构、专业技术、专业教育、学科名词等的规范。

（二）医学美学的发展趋势

随着医学美学学科的不断发展，其学科体系也逐渐完善。医学美学的研究领域不断扩大，涵盖了整形外科、皮肤美容、口腔美容等多个方面。同时，医学美学也逐渐形成了自己的理论体系和研究方法，为后继研究提供了基础。

进入21世纪后，医学美学的研究呈现多元化的发展趋势。研究者们开始关注不同文化、不同地域的人体美感差异，以及不同人群对美的追求和审美标准的变化。此外，医学美学还开始与其他学科进行交叉研究，如医学心理学、医学社会学等，推动了学科的深入发展。

现代科技的进步对医学美学产生了深远的影响。随着医学技术的不断创新和发展，医学美学领域出现了许多新的治疗方法和手段。例如，激光美容、微整形、基因编辑等技术的应用，使得医学美学在改善人体美感方面取得了更大的突破。同时，与医学美学与生物医学工程、计算机科学等领域的跨学科合作，为医学美学提供了更多的技术支持和创新思路，使得医学美学学科呈现出多元化、交叉化的发展趋势。

任务二　美容医学概述

我国的美容医学学科是随着现代医学美学系统研究的发展而逐步形成的一门整体性、系统性医学学科。当代中国美容医学的学科宗旨是"以美化人体为实施目标"，其核心对象为"现实中具有生命活力的人体美"。基于这一理论基础，美容医学形成了一个统一目标、完整体系的新兴医学学科。

一、美容医学的学科概念

美容医学（aesthetic medicine）又称"医学美容学"，是一门以人体审美理论为指导，采用各种医学手段直接维护、修饰和重塑人体美，进而提高人的生活质量，增强人体各系统的生命活力美感，以追求人的身心年轻化为目标的新兴应用医学学科。美容医学是由美容外科学、美容皮肤科学、美容牙科学、美容中医学、美容医疗应用技术、美容保健技术、美容医学心理学及医学审美技能等分支学科组合成的一个整体性学科系统。随着社会审美需求的不断增长和医学发展的新趋势，还将会新生某些美容医学分支学科。

二、美容医学的研究对象及学科任务

美容医学作为一个综合性医学学科，其研究对象包括了各种与修复和塑造人体美相关的分支学科，如美容外科、美容皮肤科、美容中医学、物理美容技术、护理美学及医院审美化管理等。这些分支学科源自眼科、颌面外科、耳鼻喉科、整形外科、皮肤科、中医学、理疗技术、护理学和医院管理学等多个学科，共同致力于实现人体美的塑造和修复。

美容医学的研究对象还包括人的形体体态美以及塑造、修复和维护形体美的所有医学理论和技能。美容医学通过运用各种医学技能和设施，帮助人们塑造理想的体形，提高身体的美感。这涵盖了从外科手术到非手术美容技术的广泛范围，包括整形手术、注射填充、激光治疗、应用化妆品等各种方法，以满足人们对美的需求。

美容医学还涉及美容医学心理学的研究和实施。人们对于美的追求具有特殊的审美心理，美容医学心理学致力于研究人们对于美的认知、情感和行为，以及美的心理需求和心理健康等方面，这对于了解美容需求、指导美容实践具有重要意义。美容医学在塑造体形美的同时，也关注个体的心理健康和审美需求，帮助人们建立正确的审美观念，提高审美素养。

美容医学还关注伦理学和美学原则在美容实践中的应用。在美容医学实践中，应遵循伦理原则，尊重患者的权益和尊严，保障医疗行为的公正性和合法性。同时，医生还应对美容医学的社会影响进行深思，推动行业的健康发展。

综上所述，美容医学的研究对象涵盖了广泛的范围，包括各种相关学科的理论和技术、人体形态美以及美容医学心理学等方面，旨在实现健康与美的和谐统一。

三、美容医学的实施范围

美容医学是以医学和人体为基础，采取相应的医疗手段和美学方式相结合来维护、修复、塑造人体健康美。美容医学的实施范围主要体现在以下方面。

1. 医疗美容　运用手术、药物、医疗器械，以及其他具有创伤性或者侵入性的医学技术方法，对人的容貌和人体各个部位形态进行修复和再塑。

2. 非医疗美容　采用非医学技术来美化人体。不属于医学专业，可供医学人员适当学习，运用科学的方法达到美化人体的技艺，以后将会形成一门独立的学科。主要有皮肤的美容护理，即生活美容，又称美容化妆，主要包括皮肤的护理美化、化妆品的选择和使用、五官的修饰与化妆、脸型的配合、发式造型与梳理等，以此对求美者无疾病的状态进行有效地改善和美化。如：五官并无畸形，但按美学标准要求，尚嫌不足；皮肤因自然衰老而出现松弛；面部粗糙、出现色斑、缺乏光泽，但无任何不适症状；体态丰腴，但欠美感等。非医疗美容还包含美容心理咨询和自我保健。

四、美容医学的学科理论及特征

（一）美容医学整体学科理论

美容医学整体学科的基本分支有美容外科学、美容皮肤科学、美容牙科学、美容中医学、美容医疗技术、美容保健技术、美容医学心理学及医学审美技能等，各分支学科都是由于同一的学科对象和同一的学科目标而从各自的"母胚"医学学科中分化而来的新兴的分支学科：美容外科学是来自整形外科、颌面外科、眼耳鼻科、骨外科及显微外科等的新分支；美容皮肤科学是来自皮肤科学的新分支；美容牙医学是来自口腔医学的新分支；美容中医学是来自中医学的新分支；医学人体审美技能、美容医学心理学和美容医学伦理学等是来自医学人文学的新分支。

1. 美容外科学　美容外科学是整形外科学的一个分支，也是现代美容医学的重要组成部分。它以人体美学理论为基础，运用外科技术对人体进行形体的美学修整和再塑造。美容外科学关注如何通过手术改善人体的外貌，包括面部、身体等多个部位。在美容外科学中，医生通常需要具备精湛的外科技术和丰富的美学知识，以确保手术效果自然、持久。手术过程可能涉及面部整形、身体塑形、皮肤紧致等多个方面，如双眼皮手术、隆鼻、吸脂、除皱等。值得注意的是，美容外科学并非简单的"美容"或"整形"，它涉及人体的解剖结构、生理功能、美学标准等多个方面。因此，在进行美容外科手术前，医生需要对患者的身体状况、心理需求、审美观念等进行全面地评估和沟通，以确保手术的安全性和效果。此外，随着科技的不断进步，美容外科学也在不断发展和创新。例如，近年来激光与光电技术、非手术美容疗法等新兴技术在美容外科领域得到广泛应用，为美容外科的发展注入了新的活力。

2. 美容皮肤科学　美容皮肤科学是皮肤科学的一个分支，它结合了医学、美学和皮肤科学的知识，专注于皮肤的健康和美容。美容皮肤科学的主要目标是改善皮肤的外观和质感，解决各种皮肤问题，如色斑、痤疮、皱纹等，并延缓皮肤的衰老过程。美容皮肤科学涵盖了多个方面，包括皮肤的解剖结构、生理功能、病理变化及皮肤美容的各种技术和方法。它涉及从皮肤表面到深层结构的各种治疗和护理，旨在提高皮肤的健康度、光泽度、弹性和紧致度。在美容皮肤科学中，常见的治疗方法包括药物治疗、化学剥脱、激光治疗、微针治疗、皮肤填充剂等。这些方法的选择取决于皮肤问题的性质和严重程度，以及患者的个人需求和期望。除了治疗方法外，美容皮肤科学还强调皮肤的预防和保养。这包括日常的皮肤护理、防晒、合理饮食、保持充足的睡眠等，以维护皮肤的健康和年轻状态。美容皮肤科学通过专业的治疗和护理，美容皮肤科学可以帮助人们拥有健康、年轻、美丽的皮肤。

3. 美容牙科学　美容牙科学是一门结合了口腔修复学和医学美学的知识的新兴交叉学科。它专注于口腔颌面部的美学修复和创造，旨在通过维护、塑造和改善口腔颌面部的外观和功能，提升个体的整体美感。美容牙科学的研究领域涵盖了口腔修复临床医疗和基础理论研究中的一系列医学美学现象和医学审美规律。它的研究任务包括直接运用于口腔修复临床和科研的内容，如美学基本原理、人体美的构成法则、口腔医学美学等。同时，美容牙科学也致力于增强口腔修复工作者的审美意识、审美能力和美学素质，以指导医疗实践，提高技艺水平。美容牙科学的宗旨是达到更高质量的口腔修复治疗效果，既符合生物学要求，又符合美的规律。当前，美容牙科学研究的重点包括加强美容牙科学的基础研究，如面下 1/3 的特征、口部形态分类等，以及深入了解牙齿和颌面部的美学关系。此外，美容牙科学还涉及牙科常见疾病的诊断、牙齿及颌面部各类缺损或畸形的分析、治疗方案的设计以及美容牙科操作技术的掌握等方面。美容牙科学在口腔医学领域中具有重要的地位和作用，为人们提供了更加全面和个性化的口腔美容解决方案。

4. 美容中医学　美容中医学是将中医理论与人体美学相结合，研究损容性疾病的防治、损容性生理缺陷的掩饰或矫正，以达到防病健身、延年驻颜、维护和创塑人体神形之美为主要目的一门独特学科。美容中医学深受中国传统医学的影响，具有鲜明的中国特色。它涵盖了中医学的基本理论，如阴阳五行、脏腑、经络、气血津液、病因病机、诊法、治则、药性、组方原则等，并强调整体观念及辨证论治的特点。在实践应用上，美容中医学主要通过中药内服外敷、针灸、经络按摩、耳疗、足疗等方法，以扶正祛邪、补益脏腑、疏通经络，治疗碍容性疾病，达到养颜、润肤、提高其生理功能、延缓衰老等效果。此外，美容中医学还分为广义和狭义两种。狭义的美容中医学主要关注颜面五官或颈部以上的美化和修饰，而广义的美容中医学则包括全身的美化，如颜面、须发、躯体、四肢以及心灵等。总的来说，美容中医学是一门以中医理论和有中国特色的人体美学为指导，旨在通过内外兼修的方式，实现人体的整体美化和健康的学科，让人们在追求美的道路上更加注重身心和谐与健康。

5. 美容保健技术　美容保健技术是一种结合医学、美容和保健知识的综合性技术，旨在通过科学的方法和手段，维护和改善人们的容貌和身体健康，提高生活质量。美容保健技术的特点包括个性化、科学化、精细化和综合化。它根据不同人的需求和身体状况，采用针对性的方案，以达到最佳的美容效果。同时，它也注重内在的健康，通过合理的保健方法，促进机体的血液循环和新陈代谢，缓解压力和疲劳，提高机体的免疫力。美容保健技术的应用范围广泛，包括皮肤护理、身体塑形和面部美容等。皮肤护理主要包括清洁、保湿、抗皱、去黑头等；身体塑形主要包括减重、塑身、去橘皮纹等；脸部美容则包括祛斑、除皱、提拉等。此外，随着科学技术的发展，现代美容保健技术还引入了激光、射频、超声波等高科技手段，使得美容保健效果更加显著和持久。美容保健技术的重要性不仅在于改善外貌，更在于提高生活质量和身心健康。通过合理的保健方法，人们可以增强自信心和幸福感，建立良好的人际关系和社交网络，从而更好地适应社会生活。然而，需要注意的是，美容保健技术也存在一定的风险和注意事项。在选择和使用时，需要选择正规的医疗机构和医生，了解技术的适应证、风险和效果，并遵循科学的保健原则和方法，以保障自己的安全和健康。

6. 美容医学心理学　美容医学心理学是一门综合性的交叉学科，它结合了医学、心理学和美学等多个领域的知识，深入研究美容行为背后的心理机制。包括人们对美的认知与感受，追求美的动机和期望，以及这些心理因素如何随着年龄和社会文化的影响而发展变化。同时，美容医学心理学也关注变态心理对美容的影响，以及如何通过审美心理的培养来提升个体对美的欣赏和评价能力。美容不仅关乎外貌的改善，更是个体心理需求和精神追求的体现。美容医学心理学的研究有助于个体建立健康的审美观，实现身心的和谐统一。

美容医学整体学科理论为美容医学的实践提供了指导和支持，促进了美容医学的发展和进步。通过深入学习和实践这些领域的知识，医师可以为患者提供安全、有效、个性化的美容服务，帮助患者实现身心健康和生活质量的提升。

（二）美容医学整体学科的特征

当代美容医学整体学科已经逐渐成熟，与其"母胚"学科临床医学相比，具有全新的学科内涵和本质性特征和差异。主要表现在以下几个方面。

1. 学科对象不同　美容医学学科对象不是传统意义上的"患者"，而是另一类"美容就医者"（或称"求美者"），即自认为在容貌上和形体上存在某些缺陷或瑕疵，且心理上有求美需要的健康（或亚健康）人群。"美容就医者"与"患者"各具不同的心理状态。

2. 学科宗旨不同　美容医学学科的宗旨不是治病救人、雪中送炭、修残补缺，而是运用临床医学与人体美学等相融的综合性技能、方法为求美者锦上添花。

3. 专业技能不同　美容医学不仅承袭了多项临床应用技术精华，还囊括了医学审美技能和美容心理学诊疗技能，各种应用技术都必须在审美技能基础上实施，且必须依据人体审美标准来进行效果评价，必须在人体审美的原则下创新发展。

4. 社会学内涵不同　美容医学在专业技术实施过程和后续过程中都存在着许多不同于临床医学的医学伦理学、医学社会学和医学法律学等方面的原则和要求。

5. 社会医疗需求与服务不同　美容医学各分支学科的专业技术项目都属于社会人群的非基本医疗需求，而临床医学学科均属于基本医疗需求。

在美容医学的各分支学科与其"母胚"学科临床医学之间，既存在上述本质性学科差异，同时也存在着医疗技术和方法等方面的交叉关系，这是"母子"学科间的遗传关系，属于一种非本质性、非特异性关系。可以说，当代中国美容医学整体学科是顺应整合医学发展趋势而成长起来的一门新的医学体系，是社会发展和医学发展的必然产物。

五、美容医学的发展史

人类在生存与发展的过程中不断地与疾病作斗争，逐步创立了以治疗疾病为主的临床医学，被称为第一医学；随着对疾病认识的增加，预防意识逐步增强，于是又发展了预防医学，被称为第二医学；其后，出于创伤和疾病之后恢复生理功能和劳动能力的需要，康复医学逐步产生，被称为第三医学；随着社会的发展，人们的物质生活得到了极大地满足，精神追求越来越高，人们在没有生理与功能缺陷的情况下，开始通过医学手段追求和实现人体美，于是美容医学应运而生，被称为"第四医学"。

知识链接

美容医学整体学科的"第四医学"属性

"第四医学"是区别临床医学、预防医学和康复医学而开辟的一类新兴医学学科群。20世纪90年代初中期，我国美容医学整体学科开始出现一个新的发展趋势，即关于"第四医学"归属的新理念。彭庆星等专家总结指出，美容医学作为"第四医学"，其内涵反映在其学科宗旨中，即采用药物、器械、手术技术等医学手段来满足健康求美者的心理需求。这一宗旨既体现了美容医学学科的医学属性，又体现了其与临床医学、预防医学、康复医学等以"疾患状态人"为对象的本质性的学科区别。另外，除了包括现有美容医学各分支学科外，还可能包括其他有待认识的学科内容。几十年来美容医学理论和实践发展都证明了"第四医学"的属性，"第四医学"的归属研究也助力了美容医学学科发展的独立进程。

1. 美容医学的发展历程　回顾美容医学的发展历史，美容医学的发展经历了美容妆饰—塑形—整复—美容整形四个阶段。

（1）第一阶段为美容妆饰阶段　我国的美容文化可以追溯到上古三代，一直延续到现在，源远流长。上古三代时期，"禹选粉""周文王敷粉以饰面"等都记录了当时的护肤美容行业，表现人们对于美的追求；而华夏的美容史正式揭开序幕是在春秋战国时期，"粉敷面""黛画眉"等盛极一时；到了两汉时期，美容美发技术的发展有了质的飞跃，美容开始普及，化妆用品也越来越多样，甚至出现了专门从事制作化妆品的人；盛唐时期，文化繁荣，国际交流广泛，生活化妆也在这个时期飞速发展，随着时代的发展，流行的妆面也在随之发生改变，人们对于审美也出现了不同；宋代延续并发展了唐代以来的美容方法，美容技术在不断提高，并制作出更多质量更好，更受人喜欢的美容用品。元代北方游牧民族的妇女盛行"黄妆"，用黄粉涂脸，有助于抵御寒风沙砾的侵袭，因此美容不仅可以更美观，还具有实用功能。明清时期，关于美容行业，更多的人开始关注护肤，从而出现很多注重护肤美颜的产品，从自身本体寻求美。我国古代除了美容化妆品还有美容内服药。秦汉时期的《神农本草经》是我国第一部药物学巨著，书中详细记载了数十味具有令面色润泽、抗衰老延年润肤、洁齿生牙等作用的中药，如白芷能"长肌肤，润泽颜色"，白僵蚕能"灭黑皯，令人面色好"等。明朝李时珍的《本草纲目》中记载的美容药物多达200余种，根据这些药物的功能可分为生须眉、去粉刺、养颜色、作面脂、疗脱发五大类。虽然这一阶段的美容实践相对简单，但它们为后来的美容医学发展奠定了基础，展现了我国美容医学的深厚历史底蕴。

（2）第二阶段为美容塑形阶段　早期的医学由于对人体的解剖特别是功能解剖认识不足，常常运用比较简单的手段改变身体体表形态或形状。所以整形外科一词源于希腊文字"plastikos"，其含义为塑形或成形的意思。许多整形外科的早期史料其实就是人类早期通过外科手术改变形态或形状以"关闭缺损"和修复畸形的历史记载，其关注的重点在于形态。

（3）第三阶段为美容整复阶段　20世纪70—80年代，两次世界大战造成了大量的人体损伤，特别是颜面、肢体的缺损促使许多医师专门从事颜面、肢体缺损的整形修复工作。在这一时期，医学家们关注的重点从单一的改变形状（塑形）逐步转移到修复形状和恢复功能上来，即整复，形态与功能并重。它在一定意义上包含了整形、修复以及康复三方面的意思。随着对皮肤血液循环解剖和生理学方面认识的提高，皮瓣技术发生革命性的变化和广泛性的应用。显微外科技术的进步，使断肢再植手术日益普及。所以在这个阶段的整形外科广泛地被称为"整复外科"。

（4）第四阶段为美容重塑阶段　20世纪70年代以后，特别是80年代以来，由于生活水平的提高，特别是整形技术的提高，有人开始为了追求体态的完美和年轻而选择通过手术来改观自己的形态，如重睑、隆鼻、隆胸、颜面祛皱等，这些手术的成功使美容外科呈现迅猛发展之势。医学家们乃至整个社会对这个学科的关注重点迅速从"形态完整"转移到"形态完美"。整形外科的称呼便从"整形外科""整形美容外科学"发展为"美容整形外科"，美容医学随之得到前所未有的大力发展。

2. 我国当代美容医学学科的兴起和建立　当代中国美容医学整体学科的兴起源于20世纪80年代中后期，是一批医学专家集体智慧的结晶。他们运用整体思维方法，通过一系列的理论研究和实践经验的重新整合，逐渐形成了一门具有整体性特征的新兴医学学科。

美容医学整体学科的确立和发展也得益于一系列学术会议和学会的成立。例如，1989年6月在南昌举办的"全国美容外科学术研讨会"上，专家提出了美容医学的学科内涵和必要性，为该学科的发展指明了方向。随后，成立的中华医学会医学美学与美容学会以及相关专业期刊的创办，如《中华医学美学美容杂志》《中国美容整形外科杂志》等，为该学科的发展提供了平台和交流的渠道。

在整合医学的大势下，美容医学整体学科得到了卫生健康委员会领导和中华医学会的重视和支持，同时也受到了各个医学分支学科的专家和院士们的诚挚支持。这些专家包括整形外科界的张涤生、宋儒耀、王大玫等，皮肤科界的陈洪锋、郭定九、石光海等，口腔医学界的邱蔚六、张震康等，基础医学界的钟世镇、张年甲等，以及医学人文学界的彭瑞聪、杜治政等。他们的支持和贡献为美容医学整体学科的发展奠定了坚实的基础。

3. 我国美容医学学科的发展现状与前景　美容医学是社会文明发展的产物，是一门以医学和人体美学原理为指导，运用医学手段来塑造人体美的科学。我国的医学美容学科发展是伴随着我国社会经济的发展而发展，我国美容医学学科的发展现状与前景可以用起步晚、发展快、成果丰、特色突出、前景广阔来概括。

（1）起步晚　1975年，国际美容医学联盟（UIME）成立于法国，是国际上较早成立的较有影响力的、正式的美容医学学术组织。中华医学会医学美学与美容学分会于1990年才成立。

（2）发展快　我国美容医学学科经过30多年的努力，发展非常迅猛，目前美容医学学术组织机构已遍布全国。各省、市、自治区和直辖市以及中国保健协会、中西医结合学会、中国医师协会等多种医学专业协会都相继成立了美容医学专业委员会，医学美容已涉及医学专业的许多领域，学术活动相当活跃。

（3）成果丰　1993年起全国多所高等医学院校相继培养了大批美容医学人才，包括美容医学博士和硕士；医疗美容科成为医疗一级诊疗科目，与内科、外科等并驾齐驱；美容医学作为医疗机构独立设置。截至2025年，全国有百余所院校开设了医疗美容及相关专业，医疗美容行业的医师、技师、管理者等从业人员形成庞大的队伍，已达到几十万人的规模。中国已经成为国际美容医学联盟会员，中国美容医学已经走向了世界。

（4）特色突出　现代医疗美容技术、中医美容、中西医结合美容三位一体的美容医学整体学科不仅是当代中国美容医学的一大特色，也是世界美容医学的一大特色。中医有几千年的历史，其美容理论和经验沿用至今，药疗美容、针灸美容和美容按摩技术对保持健美、养颜驻容、延缓衰老等方面都具有丰富的实践经验和良好的临床作用。中医辨证，西医辨病，中西结合，取长补短，相得益彰，可达到令人意想不到的美容效果。

（5）前景广阔　美容医学具有广阔的发展空间，中国有十几亿人口，追求健康与美是人类永恒的主题。物质与文化水准的提高，人们在社会交往、婚恋、求学、择业对形体和容貌有了更多的要求。美容新技术、新材料、新产品等的研发，使美容手术与治疗的成功率越来越高、风险越来越低等这些方面为美容医学提供了广阔的发展前景。

任务三　医学美学与相关学科的关系

医学美学与医学、美学、心理学、社会学等相关学科之间存在着紧密的联系与影响，共同构建了医学美学的理论体系和研究方法。

一、医学美学与美容医学的关系

美容医学是医学的一个分支，主要通过手术或非手术的方法来改善人体的外观，提升人的自信心和生活质量。医学美学为美容医学提供了理论支持和实践指导，它从美学的角度研究医学审美活动，探索如何运用美学原理和方法来改善人体的外观和功能。

1. 医学美学与美容医学的共同点 医学美学与美容医学有着许多的共同点：一是两者的学科目标都是增进人的生命美感；二是两门学科的研究对象都是医学人体美，都是在 20 世纪 80 年代中期发展起来的；三是两者都以医学人体美与艺术人体美、人体黄金分割及其应用、医学审美心理和美容心理学、医学人体美的测量学和解剖学美学等为研究的学科基础。

2. 医学美学与美容医学的差异 医学美学与美容医学在实施范围方面有很大的差异（表 1 - 1）。

表 1 - 1　美容医学与医学美学在实施范围方面的差异

项目	医学美学	美容医学
学科任务	从整体上对现实生活中具有内在美和外在美的多层次的人体美系统进行全方位研究和实施	承担着外在美及其审美的研究和实施的重任
学科性质	研究医学领域的美学现象及其发展规律的学科，具有医学人文学科和医学技术学科的双重性特征，即理论性和应用性双重特征	美学与多种临床学科和某些非临床学科的相互结合，应用性为其主要特征
实施范围	从生理、心理、社会适应状态三个方面的多层次、全方位来研究和增进人体美及人的生命活力美感	针对形式美的目标直接增进人的体形美及生命活力美感，为解决其心理和社会适应等方面服务
应用手段	全面运用各种医学手段和各种美学手段于医学实践	着重运用医学手段于医学美容实践

医学美学是一门研究医学领域内美学现状及发展规律的学科，是理论性质的学科，具有理论性和应用性双重特点，具有较重的人文学科特征；美容医学则以应用为主，是用美学与多种临床学科和部分非临床学科相互结合，以实际应用为主要特征的临床学科。

3. 医学美学与美容医学的联系 医学美学与美容医学之间是基本理论与实际运用的关系。美容医学可以看作是医学美学的基本应用学科。它们相互依存、相互促进，共同推动了医学审美活动的发展。

（1）医学美学为美容医学提供了理论基础 医学美学研究医学审美活动的规律和标准，为美容医学提供了理论指导。美容医学在医学美学的指导下，能够更加准确地把握人体美的标准，为患者提供更加符合审美要求的医疗服务。

（2）美容医学是医学美学实践的重要领域 美容医学是医学美学实践的重要领域之一，它通过手术、药物、物理等手段来改善人体的外观，实现人体美的塑造。美容医学的实践不仅验证了医学美学理论的正确性，还为医学美学提供了大量的实践经验和案例。

（3）医学美学与美容医学相互促进 医学美学与美容医学的发展相互促进，医学美学的研究成果可以为美容医学提供新的思路和方法，推动美容医学的创新和发展。同时，美容医学的实践也可以为医学美学提供新的研究对象和案例，促进医学美学理论的完善和发展。

二、医学美学与人体美学和医学人体美学的关系

医学美学、人体美学和医学人体美学是三个密切相关但又各有侧重的学科领域，它们共同围绕着"人体美"这一核心主题展开研究，但又在理论框架、研究方法和应用领域上有所不同。

医学美学强调的是医学实践中人体美的科学认识和伦理责任。在医学美学的视角下，人体美不仅仅是外表的审美，更是医学实践中对健康、功能和生命的综合考量。医学美学强调健康是美的前提和基石，医学实践应该追求通过科学手段来维护和提升人体的整体美感。

人体美学更多地从艺术和文化的角度出发，探讨人体在艺术表现、文化传播和社会审美中的地位和价值。人体美学关注的是人体在艺术作品中被理想化、审美化和表现化的过程，以及人体在不同文化和历史背景下的审美观念和表达方式。人体美学包括艺术人体美，即通过绘画、雕塑、摄影等艺术

形式对人体美的艺术创造和表现，以及在体育、舞蹈等活动中展现的艺术人体。在人体美学的视角下，人体被视为一种艺术品，其美感受到艺术家、观众和社会的共同塑造和认可。

医学人体美学则是将医学美学和人体美学相结合，探讨医学实践中对人体美的认识和实践。医学人体美学旨在将医学知识和技术与艺术审美和社会文化相结合，探索医学实践中人体美的多维度和多样性。在医学人体美学的研究中，不仅强调了医学实践中对人体美的科学认识和伦理责任，还关注了艺术表达和社会文化对人体美的影响和塑造。医学人体美学为医学专业人士提供了更全面和综合的视角，使他们能够更好地理解和应用人体美的相关知识和技术。

医学美学、人体美学和医学人体美学是三个交叉融合的学科领域，它们共同构成了对人体美的多维度研究。人体美学是医学人体美学和医学美学的基础，为它们提供了广泛的研究领域和理论支持；医学人体美学是人体美学在医学领域的应用和延伸，它利用医学手段来维护和塑造人体美；医学美学则是医学与美学交叉形成的学科，为医学审美活动提供理论支持和实践指导，同时也促进了医学人体美学的发展。三者之间相互联系、相互渗透，共同构成了医学审美活动的完整体系。

三、医学美学与整形外科学的关系

整形外科学是外科学的一个分支，也称整复外科或成形外科。它主要关注皮肤、肌肉、骨骼等创伤、疾病，以及先天性或后天性组织或器官的缺陷与畸形的治疗。整形外科学涵盖了修复与再造两个主要方面，包括通过手术方法进行自体的各种组织移植，如皮肤、肌肉、骨骼等，以修复因各种原因（如创伤、疾病、遗传等）造成的组织缺损或畸形。整形外科学还可以使用异体、异种组织或组织代用品来进行修复和再造，以改善或恢复患者的生理功能和外貌。除了修复与再造，整形外科学还包括手足整形等特定领域。手足整形主要关注手足部畸形或损伤的治疗，如手指缺损、足部畸形等。

医学美学与整形外科学之间存在紧密的关系，它们相互依存、相互促进，共同推动了医学审美活动的发展。整形外科学在医学美学的指导下，可以为患者提供更加精准、有效的手术方案，实现人体美的塑造，提高患者的生活质量和自信心。同时，医学美学也可以从整形外科的实践中汲取经验和案例，不断完善和发展自身的理论体系。

四、医学美学与基础医学的关系

基础医学是医学的基础学科，研究人体的正常结构和功能，以及疾病的发生、发展规律。基础医学的研究范围广泛，涵盖了解剖学、生理学、病理学、药理学等多方面的内容，为临床医学和各医学专业提供了理论和科学基础。而医学美学则关注医学审美活动的规律和标准，探索如何运用美学原理和方法来改善人体的外观和功能。医学美学与基础医学之间存在紧密的联系和影响。

医学美学为基础医学提供新的研究视角，例如，在疾病的治疗方面，医学美学可以为基础医学提供新的治疗思路和方法，从而更好地改善患者的生活质量和健康状况。这种研究视角为基础医学提供了新的思路和方法，可以促进基础医学研究的创新和发展。

基础医学研究人体的正常结构和功能，为医学美学提供了人体美的生物学基础和理论支持。医学美学在探索人体美的规律和标准时，需要借助基础医学的知识和方法，深入了解人体的生理和病理变化，从而更好地理解人体美的本质和内涵。

五、医学美学与医学伦理学的关系

医学伦理学是一门研究医学实践中的道德问题、道德规范和伦理原则的学科，旨在确保医疗服务符合道德标准，保障患者权益，促进医学科学的健康发展。其起源可追溯至古希腊希波克拉底誓言，随着现代医学的发展，医学伦理学不断演进，形成了一套完善的理论体系。在医学实践中，医学伦理学关注医患关系，倡导建立基于信任与尊重的信托模型。它强调尊重患者自主权、不伤害、善行和公正等伦理原则，指导医生在面临复杂医疗情况时作出道德决策。同时，医学伦理学也关注医学研究的道德问题，要求对医学研究进行道德评价，确保研究成果的伦理合规性。此外，医学伦理学还与法律法规紧密相关，为医学实践提供了伦理准则和法律保障，以确保医疗行为的正当性和合法性。

医学美学与医学伦理学之间存在密切的关系。医学美学关注医学实践中的审美追求，致力于提升医疗服务中的美学品质，还注重医学人文的审美体验，强调医学实践与审美活动的相互融合。医学伦理学则是对医学科学和医学实践的道德追求，它关注医学行为中的伦理问题和道德决策，探讨医学实践中的善恶、是非、正义与义务等问题，保障患者的权益，促进医学的公正和进步。尽管医学美学和医学伦理学在研究对象和方法上有所不同，但两门学科在学科任务上具有共性，它们都探讨了医学范畴中的美丑善恶，两者都是医学领域中不可或缺的重要组成部分，共同服务于医学实践。医学美学的发展需要借鉴医学伦理学的道德原则和规范，以确保医学审美活动的合理性和正当性；同时，医学伦理学也需要关注医学美学的发展，以更好地理解和应对医学实践中的审美问题和审美需求。

六、医学美学与心理学及其分支学科的关系

1. 医学美学与心理学的关系　心理学通过研究人类心理活动的过程、规律、动机、情感等，揭示了人类心理活动的本质和规律。医学美学与心理学在性质上具有一定的相似性，都关注人类身心健康，强调以人为本。医学美学在医疗服务中注重美学元素的融入，提高医疗服务的质量；而心理学则通过研究人类心理活动，为医学美学提供理论支持和指导。

心理学作为一门独立的科学，其起源可以追溯到古希腊哲学家亚里士多德的心理学思想，经历了漫长的发展过程，逐渐形成了现代心理学的理论体系。医学美学可以追溯到古代医学美学思想的萌芽，如希波克拉底的"艺术论"和中国古代的"医道同源"思想。随着现代医学的发展，医学美学逐渐发展成为一门独立的学科。医学美学与心理学的起源与发展具有一定的交叉性，两者在发展过程中相互影响、相互促进。心理学的理论和方法为医学美学提供了理论支持和研究工具，而医学美学的发展也丰富了心理学的应用领域。

2. 医学美学与心理学分支学科的关系　医学美学与心理学的交叉学科包含医学美学心理、容貌审美心理学、医学美学社会心理学等诸多方面。这些分支学科在医学美学心理学中相互关联、相互渗透，共同构成了一个完整的学科体系。它们之间的关系密切，相互促进，共同推动医学美学与心理学的发展。

（1）医学美学心理学　作为医学美学与心理学的交叉学科，主要研究医学领域中的美学心理问题，还涉及容貌审美心理学、容貌发展心理学和医学美学社会心理学等多个分支学科。

（2）容貌审美心理学　主要研究人们对容貌的审美观念、审美标准以及审美体验等。它与美学、艺术学等相关学科密切相关，共同探讨美的本质和审美过程的心理机制。

（3）容貌发展心理学　关注个体容貌的形成、发展和变化过程，以及容貌对个体心理的影响。它与生理学、遗传学等学科相互渗透，共同研究容貌与心理健康的关系。

（4）医学美学社会心理学　主要研究医学美学在社会文化背景下的心理现象，如美学偏见、美学从众、流行心理等。它与社会学、文化学等学科相互关联，共同揭示美学心理的社会文化因素。

任务四 学习医学美学的意义

医学美学研究整个医学领域中的美与审美，探索医学领域的美与审美的规律，追求健与美的和谐统一，人与自然、人与社会、人与人的和谐统一，达到医学和美学的崇高审美目标。这也是医学美学的目标，学习医学美学对于医学界和非医学界都具有非常重要的意义。

一、大众学习医学美学的意义

（一）现代医学模式对医学美学的需要

随着现代社会的发展和医学科技的进步，医学观念和医疗模式发生了根本性的转变。1948 年，世界卫生组织提出的全新健康观念，将健康定义为身体、心理和社会适应的完好状态，这一概念的提出标志着医学理念的深刻变革。传统的生物医学模式已不够完全解释健康和疾病的发生与发展，人们逐渐意识到必须从生物、心理、社会等多方面来综合考虑健康问题。因此，医学模式正由原来的单一生物模式向更加综合的生物 - 心理 - 社会模式转变，由单纯的治疗模式向更加注重群体保健、预防为主和主动参与的模式转变。

在这一新的医学模式的指导下，医学美学逐渐受到了重视和关注。医学美学不仅仅关于医学领域的美和审美，更是一门科学，旨在通过美学的理念和方法对人的健康和疾病的康复产生积极的影响。疾病和创伤不仅仅给人体带来病痛，更可能对人体结构美、外观形态美、生理功能美以及整体生命质量美造成损害或破坏。因此，在治疗和预防疾病时，除了减轻痛苦和增强体质外，还应该关注维护、修复和增进人体的美感，力求在恢复解剖结构和功能的同时实现和谐统一的美感，以提高人的生命质量。人的生命质量不断向着更高层次的满足迈进，从初级的生存质量观逐渐过渡到中级的生活质量观，正向着满足生理、安全、爱与隶属、尊重和自我实现等更高层次的生命质量观发展。要实现人们对生命质量的更高要求，医学美学就成为至关重要的一环。将医学人体美作为医学审美的核心对象，进行医学审美实践，评价医学实践的质量，对于满足人们对医学人体审美需求至关重要。

在现代医学模式下，医学美学的需求不仅仅体现在治疗和康复过程中，更体现在医疗服务的全方位提升和医疗体验的优化上。医学美学不仅可以提升医疗环境的舒适度和美观度，还可以增强医护人员的专业形象和服务意识，从而提升患者的满意度和信任度。医学美学的理念还可以促进医患之间的沟通和理解，建立更加和谐的医患关系，为医疗服务的质量和水平注入新的活力和动力。

（二）社会公众（特别是求美者）对医学美学的需要

随着生活水平的提高，人们对生活品质和对美的追求也不断提高，医疗美容服务需求快速增长。学习医学美学对满足人们特别是求美者的审美需求具有极为重要的意义。近年来，消费者爱美需求日益旺盛，我国医疗美容行业发展迅速，市场规模持续增长。

经济学家研究发现，全国美容市场产值正成为房地产、汽车、电子通信和旅游之后的第五大消费热点。当代人们的审美需求巨大，医学美学的兴起与医学美容的创立是市场需求的必然反映。现代医学审美实践面对的人体已不再是简单的生物体，而是一个由生物心理、社会文化等多种因素构成的复杂审美对象。

在医学审美实践中，需保持人体自然完整性同时满足文化需求；塑造个性美同时促进适应群体；解除病痛同时达到审美愉悦。医学美学的兴起与发展解决了这些审美需求与冲突，它不仅以现代医学为指导，要求宏观与微观相结合，而且融合了多学科的观点和方法，更全面地展现了医学与人体美的结合。

（三）医学美学促进了美容医学的发展

在现代社会，医学美学的发展对美容医学产生了深远的影响。医学美学不仅仅是关于医学领域的美和审美，更是一门科学，旨在通过美学的理念和方法对人的健康和疾病的康复产生积极的影响。医学美学旗帜鲜明地提出了其学科的核心对象是"健康的具有生命活力的人体美"的科学论断。这一理论引领着美容医学的发展方向，使其成为一个目标一致、体系完整的医学学科。在医学美学的理论指导下，美容医学各分支学科的临床实践得以发挥理论和技能上的指导作用，促进了各分支学科的互相学习和共同发展。这种综合性发展使美容医学的效果不仅仅是各个分支学科的简单叠加，而是一种协同作用，为患者提供了更全面、更有效的治疗和美容服务。实践证明，医学美学理论的运用对美容医学的临床实践产生了积极的影响。在色素类治疗、痤疮治疗、文刺、扁平疣、除皱、激光治疗、中医美容、眼美容手术、鼻唇美容手术、头面部美容手术、乳房美容手术、吸脂手术、腋臭治疗、美容整形护理、牙科美容等方面，医学美学的临床应用得到了广泛地推广和应用。

医学美学不仅仅关注治疗的效果，更关注患者的整体美感和生活质量，使得患者在治疗过程中能够获得更好的体验和满意度。在美容医学实施过程中，医生和患者之间的关系也发生了改变。患者不再只是治疗的对象，而是医生创作的"艺术品"。医生必须深入地学习和揣摩医学美学中的各种形式美法则，如对称、均衡、和谐、整体性、节奏、黄金律、多样统一等。这些美学原则被运用于美容手术的设计和操作过程中，大大提高了手术的美容效果。特别是黄金分割律在医学美学中的应用，使得手术的设计更加科学精准，效果更加自然和美观。

医学美学的发展推动了美容医学的进步。通过医学美学理论的指导，美容医学各分支学科得以形成和发展，临床实践得到了更加科学、有效地指导，患者的治疗效果和满意度得到了提升。医学美学的理念不仅仅是一种理论，更是一种实践，它为美容医学的发展提供了新的思路和方法，为人们追求健康和美丽提供了更多的选择和可能。未来，随着医学美学的不断深入研究和实践，相信美容医学会有更加辉煌的发展前景。

（四）医学美学对医学美的创造具有方法论指导意义

在医学领域，美只有为人类的医疗、防疫和保健活动服务时才能成为医学美。医学美学不仅揭示了人体美的一般规律，还指导了医学实践中对人体美的维护、修复和塑造。医学美学从理论上不断丰富医学领域中的美的表现，是一种具有特定医学背景下的人体美的实践。医学美学包括两个主要方面：一是关注人体美的功用美和健康之美，即医学人体的保护、修复和塑造，以增进人的生命活力和美感；二是涵盖与之相关的医学技术实施、医学审美理论、医学审美行为、医学审美环境和医学审美关系等方面的医学现象。从医学美的内涵来看，它是医学领域内诸多美的综合体现，涉及预防保健，并有益于人的身心健康。因此，在医学美的概念内涵上，我们可以将其分为感性美和理性美两个方面。医学美学作为一门新型的交叉学科，旨在研究和揭示医学美的现象和一般规律。因此，学习医学美学不仅能够丰富我们对医学美的理解，还能够为医学美的创造提供方法论上的指导。

二、医务工作者学习医学美学的意义

医务工作者也一样，他们必须有对美和道德的眷顾和鲜明的辨别能力。从接触病人开始、从第一次见面跟病人谈话开始、一直到诊断，要体现关爱、负责、审美。医学的美无所不在，感性美、科技美、职业美、语言美、环境美、理性美、效果美、行为美、关系美、艺术美……因此，医务工作者学习医学美学具有重要意义。

（一）学习医学美学是培养复合型创新医学人才的需要

学习医学美学是落实国家教育方针和政策的需要，培养医学生全面发展的重要途径。多年来，国家一直强调加强学校美育工作，以培养德智体美全面发展的社会主义建设者和接班人。医学作为研究人体生命规律的科学，是一门复杂而深奥的学科。因此，医学生的审美教育不仅需要进行普通审美教育，还应结合医学专业的特点，加强医学审美，即医学美学基本知识的教育。借鉴世界各国的教育经验，我国医学院校需要加快优化医学教育课程结构，开设以选修课为主的医学审美课程，这是实施医学审美、创造美育的基本途径。

目前，我国医学院校的医学审美选修课程主要分为三类。①普通美育课程，如美学原理、艺术原理等，通过这些课程，医学生可以掌握正确的审美观及系统的美学理论知识，提高审美鉴赏力；②医学与美学交叉课程，如医学美学概论、美容医学基础等，这些课程系统地阐明了医学中蕴含的美学思想，使学生了解医学美学在医学审美实践中的实现；③蕴含审美因素的课程，如临床课程、医学基础课程及公共基础课程，尽管有特定内容，但都包含美的因素，可成为美育的途径和方法，是课堂审美教育不可缺少的组成部分。

此外，许多大学已经设立了美容医学专业，数十所高校开设了医学美学或相类似的课程。根据开设情况来看，绝大多数学生愿意选修医学美学课程，并且取得了良好的效果。

医学审美教育使医学生和医务人员在掌握美学和医学美学基本理论的基础上，树立正确的审美观，形成科学的审美标准，提高他们的审美素质和医学专业水平，培养高尚的美德，促进医患关系的和谐发展。

医学审美教育有助于培养医学生和医务人员的审美创造力。通过系统的医学美学教育，他们可以提高对医学美的感知力、鉴赏力和创造力，培养对医学美的敏感度和创新思维。医学美育贯穿于创新意识的教育，可以进一步开发医学生和医务工作者的智力与技能，促进创造性医学人才的涌现，推动医学事业的不断创新和进步。

医学审美教育还有助于拓展医学生的思维方式。医学审美教育可以将形象思维和抽象思维有机地结合起来，激发医学生的创新潜能，丰富他们的思维方式，培养他们的综合分析和解决问题的能力。通过医学美育，医学生可以培养健全的医学审美世界观，提升自身的文化素养，促进德智体等方面的全面发展。

因此，医学审美教育已经成为推动高校素质教育、弘扬新的医学人文精神、协调社会发展的重要渠道。在知识经济时代，创新能力的培养对于医学人才的素质提升至关重要，而医学审美教育恰恰提供了一个重要的培养途径，对推动高校素质教育，培养复合型创新医学人才具有不可替代的重要意义。

（二）学习医学美学是医务工作者进行医学审美的需要

医学审美不仅仅是一种理论框架，更是一种实践指南和能力培养。它包括审美感受、观念、理想和创造等心理活动，是医学活动实践中积累起来的认知和情感。在《临床技术操作规范：美容医学分册》中明确指出，医学审美不仅是指导原则，更应成为医疗操作技能的一部分，贯穿于整个实践过程。美容医学专业人员既是活动的主体又是审美的客体，他们需要具备医学专业素养，更重要的是要能够向社会和求美者传递直观的美感。

正确评价美、人体美、医学人体美，展示出不同风格的美，如雅静端庄美或青春活泼美，是美容医学专业人员的责任。他们需要学习表情美、形体美、化妆服饰美等技能，并加强美学理论的学习，提高自身的审美修养。只有拥有美的人才能够影响爱美者，帮助他们树立正确的审美标准。

现代美容医师必须具备医学审美意识和能力，这是成为合格美容医师的基本要求。在医疗美容实践中，医学审美起着重要的作用。美容手术的设计必须以医学审美为依据，结合美容对象的特点和心理需求，体现形式美的基本法则，并制订相应的处理方案。医学审美也是评判美容技术实施效果的重要尺度，需要在严格的功能美基础上创造人体形体美与韵律美，并体现技艺美的水平。

（三）医学美学是医学人文教育的重要环节

医学作为一门综合性、人文性和科学性并重的学科，其实践与理论在追求真、善、美的过程中不断融合与发展。希波克拉底所言的医学之美，深刻地揭示了医学实践的艺术性与美学追求。在当今社会，随着医学科技的不断进步和人们对健康生活的追求，医学美学的重要性日益凸显。

医学美学教育对于培养医学生的审美意识和人文素养至关重要。医学生不仅需要具备扎实的医学知识和技能，更需要在医学实践中体现对于美的敏感和追求。通过医学美学教育，可以帮助医学生深入了解医学与艺术的关系，从而激发其对医学美学的兴趣与热情。医学美学教育应该涵盖医学史、医学伦理、人体解剖学等方面的知识，使医学生在学习医学的同时，也能够感受到医学所蕴含的美的内涵与意义。

医学美学教育有助于提升医务人员的职业道德和情感修养。在医学实践中，医务人员需要面对各种各样的患者和病情，需要有足够的情感智慧和人文关怀来面对。通过医学美学教育，可以引导医务人员树立正确的医疗观念和职业道德，使其在临床实践中不仅注重医疗技术的应用，更关注患者的身心健康和生活品质。医学美学教育应该注重培养医务人员的同理心和责任感，使其能够真正做到"以患者为中心"，将患者的利益置于首位。

医学美学教育不仅是医学教育的重要组成部分，更是提升医学实践品质和医疗服务水平的关键。通过医学美学教育，可以培养医学生和医务人员的审美意识和人文素养，提升其职业道德和情感修养，推动医疗环境的改善与升级，为患者提供更加优质、温暖的医疗服务。因此，医学美学教育应该得到充分重视和推广，为医学实践的发展和医疗服务的提升提供坚实的基础和支撑。

目标检测

参考答案

一、单选题

1. 医学美学主要研究的是（　　）

    A. 医学技术的提升   B. 疾病的预防与治疗

    C. 医学领域中的审美现象和实践   D. 医学教育与培训

2. 下列不属于医学美学的研究范畴的是（　　）

    A. 医学审美心理   B. 医学审美教育   C. 医学治疗技术   D. 医学审美评价

3. 美容医学的实施范围不包括（　　）

    A. 断肢再植   B. 光子嫩肤   C. 牙齿正畸   D. 眼袋祛除

4. 美容医学的主要任务是（　　）

    A. 治疗疾病   B. 预防疾病   C. 改善容貌   D. 提高运动能力

5. 学习医学美学课程对医学生的职业发展的帮助是（　　）

    A. 增强医疗技能   B. 提高患者的满意度

    C. 增加工作压力   D. 降低医疗成本

6. 美容医学的实践对象是（　　）

    A. 医生   B. 美容师   C. 求美者   D. 教授

二、多选题

1. 下列属于医学美学的研究范畴的是（　　）

    A. 医学人体美   B. 医学审美教育

    C. 医学技术评估   D. 医学伦理和道德

    E. 医学疾病的诊断和治疗

2. 医学美学的主要目标包括（　　）

    A. 提高医疗技术　　　　　　　　　B. 培养医学审美意识

    C. 促进医学与人文的融合　　　　　D. 加强医学伦理建设

    E. 推广医学美学教育

3. 医学美学课程可能涵盖的内容有（　　）

    A. 医学审美理论　　　　　　　　　B. 医学审美心理

    C. 医学美学实践　　　　　　　　　D. 医学伦理学原理

    E. 医学美学史

三、问答题

1. 医学美学学科的研究对象是什么？

2. 医学美学学科的任务是什么？

3. 医学美学学科的体系结构包含哪些？

4. 美容医学学科的实施范围有哪些？

书网融合……

重点小结

微课

习题

项目二　美学基础知识

PPT

学习目标

知识目标：通过本章学习，应能掌握美的基本范畴、美的基本形态及其特点；形式美的概念、特性、构成要素及形式美法则；审美与美感的概念及其相互关系；熟悉美学的性质及其与相关学科的关系；审美与美感在人体美学中的体现及相关研究方法；了解美学的基本概念及其起源；美学在现代社会中的应用及其重要性。

能力目标：能够运用美学的基本理论和方法，对美的基本范畴和形态进行分类和解释；能够运用审美与美感的相关理论，对审美对象进行感知、理解和评判。

素质目标：培养跨文化的审美视野，尊重和欣赏不同文化背景下的美学现象；增强对美的感知能力和审美判断能力，提高个人的文化素养和艺术修养。

情境导入

情境：日常生活中，美无处不在。从自然景观到艺术作品，从社会现象到个人形象，美以其多样的形式和丰富的内涵，影响着我们的情感和生活。例如，当欣赏一幅画时，我们不仅看到了色彩和线条，还感受到了画家的情感和思想；当走进一个城市时，我们不仅看到了建筑和街道，还感受到了这个城市的历史和文化。

思考：1. 什么是美？什么是美学？

　　　2. 美与我们的生活有何关系？

任务一　美学与美的概念

美学是一门研究美的学科，探讨人类对于美的感受和认知。从哲学的角度来看，美学主要关注美的本质、美的规律及美的价值，旨在通过理论分析和研究，揭示美的普遍性和特殊性，以及美与审美体验之间的关系。它关注美的形态、美的表现、美的创造以及美的接受等方面，探索美的多样性和变化性。通过学习和研究美学，人们可以更好地理解和欣赏美，提升个人的审美素养和创造力。

一、美学起源

美学的产生与人类的审美需求有关。早在古希腊时期，人们就开始研究美的本质和价值，并创造了许多优美的艺术作品。在这个过程中，美学学科逐渐形成，成为研究美的理论基础和指导。美学的产生与社会文化的发展密不可分。美学作为哲学的一个分支，不仅是对个体审美体验的研究，更重要的是对整个社会文化的反映和分析。美学学科的产生和发展也反映了不同历史时期的社会文化背景和特点。

从人类的发展上来看，"美"可以分为原始文艺时期、宗教文艺时期、古典文艺时期和现代文艺时期四个阶段。

原始文艺时期，是从4万年前仪式和艺术的出现到公元前4千年埃及文明和苏美尔文明之前。在这个阶段，艺术和美主要表现为原始的绘画、雕塑、音乐和舞蹈等形式，反映了人类对自然和生活的直观感受和表达。

宗教文艺时期也称神庙文化时期，是埃及文明和苏美尔文明起始到公元前700年。在这个阶段，宗教对艺术和美的影响显著，宗教建筑和雕塑、绘画和音乐等艺术作品往往承载着宗教象征和教义。这个时代也是美的高度发达时期。这个时期的文物出土中，我们可以看到这个时代的人们对于美的珍重和定位。

古典文艺时期，主要指古希腊罗马时期至文艺复兴时期。这一时期大致跨越了公元前几世纪至17世纪，是人类哲学思想历史上最辉煌的时期。此时各大文化，实现了哲学思想的深刻变革，以理智和客观的态度来审视人类与世界，此时涌现了大量的美学的定义，对后世的美学的发展产生了极大的影响，奠定了现代美学理论的根基。

近现代文艺时期，随着社会环境的变迁和科技的发展，人们开始重新审视和反思古典美学理论，并结合当时的社会文化背景，推陈出新，形成了许多新的美学观点和流派。这些美学观点不仅深化了对美的理解和认识，也拓展了美学的研究领域和应用范围。

二、不同文化背景下的美学观念

（一）中国古代美学思想

中西方美学在多个方面呈现明显差异，这些差异主要源于不同的文化背景、历史发展和社会环境。

中国古代美学思想从奴隶社会开始，中国思想家就把审美与艺术问题同宇宙、社会、人生的根本问题直接联系起来加以观察和思考，虽在表述和论证上显得不够系统，但在根本上贯穿着独特的深刻的哲学观念。中国古代美学自成一个独立的严整的系统。

清末民初，以王国维先生为代表的留学知识分子，引入西方美学的思想方法、学科体系。王国维先生修订的教学大纲将《美学》列入教学计划，标志着美学在中国的确立。后以朱光潜先生为代表的一批美学家，进一步介绍西方美学理论。特别是蔡元培先生提出了"以美育代宗教"的主张，使美学受到了广泛重视。

中国美学注重实用性，强调艺术作品的功用性。例如，孔子的"兴观群怨"说、两汉经学时代的"发乎情，止乎礼义"等理论，都体现了中国美学对艺术作品的实用价值的重视。此外，中国美学还注重艺术作品的内涵和意蕴，追求内敛、含蓄、深邃的美学境界，认为艺术作品的美在于其所表现出的哲学思想、人文情感和文化价值。

（二）西方美学流派

西方美学注重形式和表面的美感，强调审美的直观和感性体验。西方美学追求的是"逼真的美"，即对客观事物的具象化完美再现，这与其哲学上主客相分的思想是分不开的。在审美理论上，西方美学有着诸如形式主义、启示主义和象征主义等多种流派，这些流派都强调艺术作品的形式和表现方式对于审美效果的决定性作用。

康德美学是西方美学史上的重要流派之一，它建立在康德的哲学体系之上，特别是在批判哲学中占据了核心地位。他在《判断力批判》中提出，结构美学上的两大特点主要体现在审美判断的主观性与普遍性，以及无目的性与无概念性。这些特点构成了康德美学思想的核心内容，也为后来的美学研究提供了重要的理论基础。

黑格尔在《美学》一书中提出了结构美学的三大特点。他认为美学研究应结合历史发展与逻辑体系，艺术形式随历史演变，从象征型到古典型，再到浪漫型，体现了精神与形式的辩证关系。他强调艺术作品中内容与形式的不可分割性，真正的艺术应实现两者的和谐统一，内容通过形式表达，形式则体现内容。黑格尔将艺术视为理念的感性显现，艺术通过具体形象表现普遍真理，美的本质在于理念在感性形式中的完美呈现。这些特点不仅揭示了美的复杂性和多样性，也为人们理解美的本质、美的等级以及审美类型提供了深刻的见解和有力的理论支持。

马克思虽没有任何一本与美学相关的著作，但他的著作中提及了大量美学问题，他认为美学不是论证世界存在的知识哲学，而是以张扬人文品格、提升人生境界为旨趣的人生哲学。他强调感性与理性的真正结合，在美学领域呼吁一种审美理性，这有助于实现人的全面自由的发展。他关注的核心是审美与社会历史、文化的关系，以及艺术作品的社会意义。马克思美学主要研究人类审美的本质和规律，也重视审美感知的社会性。

三、美学的性质

美学是一门人文科学，其研究对象是人的生活世界，是人的意义世界和价值世界。这意味着美学不仅仅是关于美的学科，而是关于人的存在、经验、感知、理解、评价和创造美的现象的学科。在这个意义上，美学与人的生活密切相关，是对人的生活方式、生活质量和生活意义的深入探讨。

美学是一门理论学科，与哲学有着密切的联系。它用理性的方式来探讨审美现象，寻求对美的本质和价值的理解。美学并不是简单地描述美的现象，而是试图通过理论分析和批判，揭示美的本质和规律。

美学是一门交叉学科，它与艺术、心理学、语言学、人类学、神话学、社会学、民俗学、文化史、风俗史等诸多学科都有密切关系。这种交叉性使得美学可以从多个角度和层面来理解美的现象，从而丰富和深化我们对美的认识。

美学是一门正在发展中的科学。尽管美学已经有着悠久的历史和丰富的理论资源，但至今还未形成一个成熟的、现代形态的美学体系。这意味着美学仍然在不断发展和完善中，新的理论、观点和方法不断涌现，为美学的研究提供了广阔的空间和可能性。

总的来说，美学是研究人类审美和艺术的学科，涉及对美和艺术的本质、基本概念、理论体系、历史演变等各个方面的探究。美学不仅具有丰富的哲学内涵，同时也与文化、社会、心理、生物学等学科相互关联，是人们认识自身和世界、塑造自身和世界的最高智慧。无论从哪个角度看，美学都是一门深入探究美和艺术的学科，致力于揭示人类对美的认识和体验的本质和规律。

四、美学与相关学科的关系

从哲学的角度，美学主要关注美的本质、美的形式和美的发展。美的本质指人们对美的理解和认知，包括对审美体验的深度理解和主观感受。美的形式则指美的表现形式，包括绘画、音乐、文学、戏剧等艺术形式，以及建筑、设计、时尚等实际应用。美的发展指美学在历史和文化背景中的进化和变化。从心理学的角度看，美学可以理解为一种情感和认知的体验。美学体验通常伴随着愉悦、兴奋、感动等情感，以及对材料、形式、意图等认知的抽象化。从文化学的角度看，美学可以理解为一种文化生产和创造的过程，美学创造在不同的文化环境中展现出不同的特点和意义。此外，美学还可以理解为以审美经验为中心研究美和艺术的科学，或者是对美学词汇进行语言分析的科学，还可以是关于审美价值的科学。

美学与心理学是相互依存、相互促进的关系。它们之间的交叉融合不仅有助于推动各自学科的发展，也有助于我们更深入地理解人类审美活动的本质和规律。心理学是研究人类心理活动一般规律的学科，而审美活动作为一种特殊的心理活动，自然离不开心理学的探讨。美学的发展在很大程度上依赖于心理学的发展，因为美学研究美感、审美经验等，这些都与人的心理活动密切相关。美学和心理学在研究对象和研究方法上也有所交集。美学关注美的本质、美的形态及美的价值等问题，而心理学则研究人的感知、情感、思维等心理过程。在审美活动中，人的心理过程起着至关重要的作用，如直觉、知觉、意象、领悟等心理活动都是形成美感的关键环节。因此，美学研究常常需要借助心理学的研究方法，来深入探讨审美心理的形成机制和过程。

美学和艺术学之间的关系紧密而复杂。从学科角度来看，美学与艺术学是两个相互关联但又有所区别的领域。艺术学主要是研究艺术整体的科学，包括艺术性质、目的、作用任务和方法等，它是一门带有理论性和学术性的人文科学。而美学则是研究人与世界审美关系的一门学科，它关注美感、审美活动以及审美经验等，属于哲学的二级学科。美学不仅研究美，也研究艺术，并以艺术为重点，因为艺术是美的集中体现。同样，艺术学在研究艺术的同时，也关注美，因为美是艺术的本质属性之一。这意味着两者在探讨艺术的美时有所交集，但各自的侧重点和研究方法可能有所不同。美学更多地从哲学、心理学、人类学等角度对审美活动进行深入研究，而艺术学则更注重对艺术现象、艺术作品、艺术创作和艺术接受等方面进行系统性研究。总的来说，美学与艺术学是相互依存、相互促进的关系。美学为艺术学提供了关于美的理论支撑和研究方法，而艺术学则为美学提供了丰富的艺术实践和艺术作品作为研究对象。两者在各自的领域内发展，同时又在交叉点上相互促进，共同推动了人类对美和艺术的深入理解和研究。

美学在现代人文学科中具有基础性和指导性的地位。美学研究人的基本感性特质，包括审美心理、审美经验、审美感受等，为各门人文学科提供关于人的研究的基础。它不仅关注美的本质、美的形态，还探讨美的价值、美的创造与欣赏等问题，从而为人文学科提供了丰富的理论资源和研究方法。此外，美学在现代人文学科中的意义还在于将其他人文学科如哲学、历史学、语言学、心理学、文献学、社会学、伦理学等在人类审美过程的基础上融汇贯通起来，不仅为其他学科提供基础和支持，还通过引导人们追求真善美，促进人的全面发展，为人类社会的进步作出积极贡献，形成对于人的整体的探讨。美学作为一种跨学科的研究领域，有助于促进各门学科的交流与融合，推动人文学科的整体发展。

美学还是医美的重要基础。有人曾解读医美，医疗是手段，美学是目的，心理是基础，法律是准绳，社会认知是阶段。医美医生需要掌握的技能不仅是医疗手术，美学、心理学、社会学、法律都是必须掌握的武器。

任务二　美的基本范畴

美是人对客观事物的一种感受，可以通过视觉、味觉、触觉、嗅觉、心理等多种感官体验及精神升华所带来的满足感和愉悦感来体现。广义的美的范畴就是一切让人产生的满足感和愉悦感有形的事物和精神层面无形的意识，包括容貌形体、言谈举止、道德品行、人文素养、自然景观、文学作品、艺术创作等。

古今中外，对美的认知各有不同，但都有一定的规律，这些规律也就形成了美的基本范畴。不同的文化差异，形成了不同认知，以中国美学和西方美学来初步探讨广义的美的范畴。

一、中国美的基本范畴

1. 中和美 强调处理对立关系时保持一定的限度，避免向反面转化，是一种追求平衡和稳定的审美观念。这种观念在中国古代的哲学、艺术、文学等多个领域都有所体现，如《周易》中的"阴阳调和"、儒家思想中的"中庸之道"，以及诗歌、绘画、音乐等艺术形式中的平衡和谐。和而不同，同而不和：强调在审美创造和评价时要具有整体意识，是一种追求多样性和差异性的审美观念。这种观念体现了中国传统文化中的包容性和多元性，认为不同的事物可以相互补充、相互协调，形成一种整体的美。

2. 白贲美 即返璞归真，"贲"指五色在一起显现华丽，是斑纹华彩、绚烂之美；"白"则是无色。"白贲"则是绚烂至极复归于平淡，"极饰反素也"，有色达到无色。白贲美本质上就是质地本身放光，才是真正的美；最高的美应该是本色的美。绚烂至极后的平淡是中国古典美学中的一个极高的境界。白贲是"处饰终，饰终返素，不劳不饰，而任其质素"，其实质是"返璞归真"的朴素美、平淡美、本色美，也是空灵美。

3. 意境美 意指人在审美与创造美时的感受、情志、意趣，环境是指客观的自然和社会生活。首先，意境指意与境的交融，即审美主体（人）的思想意识与审美客体（物）的统一。意境之"意"并不是单独的主观意识，它包含客体进入主体思想后所形成的各种"意象"；"境"也不是单指客观物象，是与"意"一体的。意是境中之意，境是意中之境。其次，意境指情景交融。情景交融因而发掘出最深的情，一层比一层深的情；同时也透入了最深的景，一层比一层更深的景。这种主客观的统一是伴随着情感活动的统一，实际上主要是人的情感与审美对象的统一，即情景统一。景中全是情，情具象为景，因而展现了一个独特的宇宙、崭新的景象。再次，意境表现为时空的转换，即此时此地的情、境与彼时彼地的情、境融合在同一个意境里。这一转换使得人们超越了时间和空间的限制，审美的心灵获得解放与自由。最后，意境表现为有无相生。意境中的情景交融、时空转换均包含虚实相生、动静相生，而其根本则是有无相生、无中生有。古代诗词、文章都非常注重空中点染、虚成实的表现方法，使诗境、词境里面有空间，无中生有、有中生无而成为佳境。

4. 气韵美 气韵最先用于品评人物，特指人的精神气质和仪表风尚；继之被转用于论文，用以讨论作者的思想个性对作品艺术风格形成的影响和意义；成为美学基本范畴是在南北朝时期，谢赫首先将其视为绘画理论的基本范畴而提出"气韵生动"一说。"气韵生动"的基本要求是艺术家不能停留在事物的形象、颜色等外形方面，而要进一步表现形象内部的生命。我国古代的说法，气是形成整个世界的基本元素，它是万物统一的基础，是一切生命得以产生的原动力；也指表现出人的生命状态和生命活动的性格、情感、精神、气质等。韵，是指有余味、有余意。"余味"主要是指审美对象所显现的使人感受到却不可捉摸的情意。"余意"是指艺术表达须突破形象本身而具有更深远的意蕴。气韵是指审美对象要表现出生命的活力，表现出精神气质及其波动的节奏和规律性，而不拘泥于环境、事件、形状、姿态等的描绘，给人留下很多的联想和回味的余地。气韵追求的就是努力使艺术形象含有超越形象之外的意境。而对形象背后的意义不是通过分析来理解的，而是通过直觉式的感受来品味的，品味后获得的美感又赋予作品魅力，如此反复，便觉得气韵无穷。

5. 道德美 儒家的"道德"是一种善的思想观念。以"道"为美，即认为善的思想观念，如"仁""义""礼""智""信"等的形象表现是美。这种思想最初在孔子的《论语》中有所体现。孟子继承孔子"以德为美"的思想，明确对美作出界定："充实之为美"。儒家美学发展到荀子，提出了"不全不粹之不足以为美"的命题，即道德之不全不粹，就称不上真正的美。道家也力主美在道德，符合这种道德的，即使外表畸形，也是美；违反这种道德的，即使外表再美丽，也是丑。老子以道为美的思想，庄子则进一步弘扬和丰富。《庄子》一书中多处论及"美"及其主体反应"乐"，乍看起来扑朔迷离，令人费解，深入看都统一于"以道为美"的核心思想上。最能代表庄子对美本质看法的命题是"至乐无乐"。法家也把美的根源、本质归于道德。一般将《管子》视为最早的法家著作。《管子·水地》及《小问》篇中揭示的以德为美的"德"，就更多地表现出与儒家道德的统一。战国时期另一位法家代表韩非子将管仲学派所崇尚的儒家道德改造成直接为统治者服务的功利道德和实用道德，认为这才是美的本质。

6. 现实美和艺术美 在传统美学的基础上，发展和创新了现代中国美学。中国现代美的范畴主要包括现实美和艺术美两大类。现实美又可分为自然美和社会美，自然美是指自然界中各种事物的美丽和魅力，如山水、花卉、动物、日出日落等。自然美是人类最早认识的美，也是最为普遍和直接的美。艺术美是指通过艺术家的创造和表现，将自然美、社会美等转化为具有审美价值的艺术品所展现的美。艺术美包括绘画、音乐、舞蹈、戏剧、文学等多种形式。社会美是指人类社会中各种事物的美丽和魅力，如建筑、雕塑、园林、城市等。社会美是人类文明发展的重要体现，也是人类审美追求的重要内容。

二、西方美的基本范畴

1. 和谐 在古希腊，和谐论美学占据着举足轻重的地位。这一学派将美定义为与和谐密切相关的属性，认为美是事物内部各要素之间的恰当比例与协调统一。和谐不仅是视觉与听觉上的愉悦，更是心灵深处对秩序与平衡的向往。

2. 神性 进入中世纪，神学美学逐渐兴起，将美的本质与神性紧密相连。在这一时期，美被视为上帝创造物的完美体现，是神圣意志的直接流露。艺术作品中的美，是对上帝荣耀的赞美与颂扬，是通往神圣世界的桥梁。

3. 自由 德国古典美学则强调自由作为美的核心范畴。这一学派认为，美是自由精神的象征，是理性与感性、必然与自由在审美活动中的和谐统一。在审美体验中，人们能够超越现实的束缚，感受到一种内在的、精神上的自由与解放。

4. 优美与崇高 优美与崇高在西方美学史上占据重要地位。优美通常与静态、柔和的美感相关联，它给人以宁静、和谐与愉悦的感受。而崇高则更多地与动态、强烈的美感相联系，往往伴随震撼人心的力量与气势，能够引发人的恐惧与痛感，但最终在心灵的升华中转化为一种崇高的快感。这两种美感范畴共同构成了西方美学中丰富多彩的审美体验。

5. 悲剧与喜剧 悲剧与喜剧作为两种重要的美学范畴，分别探讨了不同形式的美。悲剧性的美在于展现人性的光辉与命运的无奈，通过冲突与牺牲唤起人们对生命意义的深刻思考；而喜剧性的美则在于以幽默与讽刺的方式揭示人性的弱点与社会的不公，带来欢笑的同时引发人们对现实的反思。这两种美学范畴在西方文学与艺术中占据显著位置，成为人类精神文化宝库中的瑰宝。

随着当代信息技术的飞速发展，全球信息传播范围不断扩大，不同文化之间的交流与影响也在不断增强。这种跨文化的交融趋势使得对美的认知范畴也呈现相互渗透与融合的特点。不同美学传统之间的界限变得模糊，人们开始以更加开放与包容的心态欣赏和理解多样化的美。这种变化不仅丰富了我们的审美体验，也促进了全球文化的交流与融合。

任务三　美的基本形态

美是一个主观而多元的概念，因此美的基本形态也不是固定不变的。但美的本质所表现的客观的普遍的具体形态，依据审美对象所在的领域和范围，可将美的基本形态分为自然美、社会美、艺术美、科技美等。

一、自然美 📱微课

自然美是指存在于自然界的事物的美，同社会美一样也是艺术美反映的对象之一。按照它与人类社会实践活动的关系，可以分为两类：一是经过人们直接加工、改造过的自然物的美，如万里长城、长长的隧道、青青的麦浪等；二是未经人们直接改造的，但已为人们所认识与掌握的自然物的美，如幽静的峡谷、无边的大海、蓝蓝的天空、隆隆的雷声等。自然美是以人们的社会实践作为中介，人与自然相互作用的产物。它是人化自然的内容通过宜人的自然性的形象显现，它是人化的社会性与宜人的自然性有机的统一体。自然美侧重于形式美，人们从自然物的色彩、线条、形体、声音等形式美因素得到美的享受，自然美具有变易性，同一事物处在不同的时空条件下会产生不同的审美效果；自然美还具有两重性，由于自然事物反映社会生活的不确定性，决定了同一自然对象具有美和丑的两重性。

二、社会美

社会美是指存在于社会生活各个领域的事物的美，是构成现实美的主要内容，是艺术美反映的主要对象。社会美根源于人类的社会生产实践、社会斗争及社会生活。由于社会实践和社会生活的丰富复杂性，使得社会美也呈现繁多的表现形式，例如阶级斗争、生产斗争和科学实验等领域都体现了社会美。社会美的主要表现在社会斗争及其成果的美、生产活动及产品的美、日常生活的美和作为社会的人的美等方面。特别是那些体现了一定时代和阶级的先进力量和先进人物身上的美，如为人类进步事业奋斗的献身精神等都被视为社会美的具体展现。在社会美中，人的美被视为一个重要的基础。因为人是社会的核心组成部分，所以人的美也就成为社会美的核心内容。一切社会活动都离不开人，因此离开人来谈论美就显得没有意义了。人通过其实践活动和各种交往活动中所表现出的语言、行为和思想来展示哪些内容是善的和美的、哪些是恶的和丑的。这种人与人之间的关系之美也是直接来源于人们的各种互动中。社会美具有鲜明的实践性、历史性和功利性等特点，同时还具备进步性、时代性、民族性和阶级性这四大特征。

三、艺术美

艺术美指经过艺术加工，把现实生活加以概括与提炼，集中表现在艺术作品中的美，是美的创造性的反映形态，属于社会意识范畴。人对现实的审美关系主要通过艺术美来表现的，是美学研究的主要对象。艺术美主要表现了艺术形象和意境的美，它来源于现实生活，是现实生活的典型概括，又是艺术家创造性劳动的精神产物和审美理想及个性风格的具体表现。与现实生活中的美相比较，更具有集中性、典型性、生动性、独创性、纯粹性与稳定性。艺术作为独特的审美对象，它有着自身的审美特性。首先，艺术的审美形式总是有限的，但它所表现、传达的情致却又是深广无限的；其次，艺术作品是一个具有多层次多向度的复杂内在结构与外部形式的有限统一体，它是直接与间接、显与隐的辩证统一、互为补充；最后，艺术作为审美对象，不能缺少表现性和接受性两个特性的，它是表现与接受的统一。艺术美在提高人们的审美能力、推动社会生活前进等方面有特殊价值。

四、科技美

科技美包括科学美和技术美。人们进行科学研究和技术革新的目的不仅在于求真，而且包含求善、求美。科学美主要表现在科学研究的过程中和科学研究的成果中，特别是科学理论和公式之中。科学美具有真理性、简约性和体系性三个特点。技术美是人类社会实践特别是工业生产的产物，是人们在物质生产和产品设计过程中，运用科学知识和艺术手段对客体进行加工所形成的审美形态。"迪扎因"（design）即产品的艺术设计，是技术美学研究的核心问题之一。在一定意义上，科技美是美的本质的典型体现，是在更深层次上的人类按照自己的目的驾驭客观规律的自由创造，人的本质力量已经越来越多地通过技术美反映出来。

任务四　形式美及其法则

一、形式美的概念

形式美是构成一切事物的物质材料的自然属性，包括色彩、形体和声音，同时通过规律和节奏所呈现的审美特性。

（一）形式美与美的形式

形式美是客观事物外观形式的美，包括点、线、面、型、色、质、声等外在因素，并将这些元素按一定规律组合，表现出内容的结构等审美。

从古希腊毕达哥拉斯学派到亚里士多德，再到黑格尔，都对形式美作了探索，但都存在割裂形式与内容的倾向。马克思主义则对形式美做了科学的分析，认为线条、色彩、形态等本是客观事物的一些属性，按照一定规律组合起来，就有了审美意义。其组合规律包括两个层次：一是总体组合规律，即和谐，追求多样统一；二是各部分组合规律，包括对称平衡、比例协调、节奏韵律、整齐一律等，即形式美法则。

艺术作品中的形式美是一切艺术形式中普遍具有的艺术因素。形式与内容紧密联系，一切美的内容必然以一定形式表现出来。当然，形式美也无法脱离具体内容而存在。

那么如何区分形式美与美的形式呢，其实两者存在极其类似的特点，这两者常被看作是包含与被包含的关系。形式美与美的形式之间的区别体现在内容不同：①形式美所体现的内容相对宽泛，是综合了多种外在的形式体现，是抽象的；②美的形式是美的感性外观形态，体现的是事物本身的美的内容，是具体的、确定的、个别的、特定的，并且形式与内容的关系是对立统一、不可分离的。

美的形式可分为两种：一种是内在形式，它指创作者所想表现的真、善的内容；而另一种是外在形式，它与内容不直接联系，指内在形式的感性外观形态（如材质、线条、色彩、气味、形状等）。人类可以用肉眼观看到的美的对象，通常在外形上具有一定的特征，例如均衡、对称、比例、节奏、韵律、变化、一致等。

（二）形式美的特性

1. 形式美具有相对独立性　黑格尔在《美学》中指出，美分为内在美和外在美两种：内在美即内容，外在美即呈现内容意蕴和特性的载体。这也说明一切事物都是内容和形式的统一体。一般来说，内容决定形式，形式受到内容的制约。但内容对形式的制约关系并非绝对，这与形式的抽象有直接关系，当我们观赏蒙德里安的作品时，形式完全大于内容而存在，这也证明了形式美所具有的相对独立性。如果观赏具象的作品，我们会发现不同地域的艺术在内容上有很多相似处，但在表现形式中则是包罗万象。中国绘画更注重意象，受到道家思想的影响，"人法地，地法天，天法道，道法自然"。苏东坡提出"论画以形似，见与儿童邻"，可见中国传统的绘画追求的是写意精神，而不是写实，它以形写神，强调形之上的神韵与神采，而不是追求像不像。了解不同地域的艺术形式，进一步又验证了形式美具有的相对独立性。

2. 形式美具有抽象性 形式美是人们在观察客观事物中，总结的特有的审美规律，并且保留其自身特有的属性，舍弃个别的、非本质的属性，找出共同点、本质的一种美。这种美保留了该事物的个性，这就是抽象，可见抽象具有科学性。

首先，抽象具有艺术性。艺术美是现实美在艺术家头脑中反映的产物，就艺术美和现实美而言，现实美是第一性的，艺术美是第二性的。现实美是人类社会生活中存在的现实事物的美，不以人的主观意识为转移，艺术美是艺术家对现实美的反映，经过深化和升华，是目的性、规律性、审美性的再创造，这奠定了抽象性的基础。

其次，抽象具有时代性。艺术美与现实美之间相互渗透、相互联系，又自成一体。从价值上来说，既有真善美，又有假恶丑。从时间轴维度看，体现的是它的当代性，即过去、今天和未来，每个时代都有其自身的当代性。不同时代也有其根本问题、趋势及矛盾。这是抽象性的另一特征。

最后，抽象具有现实性。艺术美来源于人的现实生活，来自对大自然的深切关注，形式美又是对生活和自然界的审美体验和审美认识的物化形态，这一点将抽象性具体化。

3. 形式美具有装饰性 艺术品特别是工艺美术品，具有对生活美化、修饰、装点作用的独特的审美特性。它根据匀称、均衡、节奏、韵律等形式原理，以造成抽象化、规则化的形式美为特征，强调装饰形式所具有的审美效果。包括：①依附在服装、车辆、家具、器皿、书籍等实用物品上的各种线条、花纹、图案、画像等的审美属性；②艺术作品中的辅助部分如建筑物上的浮雕、戏曲中的脸谱和服装花纹、音乐曲调中的装饰音等的审美属性；③人在日常生活中点缀生活环境的艺术品如壁画、陈设工艺品等的审美属性。装饰性的主要功能是美化生活，增添生活情趣，它常与实用性联系在一起。装饰性可以表现在具象化的艺术形象中，也可以表现在根据对称、均衡、节奏等形式原理所构成的种种抽象图案中，它在表现形式美的同时与被装饰物调和构成审美统一体。

4. 形式美具有时代性 形式美的发展受时代变迁的制约。不同时代的人类群体，在特定的历史时期中，通过其社会实践内容、社会思想和生产力发展水平的影响，形成各自不同的审美趣味。因此形式美也是跨地域的，并以此规范形式美的欣赏和创造。不同时代的审美尺度决定了该时期形式美的鲜明个性，即时代性。例如，奴隶社会的青铜鼎和饕餮纹，尽管形式和内容非常粗野，甚至狰狞可怖，但却在毫不掩饰的神秘中荡漾出一种不可复现的人类历史童年，再加上成熟的工艺，丝毫不落后现代艺术工艺。

5. 形式美具有符号性 符号性是指形式美具有的审美符号特性。符号是一个特定的、绝对的、具体的标志性元素，若按其美的规律来排列组合，将是一种具有绝对特色的形式美体现。不仅是结构形式在事物外在美的造型符号，同时也是表达创造者内心情绪的感情符号，体现了美的事物所蕴含的文化内涵的象征符号。

如何理解符号在形式美的具体体现呢？首先，符号是抽象的，例如，英文单词是由 26 个字母排列组成的，汉字是由点、横、竖、撇、捺、折、弯钩等构成，文字本身就具有符号性，书法又具有一定的艺术抽象性。其次，符号特征的规范又属于特定时期和特定地域，古埃及的美术有一种特殊的规律，即正面率，规定人物的头部应为正面，而其他部分则是简化的侧面，这一规律在雕刻中尤为常见；又如中世纪晚期的哥特式建筑，其特点是高、尖、直，整体风格为高耸削瘦，而且带尖顶，通常都是高耸入云的形象，营造出轻盈修长的飞天感；再如巴洛克时期的华丽效果充满着变化，不仅是文艺复兴的延续，又是打开艺术家表现情绪特征的开端。因此，符号又具有时代性和地域性。

二、形式美的构成要素

在《大希庇阿斯》中，柏拉图借苏格拉底和诡辩派学者希庇阿斯别开生面的对话，提出了"美是什么"的问题，即"美是有益的"，并解释"美就是视觉和听觉产生的"。首先视觉和听觉是一切生物的生理感官，人又是可以欣赏美的，因此美好的事物会通过视觉和听觉给人带来快乐，在视觉中是光和色，在听觉上就是声音，同时视觉与听觉带来的快感又能使人产生联想。这样，我们就肯定了感受是审美的基本条件。形式美是艺术中最直接也是最纯粹的表现形式，其构成要素包括色彩、形体、声音和情绪。

（一）色彩

人类自进行劳动创造以来，不断尝试采用各种绘画手法来描绘生活，从中积累了丰富的绘画表达方式，成就了一部由绘画劳动发展而来的美术史。从早期的岩石壁画到文艺复兴时期的宗教绘画，以及各时期的艺术流派变迁，设计色彩已初步形成。文艺复兴时期注重素描技巧，色彩语言表达相对淡化，古典主义轻视色彩、注重素描的描绘，使色彩变成了为素描服务的一种手段。

1. 色彩的理性思维——光色原理 有光才有色。1666 年英国科学家牛顿用一个三棱镜将太阳光分离出五颜六色的色彩光谱，人们第一次真正认识色彩产生的原理，阳光是由红、橙、黄、绿、蓝、靛、紫七种光波组成。当我们看到一片绿叶的时候，实际上是因为这片绿叶表面分子吸收了红、橙、黄、蓝、靛、紫等色光，而仅仅反射绿色光波的结果。当物体吸收了光波中的其他颜色，仅反射单一颜色光波时，该物体就会呈现其反射的颜色；反射所有光波的物体，会呈现白色；黑色则是物体对吸收全部光波的结果。物体所呈现的颜色正是光线照射的结果，光是色彩之母。

回顾历史，16 世纪以前，画家主要用素描色彩作画；16 世纪以后，古典主义画家主要以棕色调为绘画的主要基调；19 世纪，由于光学理论和实践的发展及摄影技术的日益成熟，一些有关色彩理论的科学论述，为欧洲艺术家探索新的绘画表现力奠定了理论基础，从根基上动摇了一贯视模仿自然色彩为目的的传统绘画理念。印象主义画派的诞生与色彩革命有着很特殊的关系，印象主义色彩革命打破了棕色调对色彩的制约，丰富了色彩领域，推动了色彩艺术的发展。这一色彩体系沿用至今。

2. 色彩的感性思维——象征意义 在中国文化中，色彩不仅仅是直观的视觉元素，还蕴含着深厚的哲学观念和文化特征等意义。五色（赤、青、黄、白、黑）与五行（火、木、土、金、水）相对应，形成了独特的色彩象征体系。红色：象征着危险与革命，传递出强烈的情绪信号；同时，它也是中国的代表色，寓意热情与团结；红色还让人联想到太阳、火焰和热血，给人以温暖、积极向上的感受。橙色：橙色通常作为警示色使用，如工作服等。它显得开朗活泼，生机勃勃，代表着快乐和激情，以及力量和智慧。人们常将橙色与秋天果实的成熟和丰收联系在一起。黄色：代表高贵和神圣；同时，黄色在工业安全领域也具有警示作用。其明亮而刺眼的特点，使它在色彩世界中独树一帜。绿色：绿色象征着生命与活力，代表和平、环保、健康、新鲜和安全。它是大自然的颜色，能够调节视觉疲劳，给人以舒适和宁静的感觉。蓝色：蓝色表现出沉静、理智与消沉的一面。在现代社会，它则代表永恒、前卫与科技，象征着强烈的现代感。紫色：紫色给人以柔美、梦幻、含蓄的感受，同时也具有消极、凄凉和压抑的意味。在中国文化中，紫色代表着高贵与神秘。黑色：黑色象征着尊贵、稳重和成熟，常用于科技产品的设计中。然而，它也给人以沉寂、严肃和庄重的感觉。白色：白色寓意吉祥和美好，象征纯洁与神圣。白色给人以神圣、光明、纯洁和朴素的感觉。灰色：灰色是一种中性色，适合与任意色彩搭配。它既有乏味、寂寞、忧郁的一面，也有高雅、细腻、含蓄、稳重的特点。灰色给人以柔和、平静、朴素和大方的感受。可见色彩在形式美中的重要性，不仅是直观的视觉感受，还有着严谨的科学性与哲学观。

（二）形体

形体是造型艺术最质朴的要素，主要体现在素描语言上，形体通过空间和光线体现的明暗层次。构成形体的基本要素是点、线、面，不同角度的面组合又形成体，形是形状，是平面的，体是立体，是三维的。其中，点是最基本的，无数个点组合形成了线，线向一定角度和方向延伸并封闭就会得到各种各样的二维空间的面。

1. 点与形体的构成　点表示位置，既无长度又无宽度，是最小的单位。作为造型要素的点无论多么细小，只要看得见，必然存在大小和形状。如我们在欣赏夜景时，那万家灯火、璀璨星辰不就是风景画中的点。

2. 线与形体的构成　线是点移动的轨迹，对绘画来说，线的表现力具有永恒的意义。从古至今，线始终都是绘画最重要的要素，当今的绘画也依然如此。自然中并不存在纯粹的线，它是自然物质存在与艺术家进行艺术表达之间的一种概括的艺术形式。例如在夜景中的树干树枝、远处的河流小溪及山脉走向，在画面中都可以通过线的方式去概括。线可以表达客观对象的轮廓和结构（轮廓线和结构线），又可以表达主观感受，线的形态不同，有直线、曲线、折线、实线、虚线、交叉线、放射线等。不同形态的线通过视觉会在心理上产生不同感受，细线给人一种敏感、锋利、速度的感觉，粗线则给人笨拙、坚实、力量的感觉，直线单纯、直接、男性化，曲线柔软、优美、女性化。英国著名画家荷加斯在《美的分析》中提出，蛇形线（亦称"S"曲线）是最美的线条，这也是巴洛克时期艺术的表现形式，在画面构图和人物体态上都追求"S"曲线的变化，这与古典的三角形构图形式相比，则显得更加优雅和浪漫。

3. 面与形体的构成　面是线的连接、移动至终结而成。面有长度和宽度，也有大小。线条是表现面的一个重要手段，通过勾勒出不同线条，在平面中可以创造出不同的面，同时依据线条的性格，可以使面显得立体感和力量感。色彩是表现面的又一重要元素。色彩可以给画面带来不同的情感和氛围，面也在画面中强调了主色调。在昏暗的夜色中，天空、远山、大地、房屋，这些大大小小抽象的元素，不就是面的显现吗？明暗关系也是表现面的重要手段，通过明暗渐变，表现亮部和暗部，在视觉上产生微妙的立体感，体积逐渐形成，明暗交界线正是体的转折线。

整体上看，体是点、线、面的有机结合，体由不同空间的面构成。在现实中，一切物体都是以体的方式存在，一张薄纸我们或许感受不到体的存在，但是一叠纸则有一定的厚度，可见，即便是肉眼看不到的厚度，也存在体积。绘画本身是二维平面的，当扬·凡·艾克改良了油画材料以后，在二维平面上表现三维空间已然不是难事，艺术家常常通过虚实、强弱、冷暖等手段表现空间中的体积。由此可见，点、线、面是形体的重要组成部分，也是形式美的重要元素。

（三）声音

声音是物体振动产生的机械波通过听觉所感知的波动现象，包括自然界的发声和人按照美的旋律创作的音乐。它的高低、快慢、强弱有规律性变化，可以显示不同效果，如高音激昂高亢、低音凝重深沉、强音振奋进取、轻音柔和亲切。

1. 自然之声　自然界的声音是万物规律地歌唱，雷鸣、风吼、人喊、马嘶、虎啸、猿啼等现象，都造成了复杂万端的自然声响。自然界好听的声音可以欣赏，"呦呦鹿鸣""鸟鸣嘤嘤"是《诗经》中对自然声音的赞美，声音的和谐与词句的押韵，唤起了人的诗意，也激起了人的审美感受。王籍闻蝉鸣作《入若耶溪》，描绘了潺潺溪水声及山间的宁静与幽深；"蝉噪林愈静，鸟鸣山更幽"，通过对比蝉鸣和鸟鸣的声音，展现了山林中的宁静之美。苏轼的《阮郎归·初夏》通过对槐树枝叶繁茂、柳树高大挺拔的环境描写，营造出蝉鸣声声、清脆悠扬的氛围，"微雨过，小荷翻。榴花开欲然。玉盆纤手弄清泉。琼珠碎却圆"形象地描绘了雨后荷叶翻动的声音及石榴花绽放的爆裂声。由此可见，自然界动人的声音离不开它天然的和谐，也离不开人对审美的追求。庄子的审美观同样强调自由、自然和无为。他认为，真正的美应该是自然的，不需要刻意追求和修饰。庄子反对人为地制造美，他认为这种美是虚假的，缺乏真正的价值。庄子还强调了自由的重要性。他认为，真正的美应该是自由的，不受到任何束缚和限制。庄子主张人们应该摆脱功名利禄的束缚，追求心灵的自由和超脱。庄子的审美观也强调了无为的思想。他认为，真正的美不需要刻意去追求，而是在无为中自然呈现出来的。庄子主张人们应该顺应自然，不要过度干预和破坏自然的平衡。

2. 音乐之声 音乐的声音，是人以美的规律创造的，是按人声和乐器响声作为材料，在特定时间过程中进行。音乐能表现人的情感，激发人的情绪。与其他艺术种类相比，它在表情和肢体语言的功能上具有很强的优越性。音乐具有图形和语言不能扫描的内蕴。《礼记·乐记》中说："凡音者，生人心者也。情动于中，故形于声；声成文，谓之音。"又由于心对物之所感的心境不同，也就产生了带有不同情绪意义的乐音。"是故其哀心感者，其声噍以杀；其乐心感者，其声啴以缓；其喜心感者，其声发以散；其怒心感者，其声粗以厉；其敬心感者，其声直以谦；其爱心感者，其声和以柔。"古希腊人也从当时流行的七种乐调中，分析出情绪表现的差别，以为 E 调安定、D 调热烈、C 调和蔼、B 调哀怨、A 调发扬、G 调浮躁。这种分析虽不是绝对合适的，但却说明了声情间的一定关系。

（四）情绪

情绪是人类生活不可或缺的一部分，对人们的生理健康、行为和思维都有重要影响。情绪的激发也受感受的影响。感受是审美的基本条件，艺术的表达往往离不开感受。人类情绪的表达形式是多种多样的，如喜悦、惊讶、厌恶、恐惧、愤怒和悲伤，这些基本情绪的表达是跨文化的，不受地域等影响。此外，情绪的表达还可以通过肢体动作、声音语调、眼神交流和身体姿态等方式，音乐、舞蹈、歌剧和戏曲等好的作品都表达情绪，绘画也不例外。

三、形式美法则

形式美赋予事物在外观上的审美特性，是一种通过艺术形态表现出来的美感。美的对象总是呈现出某些具有共性的美的规律和要素，它是从无数的、美感的事物中概括出的规律，是艺术设计中最重要的原则。形式美包括事物的外在审美属性，如色彩、形体、声音，以及它们的组合规律，如对称、均衡、比例、节奏、统一等，其共同性和规范性具有一定的法则意义。

（一）对称与均衡

对称与均衡是平衡的形式，前者是体积上的对称，后者侧重于量感，平衡给人以稳定感。绘画上的稳定通常体现在构图上，不仅表现在画面中心轴两侧的布局上，也表现在画面上下结构中。颜色深的在感觉上往往比较沉重，颜色浅的则显得分量轻；若在其中追求平衡，可以使颜色重的面积小，颜色浅的面积大来实现。这就在本质上区分了对称与均衡，前者看体积，后者看分量。

对称是事物之间最常见的一种组合形式，是一种对偶排列的现象，在设计中通过镜像或旋转等方式使元素达到对称的效果。一切生物似乎都存在对称的特点，因此对称也是生物体结构的一种规律性的表现。人的身体是对称的，大多数动物的角、鳍、翅膀是对称的，大多数植物的叶子、种子、果实也是对称的，对称似乎明确了大自然中一切生命健康特征的规律，相反，不对称的生命体是个别的。对称往往令人愉悦、踏实，而畸形会使人厌恶，这是长期以来普遍存在的审美现象。人们追求对称美，房屋建筑、生活用品、衣物饰品、梳妆打扮大多数都是对称，但是我们不能将对称作为美的唯一标准。

对称式构图的特征，是沿物体中心轴左右对称，两侧要保持绝对平衡的关系，可以是均衡，前提的体积相等，在心理上会给人留下严谨、严肃、庄严、协调、整齐的朴素美感，但过于呆板、拘谨。

均衡是对称的衍生，是指在不对称的情况下，通过元素的分布和重量感来达到视觉上的平衡。均衡是静中有动的对称，作为形式美法则，均衡在艺术表现中得到广泛运用。古希腊雕塑家往往将人物的中心落在一条腿上，另一条腿放松，上半身的姿态则与重心保持平衡，稳定的重心使身体成完美的S形曲线。此外，绘画中的布局、舞蹈中的动作、音乐中的旋律都讲究均衡，哥特式教堂建筑的整体设计上对称，内容上，它的壁画、雕刻、玻璃花窗则体现富有变化的均衡，既严谨又活泼生动。

（二）比例与匀称

比例是指元素之间的大小、长度、宽度等关系的协调。比例的概念来自黄金分割，黄金分割是数学上的一个比例关系，其值约为0.618。这个比例关系，在自然界和人类社会中也有广泛地应用。黄金分割在艺术和设计领域中有着重要的作用。例如，许多画家和摄影师会在构图中使用黄金分割来创造平衡和对称的效果。建筑师也经常在设计中运用黄金分割，例如巴黎的卢浮宫和华盛顿的国家美术馆等著名建筑设计中都采用了黄金分割的比例。在生物界中，黄金分割也有许多体现。例如，植物的叶子和花瓣通常呈现黄金分割的比例关系，许多动物的身体结构也符合黄金分割的比例。

其实有的现象不一定符合绝对的黄金分割比，但一定遵循美的原则。非黄金比例审美就是指不遵循黄金分割比例的审美观念。虽然黄金分割在艺术和设计领域中被广泛应用，但并不是所有人都认为它是唯一的审美标准。有些人可能更喜欢其他比例关系。此外，不同的文化和时代也可能有不同的审美标准。例如，在中国传统文化中，对称和平衡被认为是美的重要特征；而在西方现代艺术中，不对称和不平衡的构图也被广泛接受。审美是主观的，不同的人的审美观念和标准可能不同。重要的是要尊重和欣赏不同的审美观点，同时也要保持开放的心态，尝试接受和欣赏新的审美观念和风格。

匀称的审美是指在艺术、设计或其他审美领域中追求各部分之间的协调和平衡的观念。匀称强调整体的和谐性和一致性，而不是单纯追求某一部分的突出。在艺术作品中，匀称的审美可以通过对称、比例、节奏和韵律等手法来实现。例如，一幅画可能通过对称的构图来营造平衡感，或者通过颜色和线条的节奏来增加视觉上的吸引力。设计中，匀称的审美可以帮助设计师创造出和谐、舒适和具有吸引力的作品。例如，在建筑设计中，建筑物的各个部分可以通过匀称的比例和布局来营造整体的美感。匀称的审美观念也可以应用于日常生活中。例如，人们在穿着搭配上可以追求颜色、款式和材质的匀称，以营造整体的和谐感。匀称的审美观念强调的是整体的和谐和平衡，它可以使作品或事物在视觉上更加舒适和吸引人。

比例与匀称，如同优美的音乐旋律，和谐地交织在一起。它们是设计的基石，为作品赋予了平衡与和谐之美。无论是建筑结构、艺术设计还是自然形态，比例与匀称都在其中发挥着关键作用。它们能够触动人的心灵，引发共鸣，给人带来美的享受。

（三）变化与统一

变化是指在整体统一的基础上，引入不同的元素或特征创造出丰富和有趣的产品。变化可以通过多种方式实现，例如，色彩变化，使用不同的颜色或色彩组合，增加作品的层次感和视觉吸引力。形态变化，改变元素的形状、大小、比例等，营造出多样化的视觉效果。材质变化，运用不同的材料或质感，丰富作品的触感和观感。布局变化，尝试不同的排版或布局方式，使作品更具动态和节奏感。对比变化，通过对比强烈的元素，如明暗、粗细、疏密等，突出重点并增强视觉冲击力。变化能够吸引观众的注意力，使作品更富有活力和趣味性。

统一是形式美法则中的另一个重要概念，它与变化相辅相成，是指在设计或艺术作品中，各个元素或部分之间相互协调、一致，形成整体的和谐感。它可以通过以下几种方式实现：色彩统一，使用相似或相近的颜色，营造出协调的视觉效果。形态统一，保持设计中各元素的形态相似或相关，如形状、线条、比例等。风格统一，确保整个作品具有一致的风格，例如现代、古典、简约等。主题统一，所有元素都围绕一个明确的主题展开，使作品更具内在联系。元素统一，在设计中重复使用某些元素，如图案、纹理等，增强整体的统一感。统一可以让作品更具美感和秩序，避免杂乱无章。不过，在追求统一的同时，也要注意避免过于单调和乏味，可以适当加入一些变化和对比，以增加作品的吸引力和趣味性。

变化与统一，如同人生的两端，相互依存，相辅相成。变化带来了活力与创新，让世界充满了无限的可能性。而统一则给予我们稳定与和谐，让我们在纷繁复杂的世界中找到归属感。就像一幅画卷，变化的色彩与线条交织出独特的魅力，而统一的主题则将它们凝聚在一起。在生活中，我们追求变化与统一的平衡。我们勇于尝试新事物，接纳变化，同时也坚守着内心的价值观和信念。变化让我们不断成长，统一让我们保持自我。这种平衡的艺术，让我们的人生更加丰富多彩，充满意义。

（四）节奏与韵律

节奏是音乐的术语，是客观事物在运动过程中的规律的反复。在自然界中，许多事物和现象有规律地重复出现，会激发人的美感，这种美感被称为韵律美，重复出现的间隔、频率等特征被称为节奏，与音乐类似。我们已经了解在客观世界中，无论是声音、色彩、行为，以大体相等的频率出现，都会产生节奏。在大自然中，昼夜交替、月圆月缺是时间变化的节奏，峰峦重叠、潮起潮落是空间变化的节奏。

韵律是在节奏的基础上形成的，与其相比，韵律比节奏更加丰富，同时又富有情感。南齐宫廷画家谢赫在其画论中总结的六法："气韵生动、古法用笔、应物象形、随类赋彩、经营位置、传移摹写"，将"气韵生动"放在首位，这也是在绘画中最重要、最高妙的语言方式。所谓"气"，指的是精神气质的内在生命力，通过笔墨的节奏表现，可以体现出画家的个性和情感；所谓"韵"，中国画强调的是格调和风度，它不仅是外在形式，还是画面整体的氛围和气息，韵律可以清新淡雅，可以厚重雄浑，也可以抽象表现。一幅画的意境和气韵就是它的灵魂。气韵生动体现了中国画追求的不只是表面的形象，更是一种精神和情感的表达。在诗歌中，节奏与韵律更是达到了极致的和谐。押韵的词句、对仗的句式，让诗歌在节奏的引导下展现出独特的韵味和美感。读者在吟诵诗歌时，仿佛能听到文字的声音，感受到其中蕴含的情感。

韵律美是有分类的，像竹节一样，不加变化重复出现的韵律，叫作连续韵律；像森林一样，重复出现的元素间还存在着差别，叫作渐变韵律；像编织物一样，重复出现的元素间相互交织穿插，叫作交叉韵律；像梯田一样，重复出现的元素还保持着空间上的起伏变化，叫作起伏韵律。

以上审美法则将艺术划分成两种审美极端：整齐一律与多样统一。"整齐一律"强调的是一致性和规律性，追求整体的和谐和秩序。这种审美观念常常体现在对称、重复、均衡和匀称等元素中。例如，建筑设计中的对称布局，或者服装设计中的排比和对称图案等都体现了整齐一律的审美。"多样统一"则强调的是差异性和变化，追求在多样性中实现统一。这种审美观念鼓励创新和变化，同时也注重各元素之间的协调和整体的统一。例如，音乐中的和声和节奏变化，或者艺术作品中的色彩和形状组合等都可以体现多样统一的审美。在实际应用中，这两种审美观念并不是相互排斥的，而是相互补充和融合的。例如，在建筑设计中，可以通过对称和重复的元素体现整齐一律的审美，同时通过色彩和材质的变化来增加多样统一的元素。在艺术作品中，也可以通过不同的表现手法和元素组合来实现多样统一的效果。综合运用这些形式美法则，可以使作品更加美观、有条理，吸引观众注意力。同时，也可以根据不同的设计需求和目标，灵活运用这些法则，创作出独特的设计风格。

任务五　审美与美感

一、审美与美感的概念

（一）审美的概念

审美是指人们对于事物的美的感知、理解和评判过程。它是人们与世界之间形成的一种无功利的、形象的和情感的关系状态，是在理智与感情、主观与客观上认识、理解、感知和评判世界上的存在。在审美过程中，有主体介入，也就是有人在"审"，同时也存在可以供人审的"美"，即审美客体或对象。这些客体或对象通常包括艺术品、自然风光、社会现象等。

审美是一个主观与客观相统一的过程。美是事物促进和谐发展的客观属性与功能激发出来的主观感受，是这种客观实际与主观感受的具体统一。人们在审美过程中，通过感知、联想、想象、情感等心理活动，对审美对象进行审视和评价，从而获得美的享受和情感体验。

审美在人类文化和社会生活中具有重要的意义。它不仅是一种精神文化活动，还是一种社会实践活动。通过审美，人们可以了解历史、传承文化、塑造价值观，同时也可以促进社会的和谐与发展。因此，审美在人类社会中扮演着重要的角色，是不可或缺的一部分。

（二）美感的概念

美感是审美过程中产生的一种愉悦的心理感受。它是人们在欣赏美的事物时所体验到的一种主观感受，通常涉及对事物的外观、色彩、形状、声音等方面的感受。美感是审美活动的基础，是人们评价美、追求美的重要心理因素。

美感的产生与人类的生理、心理和文化因素密切相关。从生理因素来看，人们的感官能够捕捉到周围环境中的美丽事物，如色彩、形状、线条、纹理等。这些感官信息在大脑中进行处理，产生愉悦的感觉，这就是美感的基本层次。心理因素也对美感的产生起重要作用，包括情感、记忆、个人经历等，这些因素会影响人们对美的感受和评价。同时，文化因素也是影响美感的重要因素，不同的文化背景下，人们对美的理解和欣赏标准会有所不同。

总的来说，美感是人们在审美活动中所体验到的一种愉悦的心理感受，它与人类的生理、心理和文化因素密切相关。通过欣赏美的事物，人们可以获得美的享受和情感体验，同时也可以提高自己的审美能力和文化素养。

（三）审美与美感的关系

审美与美感是密切相关的两个概念。审美是指人们对于事物的美的感知、理解和评判过程，而美感则是在这个过程中产生的一种愉悦的心理感受。简言之，审美是对美的事物进行观察和评判的过程，而美感则是这个过程带来的愉悦感受。

在审美活动中，人们运用自己的感知、联想、想象、情感等心理活动，对审美对象进行审视和评价。当这些心理活动与审美对象产生共鸣时，就会产生美感。美感是审美活动的重要成果，它不仅是审美活动的动力，也是人们追求美、创造美的内在驱动力。

美感与审美对象是密切相关的。不同的审美对象会引发不同的美感体验，而同一种审美对象也可能会引发不同的美感体验，这取决于审美主体的个体差异和文化背景。同时，美感也与审美主体的心理状态、情感状态等因素密切相关。在审美活动中，审美主体的心理状态、情感状态等会影响对审美对象的感受和评价，从而影响美感的产生和强度。

总的来说，审美与美感是相互依存、相互促进的。审美活动为人们提供了感受和欣赏美的机会，而美感则是审美活动带来的愉悦体验和内在驱动力。通过审美与美感的相互作用，人们可以不断提升自己的审美能力和文化素养，更好地欣赏和创造美的事物。

二、审美意识研究的历史回顾

审美意识结构的研究是美学研究的重要起点。从西方美学的发展历程来看，美学作为一门独立学科的确立经历了从"从上到下"向"从下到上"的研究范式转变。这一转变始于德国美学家鲍姆嘉登，他提出美学应以感性学为标志，从而奠定了美学在西方的独立地位。审美意识结构可以被视为审美经验的心理集结结构，它是一个包含复杂组织机制和强大心理动力的经验结构，具有重要的心理作用力场。

（一）西方审美意识研究的历史回顾

尽管西方美学中并未明确提出"审美意识结构"的概念，却都蕴含了感性经验或意识结构的相关意向。美学家的审美意向主要围绕生存经验、生命意志、生命体验、审美意象、感性经验等展开。

西方哲学家从不同角度探讨了感性世界、生命体验、生命经验和生命冲动等问题，为审美意识结构的研究奠定了基础。审美意识结构并非静止不变，而是与人类生理、心理和社会活动紧密相关的动态心理结构。它在主体的审美心理交流系统中不断建构、运行和完善。现代审美意识结构的研究应超越单一的审美经验层面，回归到审美主体的审美心理建构过程，从原初审美意识结构入手，分析其在心理中的形成、运行和作用，从而全面把握审美意识的动态发展。

（二）国内审美意识研究的历史回顾

国内美学家在审美意识研究方面也取得了重要成果，他们的观点为理解审美意识的结构和本质提供了独特视角。在中西美学家的研究基础上，可以发现审美意识结构的研究根本点在于原初审美意识。原初审美意识是人类在生理、心理和社会活动中积累的原初经验与审美心理的基础。它是审美主体经验组织过程的心理结构整体，其不断完善和建构，构成了审美意识的整体结构。

通过对审美意识及其整体结构层次的科学研究，可以具体分析审美意识的基本结构层次，并深入研究各层次之间的联系。审美意识是人类不断丰富和多样化的意识经验的积累，它反映了人类对美的感知、理解和创造能力。原初审美意识结构的形成和发展，不仅是审美活动的核心，也是人类精神文化发展的重要体现。

三、审美与美感在人体美学中的体现

（一）作为美容医学基础的人体美学

作为美容医学基础的人体美学，通常从文化、艺术和科学三个方面展开研究。为区别于艺术人体美，有人提出了"医学人体美"的概念。艺术人体美往往是理想化的，可以通过夸张、变形等艺术手段塑造，甚至可以丑化人体以达到特定的美学目的。而医学人体美则以健康美为基础，追求真实、健康的美。艺术人体美主要以形式美学为指导，偏重定性研究；医学人体美则在此基础上，结合人体测量学、解剖学、体质人类学等学科，注重对个体的定量研究。

作为美容医学基础的人体美学研究应全面、具体且实用，将文化、艺术与科学方法有机结合。目前，国内在这一领域的研究尚缺乏系统性、完整性、多层次和多角度的探索。

（二）作为文化现象的人体美学

1. 人体文化是人体美学观的基础　英国学者莫里斯（Morris）指出："人体既是生物体，也是文化现象。"仅从生物学角度解释人体是不够的，尤其是对于美容医学而言，还需从更广泛的文化角度来理解人体美。人体及其器官不仅具有生理功能，还具有文化象征意义。人体美学观本身就是人体文化的重要组成部分，而人体文化背景是人们对人体审美的重要依据。在特定历史和地域背景下，人们对人体美的认知甚至可以完全脱离形式美，而仅体现于文化观念中的"美"。例如，中国古代以"三寸金莲"为美、17世纪欧洲以束腰为美、缅甸卡伦族以长颈为美，这些都充分说明文化对审美观念的深刻影响。

2. 人体美学观的多层次文化认定　人体文化观念从不同层次影响着各个时期的人体美学观。人体文化建立在人类大文化背景之下，难以脱离整体文化环境的影响。例如，在一次美容专家座谈会上，有专家提出了一个看似简单却极为复杂的问题："为何做美容的女性多？"这一问题的复杂性在于需要考察整个人类文明史才能回答，而其简单性则在于常识——这是父权制文化导致的性别不平等的结果。在这种文化背景下，"女人被欣赏"的观念促使女性追求符合男性审美标准的美，如中国古代的"三寸金莲"和欧洲的"合掌蜂腰"，均是性别不平等文化的典型体现。时至今日，女性在美容业中的主导地位仍未改变，这正是文化观念对审美行为的深远影响。

3. 人体文化与美容医学　从历史角度看，美容医学本身就是一种文化现象。人体装饰起源于原始时代，其中暂时性装饰如化妆、服饰等发展为现代生活美容，而永久性装饰如穿耳洞、文身、整牙等则是有伤性美容的前身。从某种意义上说，美容医学源于人体文化。随着医学技术的发展，医学受文化影响的程度逐渐降低，但一旦涉及美的领域，文化的影响便无处不在。因为美是一种观念的产物。例如，17世纪欧洲女性追求细腰时，一些医学家甚至参与手术取肋骨以减小腰围，当时的医学解剖图也将女性腰身夸张地画细。这种现象表明，只有从文化角度分析，我们才能保持冷静和清醒，避免在"美容潮"中重蹈覆辙。

（三）作为艺术品的人体美学

1. 人体艺术与作为艺术品的人体　人体美是大自然的杰作，是自然美的最高表现形式。人体上几乎可以找到所有形式美学规律，如线条、对称、均匀、比例、韵律等。对于美容医学工作者而言，理解形式美学规律对保护和提升人体美至关重要。历史上，人体美学标准多与艺术相关，如达·芬奇、费伦佐拉、荷迦兹、罗丹等艺术家提出的人体美学标准，这些标准更多地反映了人体艺术的美学追求，而非现实人体的美学标准。美容医学面对的是具有个性的求美者，高度抽象化、理性化的人体美学标准往往难以适用。因此，美容医学应关注作为艺术品的人体美学标准，而非单纯的人体艺术美学标准。

2. 人体美的定性标准　人体美定性标准是指通过描述性语言概括理想人体特征的标准。古今中外的美学家和艺术家均对这一标准有所探讨。定性标准是最古老的判定人体美的方式，对于美容工作者而言，掌握描述性语言至关重要，因为美并非仅通过定量数据就能完全反映。此外，历史上大量的人体美学观正是通过描述性语言记录下来的，这些记录有助于我们理解人体美学观的演变。

3. 人体美的定量标准　人体美定量标准是基于人体测量数据（如高度、角度、宽度、围度）及各部分比例来判断人体美的标准。文艺复兴时期的达·芬奇是最早使用定量标准的人，他通过自然科学知识、解剖学实验和统计数据，提出了人体美的定量标准，例如"头长是身长的1/8，肩宽是身高的1/4，手平伸双臂等于身长，两腋宽度与臂相同，乳房与肩胛骨下端在同一水平线上"等。在现代社会，人体美定量标准已广泛应用于国际健美比赛，并成为评分的基本依据。在美容外科领域，定量测量数据也逐渐被用作美的标准。国内也开展了大量相关研究，定量化的研究与判断已成为美容医学的重要工具。

4. 理想的人体美标准　是否存在"理想的人体美标准"是一个有争议的问题。在人类文明进程中，人们从不同角度为理想的人体美设定了诸多标准，但没有一个标准能够适用于所有人群。例如，一个种族的人体美标准很难适用于另一个民族，人体文化本身也在不断变化。因此，理想化或完美化的人体美标准并不存在，即使存在，也与美容医学关系不大。首先，美容医学并非选拔健美模特；其次，美容医学面对的是形形色色的具体个体，美容工作者应善于发现每个个体身上的独特之美。

（四）作为科学的人体美学

1. 走向科学的美学　美学自古以来被视为哲学的一个分支，其核心在于对美及美的本质的抽象思辨。20 世纪 20 年代起，人们开始尝试将美学从思辨哲学中分离出来，转变为一门独立的科学。托马斯·门罗（Thomas Munro）在其著作《走向科学的美学》中指出，用科学方法理解和评价艺术的观点已不再像过去那样受到怀疑和反对。他认为，美学正沿着生物学、社会学和心理学等学科的发展轨迹，逐步从哲学中独立出来，成为一门标准的科学。

2. 人体美学研究的科学方法和手段　人体美学的科学研究包含两层含义：一是采用科学方法研究人体美学，即以实证法取代哲学思辨，通过具体的史料和数据进行论证；二是运用科学手段开展研究，涉及人体解剖学、体质人类学、人体测量学、人种学等学科。

（1）人体解剖学与人体美学　人体解剖学与艺术的发展密切相关。文艺复兴时期，艺术家和医生都强调对人体结构的精确研究，达·芬奇开创了人体解剖学的先河。解剖学的中心任务是揭示人体的内外结构及其与功能的关系，成为生物医学的重要基础。随着美容医学的发展，解剖学在解释人体美的奥秘方面发挥了重要作用，证明了人体结构、功能与美感之间的有机统一。

（2）体质人类学与人体美学　体质人类学研究人类体质及其类型在历史阶段中的变化与发展规律。其中，人种学和体质人类学的研究工具——人体测量学，与人体美学关系密切。19 世纪至 20 世纪初，西方人类学家利用体质人类学方法研究人体美学。例如，德国人类学家施特拉茨的《世界各民族女性人体》从人种学角度利用测量手段研究女性人体美。

（3）人体测量学与人体美学　人体测量学是体质人类学的分支学科，也是美容医学，尤其是美容外科学的重要基础和手段。其作用：①为美容医学提供人体形态数据与指数；②研究人体形式美学规律；③作为美容外科诊断与治疗效果判断的重要工具。

通过定量化的研究方法，人体测量学将人体美的研究数据化，便于操作和应用，具有重要的实用价值。

3. 美的标准化与平均值　大多数美容医师接受过良好的科学训练，容易接受科学方法研究人体美，但往往忽视科学方法的局限性。例如，科学研究需要标准化和准确化，但并不存在标准化的美。如果真有标准化的美，那将是人类的悲哀。

通过人体测量方法，我们可以获得个体的具体数据，但要使这些数据科学化，必须借助统计学处理，得出平均值。平均值并不等于美，但与美有一定关联。科学的人体美学并不等同于完全科学化的美学，人体美学的研究方法应是多元化的。这是因为自然造化的人体美具有多样性、复杂性、共性与独特性。美容医学工作者应首先体验到人体美的奇妙无穷，才能在实践中创造美。

····目标检测

参考答案

一、单选题

1. 美感是审美过程中产生的一种愉悦的心理感受。它是人们在欣赏美的事物时所体验到的一种（　　）

　　A. 主观感受　　　　B. 客观感受　　　　C. 心理感受　　　　D. 科学感受

2. 人体美学观的基础是（ ）

    A. 人体文化   B. 科学   C. 艺术   D. 理想

3. 美学的起源可以追溯到（ ）

    A. 古希腊时期   B. 中世纪时期   C. 文艺复兴时期   D. 近现代时期

4. 中国古代美学思想的特点是（ ）

    A. 注重形式和表面的美感   B. 注重实用性和艺术作品的功用性

    C. 强调审美的直观和感性体验   D. 以主客相分为哲学基础

5. 西方美学中的"和谐"概念主要指（ ）

    A. 事物内部各要素之间的恰当比例与协调统一

    B. 对客观事物的具象化完美再现

    C. 以道德为基础的美

    D. 以自由精神为象征的美

二、多选题

1. 审美是指人们对于事物的美的（ ）

    A. 感知过程   B. 理解过程   C. 评判过程

    D. 耐受过程   E. 想象过程

2. 美容医学基础的人体美学通常应从三方面研究，包含（ ）

    A. 文化方面   B. 艺术方面   C. 体育方面

    D. 科学方面   E. 历史方面

3. 以下属于中国美的基本范畴的有（ ）

    A. 中和美   B. 白贲美   C. 意境美

    D. 气韵美   E. 动态美

三、简答题

1. 美的基本形态有哪些？

2. 哪些是形式美的构成要素？

3. 简述美学的性质。

4. 简述审美与美感的关系。

5. 举例说明形式美的法则及其在艺术创作中的应用。

书网融合……

重点小结   微课   习题

项目三 医学人体审美与审美标准

PPT

学习目标

知识目标：通过本章学习，应能掌握医学人体审美的概念及其基本内容；熟悉医学人体审美的标准及层次性；了解医学人体审美诊断的概念和分类。

能力目标：具备明确医学人体审美的概念及其基本规律运用的能力。

素质目标：通过本项目的学习，帮助学生树立正确的现代医学人体审美观。

情境导入

情境：整容现象不是洪水猛兽，但美的内涵还应该更丰富。在当下这个多元化的时代，很多人反对的不是整容本身，而是畸形的价值观。一度盛行的"蛇精脸""网红脸"总给人感觉"美则美矣，毫无灵魂"，正确的医学人体审美观能起到更好地引导作用。

思考：1. 医学人体审美的意义？

2. 医学人体审美与美容医学的关系。

任务一　医学人体审美概述 微课

在本项目中，我们将认识医学审美关系，学习医学人体审美的内涵、医学人体审美的基本内容与过程，阐述医学人体审美的标准，最后探讨美容医学整形与医学人体审美的联系。

一、医学审美关系

医学审美关系是医学美学理论的一个重要组成部分，是医学审美活动实施的前提和基础。医学审美关系是人的本质力量与美的对象之间的关系，由主体、客体和实践三大要素构成。

（一）医学审美关系的认识论本质

医学美学所研究的医学审美关系是人与对象的关系，即人（医学审美主体）与医学审美对象（医学审美客体）之间的关系。

医学审美主体，是受社会文化和医学审美意识所支配的人，是按照医学美的尺度有意识地、有目的地对人或物实施医学美或进行医学审美评价的人。医学审美主体在医学审美关系中始终处于主导地位，是最活跃的因素。他们具有自身的医学审美需要、医学审美动机、医学审美意识、医学审美选择和医学审美评价能力，懂得怎样将内在医学美的尺度运用到对象上去，努力提高医学美水平。当医务工作者作为医学美主体的时候，他们遵循医学美规律，为自己的服务对象维护、修复和塑造人体美及其他医学美。当患者、健康者、康复状态者和爱美就医者作为医学美主体时，他们亦是医学审美客体，是指医学审美主体的审美对象。医学科学研究、医疗、预防、保健、康复和美容等实践活动中的一切事物和现象，无一不是医学审美主体的审美对象，例如，医学理论、医学技术、医疗仪器、医疗环境、医务工作者及接受医疗保健和美容的受术者、健康人等。医学审美主体的一切审美认识和情感，都是医学审美客体的反映。但是，医学审美主体的审美意识一旦产生，又会反作用于医学审美客体，既改造客体又改造自身的审美认识能力。从这个意义上讲，医学审美客体是医学审美主体进行医学审美实践的产物。

医学审美实践是指人们能动地维护、修复、塑造人体美及认识和探索医学美的一切活动。医学科研学术活动、医疗卫生活动、医学美容活动、医疗管理活动、预防保健活动和医学审美评价活动等，都是医学审美实践的内容和形式。医学审美实践是医学审美主、客体关系的基础和纽带，在医学审美关系中，没有不参与医学审美实践的主体，也没有脱离医学遵循医学美规律和自身的理解尺度，对自身健美及其他医学美的事物和现象，包括对医务工作者所实施的医学美进行评价，以满足自身的审美需要，并促进医学美的发展。医学审美关系体现医学审美实践中医患合作、共同参与的质与量，尤其是医务工作者的理论和技艺流程水准。世界上具有医学美性质的人、事物或现象丰富多彩、纷繁复杂，但是，只有为主体在医学审美实践中发现和认识的医学审美对象，才能与主体构成医学审美关系，成为具体实在的医学审美客体。否则，再美的东西所蕴含的医学审美价值，也将暂时失去其审美意义。可见，医学审美主体正确认识的产生，来源于医学审美实践；主体医学审美能力的发展动力，也来源于医学审美实践；主体医学审美评价的正确与否，要靠医学审美实践来检验。没有医学审美实践，就不会有医学审美主体与客体之分，也不会形成医学审美关系。

二、医学人体审美的概念

人体审美是指人们对人体形式美的感受、分析与评判。审美的主体是人，而审美的客体是指存在于人体的各种形式美。人体审美是一项具有主观性与客观性双重属性的人类活动。人体审美的客观性，是由客观存在的人体形式美的要素，以及它们之间的搭配所决定的，通常是恒定的。人体审美的主观性是由审美主体的主观感觉所决定的，有个体差异，通常不是恒定的，富于变化。大体上说，人对人体审美的感觉包括愉悦与不愉悦两大类，愉悦的感觉通常是美的，不愉悦的感觉通常是不美的。审美的主观性决定了审美的差异性，同样面对一个形式美的个体，不同的审美主体，因其个体阅历、知识面、生活经历、地域风俗民族习俗等多种因素的差异，产生的审美感受常会不一样。审美的品位也存在差异，所谓"仁者见仁，智者见智""情人眼里出西施"等说的就是这个差异性。

人体审美是人类的一种特有的活动。人类的审美意识是人类进化到一定历史阶段的产物，是人类在长期的社会实践，特别是在劳动实践中逐步形成和发展起来的。人类通过审美体验、审美评价、审美创造等多种途径来调整人体功能的运转和发挥。人类通过人体审美的过程获得美的感受，通过不断地审美形成了审美标准，并把这些标准应用到人体审美实践中，从而激发了审美创造，改造现有的人体美。人类因为有了审美，所以才会去求美，因为求美，才会去创造美。

人体审美与不断追求漂亮的服饰，喜好游览美好河山，改造居室、生活环境等一样是人们日常生活中必不可少的一部分，人们是在按照审美的方式生活着。

人体审美会激发人类创造人体美的欲望，提高人类创造人体美的技巧。例如，人们在欣赏音乐、雕塑、建筑等艺术的时候，起初不了解其中的构造与设计的技巧，但或多或少地能得到美的感受。这就激发人们去探究其中的歌唱技巧、创作技术和建筑方法。人体审美也是一样，当人们发现把单眼皮变成双眼皮能得到更美的感受时，就激发了美容医生去研究和追求重睑术的手术方法和技巧；当人们发现把塌鼻梁垫高后会更漂亮时，就研究出了隆鼻术；接着发现仅将鼻梁抬高，而鼻尖与鼻头的区域不进行相应地调整，其美感的变化程度还是有限时，于是又创造出了包括鼻尖、鼻头及鼻梁一起的综合鼻整形技术。创造者的审美境界越高，其创造的艺术生命力将会越强。就像一首歌，就算演唱难度很大，但它未必会流传；相反，一首歌演唱难度不大，但是旋律优美、触动心灵，肯定会流传很久。

人体美的艺术创造也一样，审美是其灵魂，一个好的美容医生或者美容医务工作者，其审美能力是决定其发展的关键因素。

三、医学人体审美的基本内容与过程

审美的基本内容包括审美感受、审美分析、审美评判三个方面。

审美感受通常是指形式美的要素对审美主体的感官的直接冲击，产生感觉并体验此感觉。审美感受是审美主体对客体总体感觉的好与不好、愉悦与不愉悦、完美或有欠缺等总体印象。决定审美感受的是审美客体的美学要素所组合成的美的大体形式，如整体的和谐性，局部与周边的搭配合理性、比例协调性、曲线流畅性等。

审美分析与审美评判是指审美主体对客体的具体美学要素的理性分析与判断。通常包括两种方法：①按照人们约定俗成的质量标准来测量，如长度、宽度、高度、角度等的测量。②透过形式美的外表揭示审美客体的内涵，即审美的人文分析、功能鉴定等。例如，我们看见红色的火焰，首先得到鲜艳的感受，如果是在寒冷的冬天里，会有"狂热的、温暖的"的感觉；如果是在炎热的夏天，我们会觉得"炙热的"，甚至有"烦躁的"感觉。

人体审美也是一样，内容也包括审美感受、审美分析与审美评判。当我们看见一个挺直的鼻梁，除会感受到主观愉悦外，还会感受到其性格的"刚强、坚忍"等人文特点。这就是人体审美的人文分析或者内涵分析，是人体审美由外在美进入内在美的更高境界，外在美只有与内在美完美结合才能展现出美的最佳魅力。所以，对人体审美的内涵分析在美容医学中很有必要，善良、温柔、真诚、质朴、秀气、自然等体现的是优良的人文内涵，而凶悍、粗鲁、狂野、萎靡表达的是一种不良的人文内涵。通常一个人做完重睑术，就显得更精神了；但有时又会觉得一个人鼻梁虽然垫高了，但人显得更凶了；或者做完拉皮手术后，人变得年轻了，但是感觉没有原来生动可爱了。这些审美的人文分析，应该在审美设计或者沟通中加以考虑。人体审美判断就是经过审美分析后审美客体的综合美学结论，包括美丽所在之处、美丽缺陷之处、美中不足之处。进而以此指导如何进行改变、更新、创造新的人体形式美。

四、医学人体审美的标准

（一）医学人体审美标准概述

审美标准是人类在审美实践过程中，形成的对美的分析、评判的具体标准。审美标准是人们在长期审美实践过程中逐渐形成的相对稳定的且为大多数人认可的客观标准。

人体审美标准随着审美主体所处时间、地域、民族、生活习惯等的差异而不同。在唐代，以丰腴为美，从皇帝到平民百姓多数人都以丰满作为衡量女性体型美的标准；在现代，则以苗条为美，这是现代人在长期审美实践中形成的衡量标准，现在的媒体所宣传的大多是减肥、瘦身、骨感美等以苗条为标准的体形美。人体审美还有明显的种族差异，如西方人上睑皮肤薄，皮下组织及脂肪均少，睑板宽，故显得眼裂大，眼睛凹陷，睑线宽；东方人因上睑皮下组织中脂肪和眶隔脂肪多，整个眼形显得相对臃肿、不精神。几乎 99% 西方人是重睑，而东方人中约有 51% 为重睑，约有 49% 为单睑。因为种族的差异，审美标准也存在差异。所以，西方人看中国人时，大多认为中国人的低鼻梁比高鼻梁更好看。

审美标准根据其所代表的审美主体的不同可分为个人标准、科学标准、局域标准。个人标准是指审美单个个体持有的标准，代表的是个人的观点与标准。"情人眼里出西施"就是个人标准。科学标准是指人们在长期审美实践过程中，形成的能够代表一个时代、一个民族，甚至一个国家的审美标准。科学标准是通过科学的手段对美学要素进行测量所获得的具体指标，如量化标准、图像标准等。科学标准既代表大多数人的审美标准，又代表美的发展方向。局域标准是代表一类人群、某个社会团体或者某个地域的审美标准。具有鲜明的局域特点，但未必科学。作为一名美容医生，在美容实施的过程中应该既遵循科学的标准，又要结合个人标准与局域标准，术后审美评价是指美容技术实施后的评价或者术后审美。术后审美评价依据的主要标准就是科学的标准，同时还要结合个人标准与局域标准。在对技术水平进行评价时，应该着重评价美容实施前后的变化，兼顾求美者主观感受，建立综合评价体系。就像选美、体操、声乐等艺术比赛必须由众多的评委来评分，所以美容术后审美评价也应该建立评分机制，以便客观评价。

（二）医学人体审美的具体标准

医学人体审美的标准重点在于形体的健美，即身体各部分之间及各部分与整体之间比例关系的协调对称，发育正常按照一定的标准延伸形成富有变化的线条，并且体现出健康向上的活力。比例是影响人体美的众多形式法则中的基本法则。人体的比例是指人的整体与局部，局部与局部之间的数学关系。下面介绍几种较有影响的人体比例学说。

1. 达·芬奇的人体比例学说　达·芬奇用自然科学知识、解剖学和数学统计，提出了人体美的比例标准：头长为身高的1/8，肩宽为身高的1/4，双臂平伸的长度等于身长，两腋宽度与臂相同，乳房与肩胛下端位于同一水平线，脸宽等于大腿厚度，跪下时高度减少1/4，卧倒时为1/9。

2. 巴龙通人体比例学说　巴龙通人体比例学说是近代较流行的人体美标准之一，其主要观点是：成年男性身高是7.5个头长，肩宽一般小于2个头高，肩至肘、掌根至中指等于1个头高，髋骨为1.5个头高，膝以下为2个头高（图3-1）。

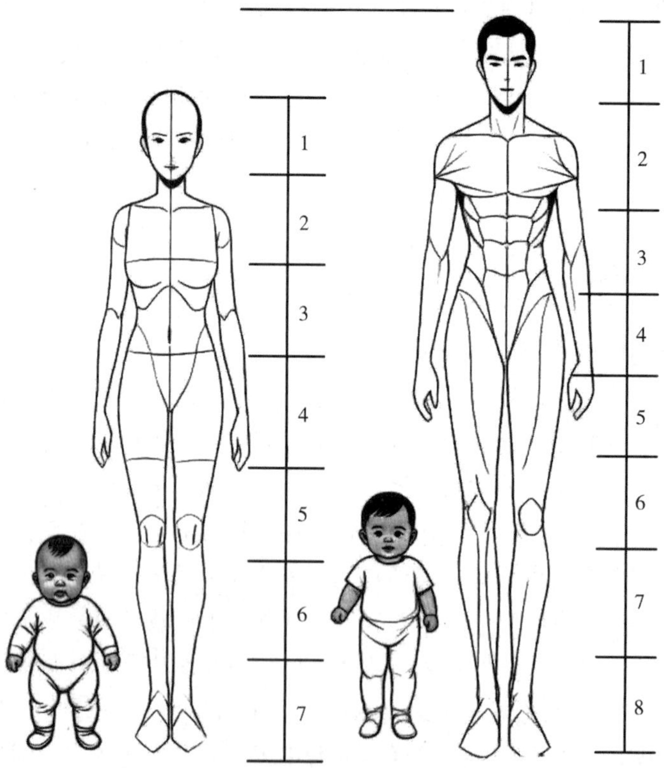

图3-1　各年龄段的人体比例

3. 阿道夫·蔡辛人体比例学说　阿道夫·蔡辛是德国数学家，于1854年首次提出人体中的"黄金分割律"，与现代学者对人体结构的黄金规律基本一致。

知识链接

黄金分割律——神奇的 0.618

在数学领域，有一个备受瞩目的神奇数字——0.618，它便是黄金分割比例。这个比值会给人一种视觉上的美感和和谐感。

黄金分割比例在艺术、建筑、自然界等多个领域都有广泛的应用。例如，达·芬奇的名画《蒙娜丽莎》中，蒙娜丽莎的面部五官位置和大小，以及她与背景的比例关系，都符合黄金分割比例，使得这幅画具有一种难以言喻的美感和神秘感。古希腊的帕特农神庙，其正面的宽高比例就接近黄金分割比例，使得整座建筑看起来既庄重又和谐。现代建筑中，许多设计师也会运用黄金分割比例来设计建筑物的比例关系，以达到美观和实用的双重目的。在自然界中，黄金分割比例也无处不在。例如，贝壳的螺旋结构、向日葵花盘中种子的排列方式、人体的某些比例关系等，都符合黄金分割比例。这些自然现象的发现，使得人们对黄金分割比例的认识更加深入，也更加惊叹于大自然的神奇和美妙。

总之，0.618 这个神奇的数字，作为一种美学原则和数学规律，贯穿于人类文明的各个领域，为人们创造出了无数美丽、和谐的艺术作品和建筑奇迹，也揭示了自然界中许多神秘而美妙的现象。

4. 中国学者的研究 中国学者发现，中国成年人头长与身高比例一般为 7~7.5 个头长女性略矮一些。从头顶至颏下约为 1 个单位，从颏下到乳头线与乳头线到肚脐大致相等，均约为 1 个头长。两肩之间的距离约为 2 个头长，上臂约 3/4 个头长，前臂约 1 个头长，手约 2/3 个头长。下肢从髋关节的大转子至膝部的髌骨中心与髌骨中心至足跟大致相等，均约 2 个头长。人体的 1/2 约在耻骨联合。少年身高的比例一般约为 6 个头长，年龄越小，头部所占的比例越大。

五、美容医学与医学人体审美

（一）美容医学中的人体审美知识

求美者诉求美容整形手术都是从咨询开始的，然后才是医生的问诊和体检，目标达成一致后，进行手术准备。之后进行手术、术后康复、手术满意、出院，完成一套常规治疗流程。国内的公立医院一般从具体美容医疗内容的咨询、诊断、制订治疗方案到最后的手术完成过程全部由医生一人掌控，但是私立医美机构在面对庞大的市场消费群体和同行业激烈的竞争，原来作为医生助手的咨询师（他们是最先接触求美者的人，实际上也是直接面对市场的人）逐步被医院经营管理部门独立出来，组成市场部或业务团队，成为一种专门的职业。咨询师主要是在求美者和医生之间周旋、协调，这需要专业的、丰富的人体美学专业知识，不论是否由独立的咨询师还是由医生助理或者医生自己完成咨询工作，其核心都是与求美者商定容貌或形体美学改善方案。这一过程由于涉及审美判断的社会文化属性以及手术效果评价的主观性，使人体审美知识实践应用成为整个美容整形医疗过程的核心。实际上，美容整形医疗机构业务和管理制度也是围绕人体审美知识应用这个核心形成的。

（二）美容医学与人体审美制度

1. 审美制度下的美容从业人员 美容整形外科医生的医学理论和实践技能的学习过程与其他专业外科医生没有太大区别，最大的区别在于这个专业对学生在人体审美方面有着极高的要求，他们常常将这种专业的工作比喻为活人体的"雕刻"艺术。

尽管如此，学习者们并不能随心所欲，而是从医学人体美学中学得一套完整的人体审美方式。人体美学的定性标准能够帮助学习者建立正确的美学观念、初步的审美观察、美学评价能力，同时提高他们的审美素养。而人体美学的定量标准带给他们具体而详尽的人体美学比例参数，"黄金比"原理和其他基于数学的人体及容貌美学评价标准赋予他们在人体美学评价上的专业地位和临床实践能力。

传统临床医学实践为患者建立的档案主要是文字病案和一些体检、实验室检查原始结果，一般不对患者进行摄影。而美容医学中，常常需要在书写病案的过程中绘制一些图画对求美者术前身体特征进行记录之外，一般都对求美者严格执行术前、术后的摄影记录。而且摄影环境、灯光，患者拍摄姿势、身体方位应该根据手术方案按照相应的规定进行拍摄，并根据图像档案管理制度进行保存。有些医院有整形手术计算机预测系统，医生（或在技术人员配合下）应用专业的二维或三维图像采集、处理软硬件系统采集求术者的身体图像信息，并用软件修改图像，模拟手术后的视觉效果，如 3D 数字容貌扫描技术在医学美学设计中的应用。

2. 审美制度下的咨询师 美容整形机构会存在非医务人员为求美者提供美容医疗咨询服务。在国外，他们主要工作是为求美者提供一般业务信息，帮助医生预约正式的术前咨询时间，替医生解答一些常见问题，但不能涉足医生的核心工作。她们一般有一定的医学专业（如护理、心理咨询等专业）背景，她们从事咨询的职业技能主要是在实践工作过程中由医生根据工作需求传授的。在中国，医学美容咨询师是美容整形医疗行业所特有的职业，尽管很多时候被认为是医疗美容市场的"前锋"，但却是医疗行业中较具争议的职业。除了要掌握基本的美容整形医疗知识，还要熟悉各种不同的手术流程、手术技术、假体材料、医疗设备的功能特定和治疗效果，以及相应费用。其中咨询技巧逐步成为职业技能的重点，同时必须具备较好的人体审美素养，主要通过学习从美容整形医学人体美学理论中简化出来的人体美学知识，来提高这方面的审美判断能力。这些知识主要是理想人体比例关系、容貌比例的"三庭五眼"关系、人体"黄金比"美学原理，甚至还有一些现代"相学"知识。

3. 审美制度下的求美者 对于求美者而言，她们来到美容机构的目的是使自己的身体或容貌变得更有美感，从实际角度看，是为了使自己外表更有吸引力。求美者中大多数人是身体容貌没有明显缺陷的正常人，而且现在越来越多身材和容貌本来就很好的求美者前来要求手术。

多元因素影响下，人们总是希望自己身体和容貌变得更完美、更时尚。但大多数求美者或多或少都会有些心理问题，至少是各种不同程度的体像不满。她们来到美容机构，在术前咨询过程中向咨询师或医生表述自己的求美意图，如果审美意识有问题或者对手术有过高期望值，会被咨询师或医生指出自己的这些问题、纠正审美观，或被安排进行体像心理测试，排除严重心理障碍后再进行适当的心理疏导，如果最终能与医生沟通达成统一意见，才有机会进入手术环节。手术完成后，他们会因手术类型的不同，需要忍受一定程度的术后疼痛和一段时间的浮肿期。伤口愈合并消肿后会跟医生一同评价手术效果。如果是手术技术和其他不可避免的意外情况导致手术失败，可能面临再次手术。如果对手术结果医生和第三方都判断效果良好，而她自己很不满意，就属于主观性手术失败，一般不安排再次手术，而是接受医护人员或心理医生的教育和劝导，学习人体美学知识，树立正确的审美观。他们也有可能患有不易发现和诊断的心理或精神疾病，因为手术才诱发出来，这时会建议请心理或精神医生帮助治疗。

任务二　医学人体审美的特点

随着社会的发展，医学审美所涉及的人体审美问题，已成为人们所关注的热点问题。对人体审美问题的研究，是医学、医务工作者已经解决并在实践中加以运用和不断优化的问题，而人体就是最直接的研究对象。但这个对象不是呆板的、机械的，而是"生命之树最高枝头的成熟果实"，是"生命之果最完美的高级形式"。

医学以人为研究对象，因此离不开对人的本质的整体把握，同时也体现人的本质。而在美容医学实践的过程中，必然包含对求美者容貌的审美评价环节。医学人体审美是将具有活力的人体作为医学审美的客体，以医学美容工作者创造人体美为目的，是包括医务工作者、求美者及与其有关的诸多人群共同参与的人体审美活动。由于求美者和美容医学工作者的审美理想和审美标准存在着差异，所以对于医学美容工作者来说，精准地把握医学人体审美特点，是为求美者提供专业的医学美容服务的基础。

通过对医学人体审美特点的总结，大致可归纳为以下几点。

一、医学人体审美的次序性

次序是指排列的先后。有科学家通过调查研究发现，人们在进行面部容貌的审美时，常常会按照眼睛、口唇、面部轮廓、鼻、额、耳的次序进行。眼睛是人体面部中最显眼的器官，因此拥有一双大眼睛、双眼皮是人们普遍所希望的，有道是"一目摄人"，说的就是眼睛在审美中的优先位置。

在医学人体审美时，如何理解审美的次序性呢？这就要先了解审美亚单位的概念，当把整个人体作为审美的整体时，那么头、颈、躯干、四肢则均为其亚单位；当把头面部作为审美整体时，那么眼、鼻、口等就为其中一个亚单位；当把鼻作为一个审美整体时，那么鼻尖、鼻根、鼻翼、鼻孔等则作为其亚单位；当把鼻尖作为一个审美整体时，那么鼻尖的每个表现点（如鼻尖上点、中点、下点、鼻弓角等）就成为其亚单位。所以，亚单位可以理解为将审美的部位进行细分，从而组成一个相对更小，但又完整的审美部位或结构，这是构成人体形式美的解剖要素。随着人们审美水平的提升，对于审美部位也在不断地进行细化，所以亚单位也在不断细分。对于人们审美的次序性，就是由整体逐渐向下一层次的亚单位所进行的。在同一层次的亚单位中，审美的次序具有先后性，而这种先后性就是人们在长期审美实践中形成的审美习惯。即便是在较小的亚单位审美中，同样也是按照一定的顺序来进行的，如：对于鼻的审美，人们首先是按照鼻根、鼻头、鼻孔等顺序来进行的，而且这种顺序是相对不变的，具有一定的规律。

因此，审美的次序性有利于指导医师、医美咨询师在为求美者设计医美方案时，找到最先需要解决的审美部位。如求美者的鼻与医生、医美咨询师眼睛同时都需要进行改变时，但求美者又只想先改变一个部位，那么对于大部分医生、医美咨询师会优先选择改变眼睛，因为眼睛的审美次序先于鼻。此外，在各个审美亚单位中，还存在着主角与配角的相互关系，当审美的主体进行改变时，主角与配角的关系也会相应地进行改变。

二、医学人体审美的层次性

层次是指系统在结构或功能方面的等级秩序，具有多样性，可按物质的质量、能量、运动状态、空间尺度、时间顺序、组织化程度等多种标准划分。不同层次具有不同的性质和特征，既有共同的规律，又各有特殊的规律。

医学人体审美的层次性是医生、医美咨询师在审美过程中的又一重要特点，正确的审美不仅可以促进医美工作者与求美者之间的审美沟通，还能提高医学美容实践的质量，并且有助于提高医美工作者和求美者的审美能力和审美水平，从而树立更合理的人体审美理想。通常人们在进行世界和人本身的创造时，都是按照一定的美学标准、审美规律来进行的。从人类进化的角度来看，从爬行进化到直立行走，这是人对自身的一种创造，而医生通过手术刀等医美方式对人体进行再塑造、对皮肤进行养护等，也是对人本身的一种创造。这种人对自身美的创造的方向是按照一定的层次性逐渐提升的。

医学人体审美层次性体现了人类审美发展的意愿与方向，是人们对审美标准逐渐提高的结果。人类的审美是按照自然美、精致美、个性美、极致美这四个层次标准来进行的。

1. 自然美标准　自然美是指各种自然事物呈现的美，它是社会性与自然性的统一。它的社会性指自然美的根源在于实践，它的自然性指自然事物的某些属性和特征（如色彩、线条、形状声音等）是形成自然美的必要条件。而自然美标准是人体审美的基础标准，是指审美客体的第一层次亚单位从视觉上基本符合形式美的基本要求，如整体协调、对称、均匀、和谐，无明显的缺陷等。但是，如果对其更小的亚单位进行审美分析时，或许会发现有些需要改变或者改变后会更美的地方。自然美往往能给人带来良好的第一感觉，通常被认为是未经雕琢的、不用经过细小推敲的美。从古至今，人们对"美"的追求都不曾停止，在21世纪的今天，医疗美容行业日趋成熟，求美者也从畸形审美观逐步进入到理性审美观，从千篇一律追求"锥子脸"到逐步追求自然美，这对医师、医美咨询师都提出了更高的医学人体审美要求。

2. 精致美标准　精致主要是指精巧细致，在医美中将符合黄金分割比例，完全标准的眼、耳、口、鼻、身统称为五官精致。而精致美标准是指在自然美的基础上，各个更小的亚单位都符合科学的美学标准，既能经得起第一感觉的检验，又符合数字化测量与分析的标准，甚至还经得起更细致的推敲。如，鼻部的审美，如果鼻部与眼睛、耳朵、口等面部器官总体搭配合理、和谐，那么这就算得上是自然美。但如果其鼻根的高度、宽度，鼻尖高度、角度、宽度，鼻额角的角度等各个亚单位都能达到美学所要求的数字标准，并且能经得起细看，那么就可以称其为精致美。精致美是人的审美标准在自然美基础上进一步提高的结果，同时也是人们对医学人体审美的研究更加深入的体现。目前，很多求美者虽然都已经达到自然美的标准，但是为了达到更高的审美的要求，为了使五官更加精致，也会要求医美医师进行手术改造。

3. 个性美标准　个性美标准是在精致美标准的基础上，将某个或某些审美亚单位的审美（解剖）要素有意识地夸大或变小，或者额外增加一个能够表达个性的审美亚单位或要素，从而使审美整体表达出一种个性，体现某种特别的内涵，这种美就称为个性美。个性美是在精致美的基础上对审美标准的又一次提升，个性美只有在精致美的基础上才能体现其美感，否则也许会成为缺陷。其实，每个人身上都有自己容貌的独特、个性之处，浅浅的酒窝、上提的嘴角、上翘的外眼角等都可以在适合的人体上展示出其个性美。值得注意的是，并不是所有人都适合同一种个性美，应该结合个体的特性进行具体的分析、设计与创造。此外，还必须明确，建立在精致美之上的个性美与残缺的个性美属于两个不同层次，有本质区别，不可混为一谈。

4. 极致美标准　极致美是医学人体审美的最高水平，极致美标准是指身体各部位在满足自然美的条件下，在精致美的基础上，各部位之间表达着相互衬托、相得益彰的个性，共同达到一种形与神的完美结合，从而使人产生一种"增之一分则太多，减之一分则太少"的完美美感，这就是人类所追求的最高层次的人体美的标准。俗话说"金无足赤、人无完人"，一般在现实生活中，人们对美的极致美追求，往往是很难达到的，但是人之所以会对美会有坚持不懈的追求，也就是因为人总是朝着极致美的终极目标前进，这也是人对美好生活的向往具体的表现。

综上所述，审美四个层次的递进关系不仅适用于医学人体审美，也适用于美学所涉及的其他领域，是人类审美的重要特性之一。归其根本可以理解为：自然美是基础，精致美是要求，个性美是灵魂，极致美是追求。在医美实践的过程中，更应该遵循这四种层次的规律，把握四种层次之间的内在联系。例如，整形手术后的效果应该是自然的，不能让人一看就有种假态。如果出现了这种情况，就违背了自然美的标准。所以在为求美者进行设计时，不能仅仅是为了追求个性美而偏离了自然美。有些求美者往往会认为鼻越高越好看，这种观念明显是错误的，忽视了个性美。另外，在追求精致美的过程中，对于有些已经存在于术前条件中的个性美，也应该予以保留，不要破坏原有的个性美。在医学美学设计中应做到：自然美是条件，标准美是基础，个性美要保留，极致美要力求。

值得一提的是，极致美虽然往往难以实现，但仍然是人们不断追求的终极目标。在医学美容的实践过程中，越是接近高层次的审美标准，对于医学美容工作者的要求就越高，除了在医学技艺上要有充分的把握以外，在审美技能上要有更高层次的要求。所以，医学美容工作者的发展除了对技能方面的要求外，还取决于其审美能力。

三、医学人体审美的其他特点

审美是人类理解世界的一种特殊形式，指人与世界（社会和自然）形成一种无功利的、形象的和情感的关系状态。审美是一种感受，与人体其他感受一样，都具有耐受性，是人们长期面对某一种美的形式中产生的疲劳、厌倦的心理感受。我们通常所说的审美疲劳实际上就是一种审美耐受，具体表现为对审美对象的兴奋减弱或不再产生较强的美感。事实上这种情感主要源于形式美的要素需要不断改变、审美标准的层次性需要不断提高，而这都是属于正常的审美心理反应。这也说明人体美是需要不断变化与提高的，这样才能达到人们对审美的新的心理平衡。因此，求美者对于自身容貌的不断追求，也是不断突破审美耐受的表现。

任务三　现代医学人体审美观

人体审美作为医学美容领域的重要基础理论，对于指导医学美容实践具有重要意义。现代医学人体审美观融合了多学科知识，包括心理学、美学、艺术学等，旨在全面、科学地认识和评价人体美，从而为医学美容提供精准的理论依据，帮助从业者更好地满足求美者的需求，提升医学美容的效果和质量。

一、人体作为审美对象的特殊性

（一）人体的双重属性

人体的双重属性是其作为审美对象的核心特殊性之一。从生物学角度来看，人体是一个复杂的有机系统，具备基本的生理功能和结构特征。例如，人体的骨骼系统构成了身体的支架，支撑着身体的外形和运动；肌肉系统则负责身体的各种动作和力量表现；皮肤作为人体最大的器官，不仅具有保护作用，还参与体温调节、感觉等功能。这些生理功能和结构特征是基础，也是医学美容得以进行的前提。在医学美容中，对人体生理层面的特征进行评估和改善，是实现审美目标的重要手段。例如，通过皮肤护理改善皮肤的生理状态，使其更加健康、有活力，从而提升皮肤的美感；通过形体雕塑改善身体的结构比例，使其更加符合美学标准，从而提升身材的美感。

然而，人体不仅仅是生物学意义上的存在，还是社会文化中的重要符号，承载着丰富的社会意义和文化内涵。在不同的社会文化背景下，人体被赋予了各种象征意义和价值观念。例如，在一些文化中，丰满的身材被视为富足和健康的象征，而在另一些文化中，苗条的身材则被视为美丽和优雅的象征。这些社会文化因素对人体审美价值的影响不容忽视。在医学美容中，充分考虑社会文化因素对人体审美价值的影响，是实现审美目标的关键。例如，在进行面部整形手术时，不仅要考虑面部的生理结构和功能，还要考虑社会文化对面部美的认知和评价标准，使手术后的面部既符合生理美学标准，又符合社会文化审美标准。

知识链接

面孔认知 —— 人脸识别与医学人体审美的共同基础

人脸识别技术的发展促进了大脑面孔认知研究，而面孔认知是医学人体审美中脸部审美的基础。"面孔认知"是大脑处理和识别面孔信息的复杂过程，包括面孔特质（气质）、吸引力（美丑）识别及表情和情绪识别。

"二维编码理论"表明医学人体审美首重整体美，各美要素的零散拼凑不能构成整体美，要素特点不能与整体美冲突。"眼睛特异性假说"突出眼睛在医学人体审美中的重要性，但面孔倒置时，眼睛重要性降低。"多维空间理论"揭示大脑如何判断脸的真假。面孔认知研究使医学人体审美摆脱纯主观经验主义，建立理论基础与框架，走向科学化。

（二）审美主体与客体的统一

在医学人体审美中，审美主体与客体的统一是其作为审美对象的另一个核心特殊性。求美者既是审美主体，对自己的身体进行审美评价和需求表达；同时也是审美客体，接受医学美容专业人员的审美审视和评价。这种主体与客体的统一，使得医学美容中的审美过程具有独特的复杂性和多样性。

作为审美主体，求美者对自己的身体有着独特的审美感受和需求。他们通过对自己的身体进行观察和思考，形成对自己身体美的认知和评价。例如，求美者可能会认为自己的鼻子不够挺拔，影响了面部的整体美感，从而产生改善鼻子形态的需求。这种审美需求是求美者作为审美主体的主观表达，是医学美容专业人员进行审美设计和手术方案制订的重要依据。

作为审美客体，求美者接受医学美容专业人员的审美审视和评价。医学美容专业人员通过对求美者身体的观察和测量，结合自己的专业知识和审美经验，对求美者身体的美进行客观评价。例如，医学美容专业人员可能会根据求美者的面部比例、五官形态、皮肤质量等，对求美者的面部美进行综合评价，并提出相应的改善建议。这种审美评价是医学美容专业人员作为审美客体的客观表达，是求美者进行审美决策和手术选择的重要参考。

审美主体与客体的统一，要求医学美容专业人员充分尊重求美者的审美意愿，与之建立良好的沟通和共识。医学美容专业人员应该认真倾听求美者的审美需求和期望，了解他们对自己身体美的认知和评价标准。同时，医学美容专业人员也应该向求美者客观地介绍医学美容的原理、方法和效果，帮助求美者形成科学的审美观念和合理的审美期望。通过良好的沟通和共识，医学美容专业人员和求美者可以共同制定出符合求美者审美需求和医学美学标准的手术方案，实现审美目标的一致性。

在实际的医学美容实践中，审美主体与客体的统一还体现在求美者的审美体验和审美效果上。求美者在接受医学美容手术后，不仅在生理上获得了身体美的改善，还在心理上获得了审美体验的提升。他们通过对自己身体美的重新认知和评价，形成更加积极、自信的审美态度和生活态度。这种审美体验和审美效果的统一，是医学美容成功的重要标志，也是医学美容专业人员追求的最终目标。

二、现代医学人体审美基础理论

（一）形式美学

形式美学强调通过人体的形态、结构、比例等外在形式特征来评价美。在医学美容中，形式美学的应用主要体现在如下几方面。

1. 对称性　对称性是形式美学的重要原则之一。人体的对称性不仅体现在整体形态上，如左右对称的五官、四肢等，还体现在局部细节上，如面部的左右对称性、乳房的对称性等。对称性给人以和谐、稳定、秩序的美感，是医学美容中追求的重要目标之一。例如，在面部整形手术中，医生会通过调整五官的位置和大小，使面部更加对称，从而提升整体美感。

2. 比例　比例是形式美学的另一个核心要素。人体的比例关系包括整体比例和局部比例：整体比例如身高与体重的比例、上身与下身的比例等；局部比例如面部的三庭五眼、五官之间的比例等。合理的人体比例能够给人以协调、和谐的美感。在医学美容中，医生会通过各种手段来调整和优化人体的比例关系，使其更加符合美学标准。例如，在隆鼻手术中，医生会根据面部的整体比例来确定鼻梁的高度和鼻尖的大小，使鼻子与面部其他五官更加协调。

3. 均衡与平衡　均衡与平衡是指人体各部分之间的重量感和视觉重心的平衡。均衡的构图能够给人以稳定、和谐的美感。在医学美容中，均衡与平衡的运用体现在多个方面，如面部的左右均衡、身体的前后均衡等。例如，在面部填充手术中，医生会根据面部的左右均衡情况，合理填充脂肪或玻尿酸，使面部更加饱满、对称。

（二）气质美学

气质美学关注人体所散发的气质和个性特征，强调通过人体的外在形态和内在气质的结合来评价美。在医学美容中，气质美学的应用主要体现在以下几个方面。

1. 吸引力　吸引力是气质美学的重要概念之一。具有吸引力的人体通常具有健康、活力、自信等积极的气质特征。在医学美容中，医生会通过各种手段来提升人体的吸引力，如改善皮肤质量、调整五官形态、塑造身体曲线等，使求美者更加自信、有魅力。

2. 幼态性　幼态性是指人体保留幼年特征的程度。具有幼态性的人体通常给人以可爱、纯真、无邪的美感。在医学美容中，幼态性的应用主要体现在面部整形和皮肤护理方面。例如，通过注射玻尿酸或自体脂肪来填充面部凹陷部位，使面部更加饱满、圆润，呈现出幼态化的特征；通过激光嫩肤、微针等皮肤护理手段来改善皮肤质量，使皮肤更加光滑、细腻，呈现出年轻化的状态。

3. 可辨识性　可辨识性是指人体的独特性和个性特征。具有可辨识性的人体能够给人以深刻的印象和独特的美感。在医学美容中，可辨识性的应用主要体现在个性化设计和特色项目开发方面。例如，根据求美者的面部特征和气质风格，设计独特的五官造型或发型，使求美者在人群中脱颖而出；开发具有特色的医学美容项目，如艺术纹身、个性整形等，满足求美者对个性化的追求。在医学人体审美与设计中，如何既提高相貌吸引力，又保留相貌辨识度，是每一个相貌设计师必须掌握的技能。

4. 真实美　在大脑的面孔认知理论体系中，"相貌空间"理论占据重要位置。该理论指出，大脑针对脸部特征的判断，存在一个特定的特征值判断范围。当脸部特征超出这一范围时，大脑便无法将其识别为真实的人脸。

所谓"真实美"，即相貌呈现出自然状态，宛如天生一般，难以察觉到人工雕琢的痕迹。对于那些经过过度修饰或整容而形成的"假脸"，大脑难以将其与特定的个体身份建立关联。因为尽管面孔可以被改变，但大脑对于真实面孔的认知机制却难以被欺骗。一张虚假的面孔，由于其特征超出了大脑对面部特征的正常认知范围，因而无法激发大脑对于真实面孔的识别反应，也就难以产生吸引力。

鉴于此，"真实美"与"可辨识"一样，构成了医学人体审美的最基础要素。在医学美容实践中，追求真实美，旨在通过科学、合理的方法，使求美者的相貌在符合生理特征的基础上得到优化，而非过度改变，从而确保其相貌既具有美感，又不失真实感，能够被大脑识别并产生积极的审美体验。

5. 整体美　在现代医学人体审美领域，尤其是针对相貌的审美评价，整体性原则占据至关重要的地位，需予以高度重视。整体美不仅是局部美的基础，更是决定人体审美价值的关键因素。具体而言，即便某些局部特征在形态、比例或色泽等方面具备较高的美感，若这些局部特征被置于一个失衡的整体结构之中，其美感也将大打折扣，难以令人感受到整体的和谐与美感。

在医学美容实践中，追求整体美是至关重要的。医学美容专业人员在进行审美设计和实施美容项目时，应充分考虑人体的整体性，避免过度关注局部而忽视整体的协调。例如，在进行面部整形手术时，不仅要关注五官的局部改善，还要考虑面部整体的轮廓和比例，确保手术后的面部既具有局部的美感，又符合整体的美学标准。同样，在进行身体塑形时，也要注重身体各部位之间的比例关系，通过科学的方法使身体整体达到匀称、和谐的美感。

三、现代医学人体审美要素

（一）皮肤美

皮肤是人体最大的器官，也是最直观的审美要素之一。皮肤美主要体现在以下几个方面。

1. 肤色　肤色的均匀度、亮度和色调是评价皮肤美的重要指标。均匀的肤色能够给人以健康、自然的美感；明亮的肤色能够提升整体气质，使人看起来更加有活力；合适的色调能够与个人的肤色和气质相协调，增强美感。在医学美容中，通过激光美白、光子嫩肤等手段可以改善肤色不均、暗沉等问题，使肤色更加均匀、明亮。

2. 肤质　肤质的细腻度、紧致度和弹性是评价皮肤美的另一个重要指标。细腻的肤质能够给人以柔嫩、光滑的触感；紧致的皮肤能够提升面部轮廓，使人看起来更加年轻；有弹性的皮肤能够抵抗外界压力和岁月的侵蚀，保持长久的美丽。在医学美容中，通过微针、射频紧肤等手段可以改善肤质，使皮肤更加细腻、紧致、有弹性。

（二）五官美

五官是面部的重要组成部分，也是人体审美的关键要素之一。五官美主要体现在如下方面。

1. 眼　眼睛是心灵的窗户，也是面部最具表现力的部位。美丽的眼睛通常具有明亮、有神、形状优美等特点。在医学美容中，通过双眼皮手术、开眼角手术、眼袋去除手术等手段可以改善眼睛的形态和神态，使眼睛更加美丽动人。

2. 鼻　鼻是面部的中心部位，也是面部轮廓的重要支撑点。美丽的鼻子通常具有挺拔、秀气、与面部比例协调等特点。在医学美容中，通过隆鼻手术、鼻尖塑形手术、鼻翼缩小手术等手段可以改善鼻子的形态和比例，使鼻子更加挺拔、秀气。

3. 嘴　嘴是面部的表情器官之一，也是展示个人魅力的重要部位。美丽的嘴通常具有丰满、性感、形状优美等特点。在医学美容中，通过丰唇手术、嘴角上扬手术、唇色改善等手段可以改善嘴的形态和色泽，使嘴更加丰满、性感。

（三）身材美

身材是人体美的重要组成部分，也是医学美容的重要关注点之一。身材美主要体现在如下方面。

1. 身高与体重比例　身高与体重的比例是评价身材美的重要指标之一。合理身高与体重比例能够给人以协调、匀称的美感。在医学美容中，通过运动、饮食调节、身材管理等手段可以改善身高与体重的比例，使身材更加匀称、协调。

2. 身体曲线　身体曲线是身材美的另一个重要指标。优美的身体曲线能够展示女性的柔美和性感、男性的阳刚和力量。在医学美容中，通过吸脂手术、隆胸手术、臀部塑形手术等手段可以改善身体曲线，使身材更加优美、性感。

四、现代医学人体审美观念的流变

（一）古代审美观念

在古代，人体审美观念受到宗教、哲学、文化等因素的影响，具有浓厚的神秘色彩和道德观念。例如，在古希腊时期，人体被视为神的创造，具有神圣不可侵犯的地位，对人体的审美评价主要基于其与神的形象的相似程度；在中国古代，人体审美观念受到儒家思想的影响，强调"身体发肤，受之父母，不敢毁伤"，对人体的审美评价主要基于其道德品质和文化修养。

（二）近现代审美观念

随着科学的发展和思想的解放，近现代人体审美观念逐渐摆脱了宗教和道德的束缚，更加注重人体的自然美和个性美。例如，在文艺复兴时期，人体被视为艺术创作的重要题材，对人体的审美评价主要基于其形态美和艺术价值；现代，人体审美观念更加多元化和个性化，对人体的审美评价不再局限于传统的标准，而是更加注重个人的喜好和追求。

（三）当代审美观念

当代人体审美观念受到全球化、多元化、个性化等因素的影响，呈现更加丰富多样的特点。一方面，全球化使得不同文化之间的人体审美观念相互交流和融合，形成了更加开放和包容的审美观念；另一方面，多元化和个性化使得人体审美观念不再局限于传统的标准，而是更加注重个人的喜好和追求。在医学美容中，当代审美观念的流变要求医学美容专业人员不断更新审美观念，了解不同文化背景和个体差异下的审美需求，为求美者提供更加个性化、多元化的医学美容服务。

五、现代医学人体审美在医学美容中的应用

（一）面部整形

面部整形是医学美容的重要领域之一，旨在通过手术或非手术手段改善面部的形态和比例，提升面部美感。

1. 个性化设计　根据求美者的面部特征、气质风格和个人喜好，制订个性化的面部整形方案。例如，对于面部轮廓不够立体的求美者，可以通过隆鼻手术、下颌整形手术等手段来提升面部立体感；对于面部五官不够协调的求美者，可以通过双眼皮手术、开眼角手术等手段来改善五官的比例和协调性。

2. 整体协调　注重面部整体的协调性和美感，避免局部整形导致的整体不协调。例如，在隆鼻手术时，不仅要考虑鼻的高度和形状，还要考虑鼻与面部其他五官的比例和协调性；在进行面部填充手术时，要根据面部的整体轮廓和比例，合理填充脂肪或玻尿酸，使面部更加饱满、协调。

（二）皮肤美容

皮肤美容是医学美容的重要组成部分，旨在通过各种手段改善皮肤的质量和状态，提升皮肤美感。

1. 综合治疗　根据皮肤的不同问题和需求，制订综合的皮肤美容治疗方案。例如，对于皮肤暗沉、色斑等问题，可以通过激光美白、光子嫩肤等手段来改善肤色；对于皮肤松弛、皱纹等问题，可以通过射频紧肤、微针等手段来提升皮肤紧致度和弹性。

2. 个性化护理　根据个人的肤质、肤色和生活习惯，制订个性化的皮肤护理方案。例如，对于

油性皮肤的求美者，可以推荐使用控油、清洁效果好的护肤品；对于干性皮肤的求美者，可以推荐使用保湿、滋润效果好的护肤品。

（三）身材管理

身材管理是医学美容的重要领域之一，旨在通过各种手段改善身材的比例和曲线，提升身材美感。

1. 个性化塑形 根据求美者的身材特征和个人喜好，制订个性化的身材塑形方案。例如，对于身材肥胖的求美者，可以通过吸脂手术、运动减重等手段来改善身材比例；对于身材扁平的求美者，可以通过隆胸手术、臀部塑形手术等手段来提升身材曲线。

2. 整体协调 注重身材整体的协调性和美感，避免局部塑形导致的整体不协调。例如，在吸脂手术时，要根据身材的整体比例和曲线，合理选择吸脂部位和吸脂量，使身材更加匀称、协调。

现代医学人体审美观作为医学美容领域的重要基础理论，对于指导医学美容实践具有关键意义。通过深入了解人体作为审美对象的特殊性，掌握现代医学人体审美基础理论和要素，了解现代医学人体审美观念的流变，医学美容专业人员可以更好地将现代医学人体审美观念应用于医学美容实践中，为求美者提供更加科学、专业、个性化的医学美容服务，满足求美者对美的追求和需求，提升医学美容的效果和质量。

目标检测

参考答案

一、单选题

1. 人们在进行面部容貌的审美时，常常会按照一定的次序，这是医学人体审美的（　　）

　　A. 层次性　　　　　　B. 次序性　　　　　　C. 审美耐受　　　　　　D. 精致美

2. 医学美学设计应保留的是（　　），医学美学设计要力求的是（　　）

　　A. 自然美　　　　　　B. 精致美　　　　　　C. 个性美　　　　　　D. 极致美

3. 以下不属于人体黄金分割点的体现（　　）

　　A. 肚脐　　　　　　B. 眉头　　　　　　C. 眉峰　　　　　　D. 眉间点

二、多选题

1. 医学人体审美的层次性包括（　　）

　　A. 自然美标准　　　　　　B. 精致美标准　　　　　　C. 个性美标准

　　D. 极致美标准　　　　　　E. 抽象美标准

2. 审美的基本内容包括（　　）

　　A. 审美感受　　　　　　B. 审美分析　　　　　　C. 审美想象

　　D. 审美评判　　　　　　E. 审美体验

3. 下列符合医学人体审美的标准的是（　　）

　　A. 鼻翼宽度与口角间距宽度之比为 0.618

　　B. 前发际至额底连线，眉间点正好为上 1/3 与下 2/3 之分割点

　　C. 前发际至额底连线，鼻下点正好为下 1/3 与下 2/3 之分割点

　　D. 两肩端点与头顶中央组成黄金三角形

　　E. 耳垂长度与鼻翼宽度相等

三、简答题

1. 医学人体审美的概念是什么？请举例谈谈其标准。
2. 医学人体审美在美容医学中的意义是什么？
3. 形式美与气质美的关系是什么？
4. 医学人体美学审美观（气质美学审美观）有哪些？

书网融合……

重点小结	微课	习题

项目四 医学人体美学

学习目标

知识目标：通过本章学习，应能掌握人体美与医学人体美的异同；容貌在人体审美中的核心地位；熟悉医学人体审美的基本规律；了解健康与疾病对人体美的影响。

能力目标：具备明确医学人体美的概念及其基本规律运用的能力。

素质目标：通过本项目的学习，帮助学生树立正确的医学人体审美观。

情境导入

情境：妹妹是一家大型医美机构的咨询设计师，接待了一位 20 岁的求美者。在与求美者的沟通交流中，他提到医学人体美学是医学美学中的一个重要组成部分，它与人体美学既相联系又相区别。医学人体美学既是人体美学大系统中的分支科学，同时又由于自己具有独特的研究对象和研究方法，而形成医学美学中一门相对独立的分支科学。

思考：1. 人体美的特点。

2. 医学人体美与人体美的异同点。

无论西方还是东方，人体美学的研究发展都具有两千多年的历史。早在公元前 6 世纪末，古希腊的毕达哥拉斯就认为美在于"对立因素的和谐的统一"，这一观点对后世美学产生了深远的影响，各大思想家对人体美进行了深入探讨。例如，叔本华认为，任何对象都不能像最美的人面和体态那样迅速地把我们带入纯粹的审美观念，使我们充满了一种不可言喻的快感；亚里士多德提出了要肯定现实生活中美的客观存在，肯定艺术美对生活的依存关系，肯定艺术作品中塑造的人物形象可以而且应该"比原来的人更美"。医学美学学科创始人之一的彭庆星教授认为，达·芬奇只说到了"一半"，应该补充另一半："而且是社会存在物的最真最美的形态。"1750 年德国哲学家鲍姆嘉通首次发表美学命名的专著，标志着美学这门学科的诞生。随着人类社会的不断发展，各种因素的综合作用，人类不断追求着各种美。

人体美学的由来：人体是自然界的一种客观存在，符合形式美法则，因此人体被作为美的对象来研究、认识、表现。它既是审美客体，又是审美主体，当其成为人们研究探讨的对象时，就形成了人体美学。

医学人体美的概念：从 20 世纪 80 年代中期，我国掀起了美容热潮。彭庆星教授认为，所谓医学人体美是指人的形式、结构、生理功能、心理过程和社会适应等各方面都处于健康状态下的合乎目的的协调、匀称、和谐的统一。为了促进美学与医学的发展与结合，积极有效地指导医学审美实践提出了医学人体美学的概念。这一概念的提出，是医学与美学相互联系、相互渗透的产物，也是医学美学与医学美容学深入研究的结果，同时也是现代医学模式以满足人的生理、心理和社会全方位需要的医学总目标的根本要求。

任务一　人体美与医学人体美

医学人体美学主要包含以下两方面的内容：一方面，最核心的标志是具有生命活力的人体自然美及其健康美，最高表现为人体形神美，形与神俱，形神合一，具体表现为人体自身、人与自然以及与社会的和谐统一；另一方面是医学科学美，指维护、修复、塑造医学人体美的一切医学现象，包括奠定医学人体美基础的医学审美理论、医学审美行为、医学美容技术的实施、医美环境与医美关系等诸多方面，其中医美服务者的心灵美、医德美、语言美、行为美、形象美、审美力等是辅助塑造人体美的关键。本项目中将阐述人体美、医学人体美等最基本的概念，以及比较人体美学与医学人体美学的异同。

一、人体美与医学人体美的概念

（一）人体美的概念和特点

1. 人体美的概念　概括来说，人体美包括两大方面：一方面指人的外在形象，包括容貌、五官、身形、肤质、毛发等具象事物；另一方面指总体精神风貌和内在真善美，包括体姿、神情、言谈举止、语声语调、气质神韵等。前者又称狭义的人体美，仅指人的容貌和形体的形式美法则；两者结合称为广义人体美。

三万年前，奥地利著名的《威冷道夫的维纳斯》以软质石灰石刻而成，头部、四肢雕琢粗糙，面部没有雕刻，但头发却卷曲地排列在整个头部，胸部突出，腹部宽大，腰腿粗壮，女性特征被强调得极为夸张。这体现了当时的审美观念，即对母性生命的追求和人类繁衍的生殖崇拜。随着社会的文明进步，唯物史观为越来越多的人所接受，人体艺术的创作更自觉地渗入了以科学的眼光看人体的内涵，人类理想的人体美观念，是精神与形体的有机统一，和谐一致、互相交融、深入渗透，中医思想提倡形与神俱，美的人体定是内外兼修，身体健康、内心安定，柔软却又充满力量；古希腊与文艺复兴艺术同样强调人的形体同精神完美契合方能展现人体美的观念，以上思想至今仍然占人体美观念的主流地位。

人是宇宙的精华、万物的灵长。就审美活动而言，人体美是一种独特的审美对象，人既是审美认识的主体，也是审美认识的客体。生理进化和文化进化是人体美的双重进化动因，这两个动因一脉相承，从历史发展的角度看，原始时期人类关注的是生殖和生命力之美，进入文明时期更关注吸引力之美，精神美的认识高度发展。

2. 人体美的特点　总体来说，人体美是介于自然美与社会美之间的美，包括自身的和谐统一，主要有以下三个特点。

（1）**身材相貌——比例协调匀称**　古今中外的文艺作品对人体美的描述数不胜数，战国时代的宋玉在《登徒子好色赋》中写道："东家之子，增之一分则太长，减之一分则太短；着粉则太白，施朱则太赤"；《诗经·卫风·硕人》中描绘庄姜："手如柔荑，肤如凝脂，领如蝤蛴，齿如瓠犀，螓首蛾眉，巧笑倩兮，美目盼兮"；印度史诗《摩诃波罗多》描述般遮罗国黑公主之美"肤色黝黑，目若莲瓣，靛青色的头发弯弯曲曲"，描述正法王坚战"一双大眼宛若莲花，身躯魁伟，步如雄狮，高鼻秀美"。现代一系列研究中发现人体美的共同生理标准：①平均，即越平均的面容越美；②对称，即人体左右两侧包括面部及躯体，越对称越美；③腰臀周长比，即女性的腰臀周长比在 $0.6 \sim 0.7$ 时，会更容易让大多数人发现其美好。

（2）姿态动作——自然、和谐、庄重、优美　姿态和动作是展现人体美的重要形式，一般可分为静态和动态两部分：静态是人体在一定时间内的相对静止状态；动态是人体在各种活动中交换的不同姿态。静态是动态的转换形式。不管静态还是动态，作为美的人体，在体形的变化与动作协调中都能产生节奏、韵律、力量、幅度、速度等，使人体有灵巧性、稳定性、协调性、准确性、柔韧性等优美而和谐的动作姿态。中国古代就有一种具有东方特色的关于人体动作姿态美的审美要求，认为要做到"坐如钟、站如松、行如风。"近代以来，西方也十分崇尚姿态美。如英国哲学家培根认为："在美的方面，相貌的美高于色泽的美，而秀雅合适的动作美又高于相貌的美。"公元前 2 世纪的希腊数学家斐安认为，身体的美就在于各部分之间的统一、不协调因素的协调。

（3）气质风度——雅而不俗　所谓气质风度，是指人的各种姿态长期形成的较为稳定的气质特征。气质是指一个人通过其职业形象、生活态度、言谈举止、兴趣爱好和情绪性格等行为方式，反映其特有的天赋智慧、文化素养和思想品质的集中。即人的气质蕴含在形体之中，又通过形体、动姿和神态表现出来。它是人的生理素质与社会实践相结合的产物，是人的灵与肉的统一性表达。一般而言，美的气质风度应该是热情而不趋于轻浮、豪爽而不落入粗俗、潇洒而不流于傲慢、文雅而不失于做作。

（二）医学人体美的基本内涵

医学人体美是一个多层次的整体概念系统，内含一系列成对存在的特殊的子概念，如现实人体美与标准人体美、体形美与结构美、功能美与生命美、体魄美与智能美、动姿美与气质美、外在美与内在美等。揭示了人体的自然基础、维护、塑造人体美的一般规律，也指导从事维护、修复、再塑人体美的医学实践。

1. 现实人体美与标准人体美　"现实人体美"是指存在于现实生活中的有血有肉、有情感、有思维的人体之美。它是一种具有生命活力的生机勃勃的人体美，它是人在自然进化与生产实践相结合的漫漫历史长河中，"按照美的规律"改造客观世界的同时也改造自身而形成的一种自身之美。"标准人体美"是艺术家和医学家从不同的渠道和方式，对现实人体美加以探索、研究、提炼和追求的"产品"，是可供人们欣赏的关于人体美的"艺术作品"。后者从现实人体美中提炼的"产品"则有先后两代：第一代是关于人体美的"标准参数"，这一种医学美学理论产品，即"标准人体美"；第二代是运用"标准人体美"的科学理论于维护、修复和塑造现实的人体美，以激发其生命活力之美，达到"现实人体美"的再现和升华的目的。这就是"标准人体美"在医学美学和医学美容学实施中与"标准人体美"相辅相成的"双向"关系。

2. 体形美与结构美　体形美是指人体的形态之美，是形式美法则在人体美中的集中表现，所以又称"人体的形式美"。人体的生理结构美分为：①宏观结构美——人体的整体美及其各部位之间的均衡、匀称、协调之美，通过骨盆脊柱的对称平衡、均衡丰腴的肌肉、色调和谐的皮肤、五官分布的和谐舒适等反映出来；②微观结构美——经络、细胞、血管、血液、神经等微细结构之美。

3. 功能美与生命美　人体是大自然鬼斧神工的杰作，人的生命活力美，既是人的生理结构美和功能美的体现，也是人的全面本质的集中反映。身体本身无论从骨骼、肌肉、气血、经络等各方面生理结构都具备独特的功能，各种功能正常运作，人体才能得以健康，因此完善的优良的功能本身会体现功能美，如丰硕的肌肉、挺拔的鼻梁、修长的脖颈、明亮的眼睛等。生命美就是各个解剖系统的和谐运作，如中医美容学认为藏象学说、五行学说、气血津液精神学说等系统完善地讲述了人如何才能具有生命活力美。

4. 体魄美与神韵美　体魄是人的体格精力的总和。体魄美，即体魄强壮之美，是其体形美、结构美、功能美和生命美在同一个体中高度统一的表现。它是以健康为基础，并以强健、丰腴和结实为特征。男性表现为魁梧、粗犷、雄健、豪放和挺拔的阳刚之美；女性则表现为苗条、丰满、圆曲、红润、细腻和富于弹性的阴柔之美。中医美容学认为"人身三宝——精、气、神"。"神"是人的体形美、生命美、体魄美的支柱，也是人体美的最高境界。在本质上，包括人的思维素质、社会影响和个人勤奋三大因素相互作用的产物。具体说来，神韵美是人的脏腑功能正常、气血津液运行正常、阴平阳秘，且情志平稳、内心坦荡、具有社会责任感等诸多方面的和谐统一。

5. 动姿美与气质美　动姿是指人的动作和姿势。动姿美是躯体各部分配合协调的表现。人的一举一动、一颦一笑都是协调的。气质，是指一个人通过其职业形象、生活态度、言行举止、兴趣爱好和情绪性格等行为方式，所反映出来的特定的天赋智慧、文化素养和思想品质的总和。它是人的高级神经活动类型在行为活动中的表现，是人的生理素质与社会实践相结合的产物。气质学说最早由古希腊医学家希波克拉底创立，他认为人的气质可分为多血质、黏液质、胆汁质和抑郁质四型。巴甫洛夫进一步揭示了其生理学基础，他按高级神经活动状态将气质分为：强而平衡灵活型、强而平衡不灵活型、强而不平衡型和弱型四型。一个人特定的气质美，往往决定其特定的动姿美，并以动姿美为其特定的外化形式，动姿美与气质美相统一就会展现人体行为美。

6. 外在美与内在美　结构美、体形美、体魄美和动姿美都属于人体外在美，功能美、生命美、神韵美和气质美都属于人体内在美。前者为表层之美，后者为深层之美。深、表两层的和谐统一才是反映人的"全面本质"的人体美。和谐统一的程度越高，其美的素质也就越高。

二、医学人体美的特点

医学人体美与一般人体美相比较，有如下特点。

（一）健康活力内在美与外在形体形式美的统一

任何美的事物之所以美，关键在于特定的美的内容和形式的统一。医学人体美也不例外。从医学人体类的表现形式来说，它自然离不开形式美法则。医学人体美的内在活力美是通过其外在体形观表现出来的。人体形态之美，是形式美法则在人体观中的集中表现，所以又称人体形式美。

1. 生命是医学人体美的载体　生命形态结构与功能活动相协调的合乎目的的和谐的统一状态，是医学人体美的现实基础。一般人的生命过程都要经历生长、发育、生殖、衰老和死亡阶段；人的形态结构和生理功能在这些过程中也逐渐完善、发展、衰老、灭亡。因此，形态结构和生理功能是医学人体美的基本要素。死亡是生命的终结，随着生命的终结，医学人体美也自然消失。

2. 健康是医学人体美的前提　医学认识与实践的终极目的是维护人的健康，创造条件促使疾病向健康转化。对医学人体而言，健康是美的基础，美是健康的外在表现。只有健全的组织结构，各器官系统才具有健全的功能以调节、代偿和适应体内外环境的变化，即只有生理健康的人，才能表现出人体美。一旦疾病给机体带来病理变化，使某些器官系统结构和功能发生异常，就会使人体美遭到损害。

3. 生命活力是医学人体美的源泉　运动是生命存在的方式和内在动力。健康的人体在生命运动的新陈代谢过程中表现为现实的生命活力，只有这种生命活力的跃动才能使人体美得到充分地体现。正是这种生命活力使人体脸色红润、眼神炯炯、肌肉发达、坐立挺拔、步履矫健有力，从而体现出生命的美感。

（二）人的心理与躯体的和谐与统一

医学人体美是人类生存斗争和自然选择的结果。人类的祖先不可能脱离动物遗传、变异、生存、竞争的自然选择的生物界矛盾运动规律。进入人类社会，使人成为具有人性的"灵"与"肉"的有机统一体。审美活动对人的肉体感官有相当重要的作用，塑造着人的精神世界。由于脑量的扩充使人的额隆起如球状，而猿类的头顶是偏平的。

人的容貌体形的生理结构是先天的，而气质风度则是后天习得的一种心理现象。气质风度可作为人体活动的一种内心体验和精神本质。

（三）人的自然美和社会美的统一

人体美是自然美和社会美的综合审美。就其骨骼、肤色等生理形态而言，人体美基本属于自然美范畴；就其面容、眼神、举止、言谈而言，又属于社会美范畴，它深刻地反映着个体的思维方式、精神品质等社会内容。处于一定社会关系中的医学人体美的两重性具体表现为以下两个方面。

1. 符合优胜劣汰的大自然生存法则　进入人类社会之后，人类先辈只有以有益于族类的生存与发展的特征为美，例如健硕、机敏、灵活等，才能在种族繁衍过程中通过选择，使这些特征得到巩固完善。这样，人类一方面保留了祖先对某些色、形、音以及一定组织方式天然美的爱好，同时又增加了某些社会性原始美内容，例如澳洲原始部落中盛行科罗波利舞，男舞者在女舞者面前矫健地狂舞，越是发育良好矫健灵活的美，越容易被异性吸收，而留下更好的后代。

2. 符合自然性、时代性与社会性审美法则的统一　从身体作为劳动的物质前提来看，医学人体美是自然美和社会美的合璧。人的躯干和肢体之美，以及面型、头型、五官等符合生命本身的审美，符合自然性审美法则，同时运用身体进行劳动是社会现象，并且在社会生活、工作中会塑造和展示自然性与社会性审美法则的统一。因此，人的身体既是自然的杰作，又是社会的产物。

（四）人的普遍性与差异性的统一

一般人体都表现为左右对称、比例均衡、线条柔和、体形匀称、动姿协调、眼神炯炯等美态。大致是头部相当于身高的1/8，肩宽为身高的1/4，平伸两臂的宽度等于身长，乳房在肩胛骨的同一水平上，大腿的正宽度等于面的宽度等。

人体美是普遍性与特殊性的统一，人体的多样性与特殊性主要表现在以下几个方面。

1. 各人种、各民族、各地区人群一般美学参数有差异　在人类历史发展过程中，不同地区大气中的各种物理参数，诸如气温、气压、温度、日照、降水等是形成人种特征的重要因素。这种形态差异是人们为了适应当地的自然环境，而在自然进化的历程中潜移默化、世代相传所形成的，人类学家根据皮肤颜色、头发颜色和形状及虹膜颜色来区分人种，以及确定其美的具体参数。

（1）黄种人　肤黄、发直、黑发、黑眼，颧骨高，面部较扁平。主要分布在气温温和的亚洲。我国各民族大都属于黄色人种。南方人身材较矮小，肤色较深；北方人身材高大，皮肤颜色也白些。

（2）黑种人　肤黑，发短而呈螺旋状，唇厚凸，鼻宽扁而短，口裂宽。在欧亚大陆，可以明显看出，越往南走，人的皮肤颜色越深。生活在赤道附近热带地区的人，由于光照强烈，紫外线强，气温高，人的皮肤多为黑色。黑色的皮肤有着积极抵御非洲酷热气候的能力，黑色皮肤可以抵挡强烈阳光损害；宽而扁的鼻和厚厚的唇便于散热；手心和足底发达的汗腺有利于排汗降温。有趣的是非洲人几乎都是卷发，每一卷周围都留有空隙，当炽热的阳光向头顶投射时，这种卷发恰似一顶凉帽。

（3）白种人　白肤，金发、蓝眼，发呈波状，唇薄，鼻高，个子高大。生活在寒带、温带高纬度地区的白种人，由于他们生活的地区气候较寒冷，阳光稀弱，紫外线弱，因此皮肤颜色浅淡。这种浅肤色易于吸收弱的紫外线，有利于身体发育。白种人鼻梁较高，鼻孔道长，收入冷空气经过长鼻道有一个"预温"过程，外界的冷空气就不至于影响人体恒定体温。

2. 不同年龄段的人具有不同的医学人体审美标准　人体美与人的年龄相适应。不同年龄段的人体表现出不同的审美特征。例如青春期的青春男女，体格发育迅速，身高体重的变化使男青年显得强壮有力，肩宽腰粗，下肢细长，而女青年则上身细窄下肢丰满，充分表现人体的健与美。同时，由于性功能趋于成熟，性激素分泌量增多，男孩长出胡须，喉突出，体格变得高大；女孩乳房隆起，声调变高，皮下脂肪增多，体态丰盈。处于青春期，生理能量代谢率大，能量充足，机体运动有力，青年人表现得精力充沛、身强力壮、朝气蓬勃。进入中年以后，随着年龄的变化，机体的衰老，皮肤张力和弹性降低而松弛，额前部出现皱纹，鼻唇沟加深等。因此在修复塑造人体美时，人的年龄因素是不可忽略的。

3. 不同性别的医学人体美具差异性 无论是容貌还是形体，男女之间有明显差异，这也是生物规律。人体美差异性方面的不同点除解剖学和生理学上的差异外，从美学原则上看，男性还主要以"刚"胜，体现雄伟矫健，即所谓"阳刚之美"，女性以"柔"长，主要体现为温柔典雅，即所谓"阴柔之美"。男性体型呈倒三角，上宽下窄，不平衡，宜于动；女性体型呈正三角，上窄下宽，较为稳定，宜于静。因此，在塑造人体美时，必须遵循男女有别的原则，避免"男子女性化"或"女子男性化"的现象。

4. 同一个体在不同情绪状态下人体外表生理特征不同 情绪好坏不仅影响各脏器生理功能，而且直接影响肤色的变化。人遇到高兴的事，心情愉悦，大脑内神经调节物质乙酰胆碱分泌增多，体内会产生有利于血液通畅、皮下血管扩张的物质。血液涌向皮肤，面色红润，容光焕发。相反，当人过度紧张、情绪低落时，体内肾上腺分泌增加，使动脉血管收缩，供应皮肤的血液骤减，面色苍白或蜡黄，同时会伴有血压升高、心慌头晕、手足发凉等现象。如果一个人长期郁郁寡欢、焦虑愁闷，会使神经内分泌功能失调，上皮细胞合成过多的黑色素，堆积在细胞中，使皮肤变得灰暗无华；忧愁苦闷还可导致神经衰弱、失眠，也影响皮肤的血液供应，导致面容黯淡无光泽、眼圈发黑。

三、医学人体美学的研究方法

医学人体美学的研究方法涉及人体解剖学、体质人类学、文化人类学、人体形式美学等许多领域。医学人体美学的研究方法与艺术人体美学的研究方法虽有渊源，但两者无论在研究的内容还是手段上均有明显的区别。艺术人体美学主要应用有关形式美学研究方法，而医学人体美学除了应用有关形式美学外，更注重定量的方法，从而极大地增加了医学人体美学研究方法的科学性，使医学人体美建立在科学研究方法的基础之上而又有别于一般艺术的人体美学。医学人体美学研究方法主要有观察法、测量法、人体解剖学方法、体质人类学方法、计算机图像处理方法及哲学抽象思维法。

（一）观察法

医学人体美研究的观察法，是研究者采用直观形式，有意识、有目的、有计划地对人体美的各个侧面或其整体进行的一系列感性研究活动，从而大量收集其感性材料，以系统描述人体美特征的一种经验研究方法。在观察法的实施过程中，研究者要全面运用自身感官来直接感知各种具体的人体之美，包括个体的或群体的人体之美，从而获得丰富的感性材料，进而形成概念，并加以判断推理，以达到对各种人体美特征的概括性认识。

研究医学人体美的观察方法可分为个体观察、群体观察和分类观察三种。

1. 个体观察 指对现实生活中某一特定的典型个体之美进行局部或整体的观察，从而认识其美貌特征。适用于对美貌个体的个案性研究。

2. 群体观察 指对一定范围内社会人群的美学共性特征的观察。其范围可以是一个家庭、一个城市、一个村庄、一个学校或一个地区。

3. 分类观察 指根据观察的需要，将社会人群划分为不同类别以比较和观察其美的共性和差异性，例如按性别、年龄、地区、种族、国度等分类观察。

（二）测量法

在医学人体研究中的测量方法主要用于人体形态美研究，主要方法有直观计量法和影像法两类。

1. 直观计量法 主要采用各种传统计量工具对人体不同部位进行直线弧线角度、弧度、面积、重量等点、线、面之间比例关系的测定。一般常用的工具有直角规、弯角规、人体测高仪、三角平行规、量角器、卷尺、秤等。

2. 影像测量法 主要是运用各种影像技术研究人体形态美的方法。目前主要用于容貌美的测量。常用的有照片测量法、X线头影像测量法、云纹影像测量法和立体摄影法等方法。

（1）照片测量法 此法主要价值是依据照片对被测对象的面部在整体认识的前提下，研究面部各部分比例及形态结构的特征。其优点是资料容易获取，软组织结构显示清晰；缺点是不能显示软硬组织关系，更不能提供三维结构信息。

（2）X线头影像测量法 主要是X线测量头颅定位摄像所得的影像，对牙、颌、颅面各标志点描绘出一定的线、角进行美学方面测量分析。该项技术首先由美国正畸专家Broad Bent于1931年创立，并在应用中得到发展。一般包括X线侧位片和正位片的测量分析。前者可揭示面部两侧的对称性、中线切牙关系和面宽，从而为头面部的研究提供三个平面的信息。此法经过数十年的发展，现已作为口腔正畸医生和正颌外科医师进行临床诊断和治疗设计的常规手段之一。

（3）云纹影像测量法 1970年英国学者Meadows和日本学者高崎宏创立了光测量——法莫尔云纹法（More's topography），又称立体测量法或方仪影像法。其基本原理是利用光线通过基准光栅投射在凹凸不平的物体而产生的一种变形光栅原理。这种变形光栅反映了物体表面的三维立体结构的信息。此法是一种非接触性测量。方便又迅速，也便于信息存储和再测量。目前在我国医学美容界已广泛应用。

（4）立体摄影法 是立体摄影技术在人体形态美研究中的应用。此法设备昂贵，未成为常用研究方法。

（三）人体解剖学方法

欧洲文艺复兴时期，达·芬奇首先使用人体解剖学方法研究人体美，发现了人体美的许多数据，并由此提出"人体是大自然中最美的东西"的著名论断，我国学者王志军、高景恒关于国人面部表层肌膜系统（SMAS）解剖学－美学研究成果即属此类研究方法。

（四）体质人类学方法（王琦教授－体质学说）

体质人类学是研究人类体质及其类型在各历史阶段变化与发展的过程及其规律的科学。体质人类学中的人种学与人体测量学的结合可用于医学人体美研究。19世纪以来，西方有人开始研究人体美，我国由何伦首次将体质人类学方法用于医学人体美研究。

（五）计算机图像处理方法

随着计算机应用的日趋普及，采用最新现代技术图像的计算机数字处理，也开始应用于临床。结合微电脑技术进行图像处理技术是20世纪70年代初遥感图片和生物医学图片分析两项应用技术取得成效后才开始迅速发展起来的。目前数字图像以其快速、精确、可控性等特征已在医学诸多领域中受到重视并取得成果。颜面整形、正颌外科、美容外科等领域的专用图像处理及其应用软件也相继建立。在医学美学、美容的测量研究和综合分析水平上迈出新的步伐，例如MR－qc彩色电脑美容整形显像系统。该系统是融计算机图像处理技术与现代美容技术为一体的真彩色专用医学图像处理系统，可实现美容手术方案设计、整形效果术前模拟、模型参数自动测量、图像存储美学分析等功能，可对各种先天和后天的缺损、肥大，以及形态、面容、体型进行精确术前模拟，为临床研究形态学和定量修复提供了先进、可靠、精确的科学分析手段。

（六）科学抽象思维法

科学抽象思维法从感性和具体出发，通过分析，由感性具体上升到理性思维的抽象，然后再通过综合，由思维的抽象上升到思维的具体方法。医学人体美研究正是从现实人体美入手，通过各种科学实验手段和社会调查方法，从众多人体美中能动地科学地抽象出其美学参数和规律，认识"人体美的标准"，构成一种关于人体美的科学观念，反作用于现实人体美。科学抽象思维法成为维护、修复和塑造现实人体美的重要环节。

任务二 医学人体美学的基本规律

一、人体的黄金分割美

黄金分割（golden section），又称黄金律、黄金比或黄金段，是指事物的形式各部分之间的一定数学比例关系，它是一个无理数，约为 0.618033988…，它不但在数学中扮演着神奇的角色，而且在建筑、美学、艺术、军事、音乐等方面都可以找到这个神奇数字的存在。在人体美学设计中，黄金分割对确定人体器官及部位间的最佳比例数值具有重要的参考意义和应用价值。

（一）黄金分割的由来

黄金分割是在两千多年前（公元前 6 世纪）由古希腊著名数学家、哲学家毕达哥拉斯所发现。相传，有一次他经过铁匠铺时，听到了极为清脆悦耳的打铁声，随后便仔细测量了铁锤和铁砧的尺寸，发现两者之间的比例关系为 1∶1.618。随后他反复实验，将一根木棒分成两段，当较短一段与较长一段之比恰好等于较长段与全长之比，即 1∶1.618 时。毕达哥拉斯学派研究了正五边形和正十边形的作图，即有关黄金分割的问题。到公元前 4 世纪，古希腊数学家首次系统地研究了这一问题，并建立了比例理论。直至公元前 300 年前后，欧几里得撰写的《几何原本》中，才系统论述了黄金分割，成为最早的有关黄金分割的论著。这个神奇而美丽的法则，被古希腊美学家柏拉图赞誉为黄金分割律，简称黄金律。

黄金分割是个含有无理数在内的数字，如果取至小数点后第三位时，则为 0.618，即将整体一分为二，较大部分与较小部分的比等于较大部分与较小部分之和与较大部分的比。设 a > b，则 a∶b =（a + b）∶a，其结果为 1∶0.618（图 4 - 1）。

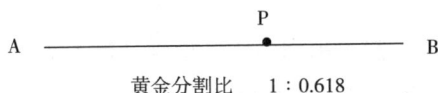

A ————————————— P ————————— B

黄金分割比 1∶0.618

图 4 - 1 黄金分割线段

在线上求得黄金分割点的方法有很多，最常用的方法是根据勾股定理利用尺规作图的方法（图 4 - 2）。

（1）在纸上面一条线段 AB，在点 B 上作 AB 的垂线 BC，其长度为 BC = AB/2（用圆规截取），连接 AC。

（2）用圆规以点 C 为圆心，以 CB 的长度为半径画弧，交 CA 于点 D。

（3）再用圆规以点 A 为圆心，以 AD 为半径画弧，交 AB 于点 E，则点 E 为线段 AB 的黄金分割点。

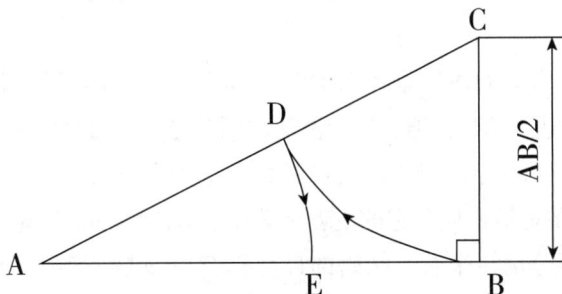

图 4 - 2 黄金三角形

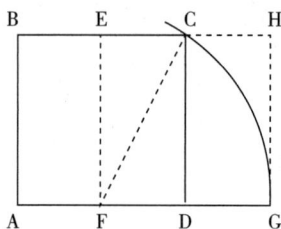

图 4-3 黄金矩形

此外还有黄金矩形（图 4-3），即其宽与长的比恰好为黄金分割比 1：1.618，可用下面的方法求得。

（1）先作一个边长为 1 的正方形 ABCD，并连接一组对边的中点，即点 E 与点 F 把正方形 ABCD 左右均分。

（2）再以点 F 为圆心，以 FC 的长度为半径画圆弧，交 FD 延长线于点 G。

（3）过点 G 作垂线，交 EC 延长线于点 H，则矩形 ABHG 为黄金矩形。

数千年来，人类对这一神奇的数字不断进行追求和探索，人们发现 1 除以 1.618 恰巧等于 0.618，因此，黄金分割的比值是 1.618（长段：短段）或 0.618（短段：长段）都是正确的。更奇妙的是 1 与 0.618 的差值 0.382 除以 0.618 也等于 0.618。

数学家们还发现 2：3、3：5、5：8 等都是黄金分割比值的近似值，并以分子、分母之和为新的分母而递增，即 3/5、5/8、8/13、13/21、21/34、34/55、55/89……数字越大，其分子、分母的比值就越接近于 0.618，数学上将此称为弗波纳奇数列。根据这个数列规律，又可以从线段黄金分割求出面积黄金分割。

（二）黄金分割的美学内涵

黄金分割以严格的比例性、艺术性、和谐性，蕴藏着丰富的美学价值。以黄金分割创造出来的建筑和雕塑等艺术形式都被认为是美的表现。19 世纪德国著名数学家阿道夫·蔡辛断言，宇宙万物，凡符合黄金分割的，总是最美的形体。纵观世界文明，黄金分割被运用到建筑、雕塑、绘画、音乐等各领域，如古埃及的大金字塔、雅典的巴特农神殿，文艺复兴时期的艺术品，米开朗琪罗的雕塑《大卫》、达·芬奇的画作《蒙娜丽莎的微笑》，贝多芬、莫扎特、巴赫的音乐里也流动着黄金分割的完美音符。达·芬奇通过研究发现人体结构中很多比例关系都接近 0.618，说明人体本身就是黄金分割的杰出样本。对这样一个具有美感的比例数字的研究，成为人们探索美产生的重要途径，体现了人们对美的渴望和追求。

在现实生活中，黄金分割也被人们运用到书法、绘画、摄影等方面，连日常生活用品的设计也近似于 0.618，力求美的外观符合黄金分割，如手机、电视屏幕、冰箱、书本的设计等。人们还发现下列情况都体现着黄金分割的神奇。

1. 养生与黄金分割

（1）温度与黄金分割　人体感觉身心最舒适的环境温度是 22~24℃，这是因为人的正常体温 37℃与 0.618 的乘积（约 22.8℃）恰恰位于这个温度范围之内。这是机体的新陈代谢、生理节奏和生理功能均处在最佳状态的温度。

（2）睡眠与黄金分割　科学研究证实，每天 7.5 小时是最理想的睡眠时间（通常 6~8 小时），长期以这种方式睡眠的人大多既健康又长寿。这个时间正好符合夜晚 12 小时的黄金分割（7.416），即近似 7.5 小时。

（3）血压与黄金分割　人体的血压是生命的基本标志之一，由于舒张压是在一次心跳时，心脏舒张压末期动脉血压下降所达到的最低值，即血液灌注到全身各个器官所需的最低的压力值。如果此值位于收缩压的 0.618 倍以上，恰与下半身长度（以脐为界）为全身的 0.618 吻合，这样才能保证距离心脏最远的下肢末端得到充分的血液供应。它的生理意义在于消耗最小的能量而能满足机体的需要。

（4）生育时间　从黄金分割律来看，结婚的最佳季节应该是一年 12 个月的 0.618，七月底到八月底。现代医学研究表明，七至八月的人体血液中淋巴细胞最多，能生成大量的抵抗各种微生物的淋巴因子。此时人的免疫力强，较少生病。这时受孕的孩子，生命力尤为旺盛。

2. 黄金分割的思维反应　研究表明，无论人们看到什么物体，其形象都是通过视神经传入大脑，从而产生 α、β、γ 等五种脑电波。当人们受到美的形象刺激时，所测得的多为 β 波，而 β 波的低频与高频的比值十分接近 0.618。这就是人类对审美中黄金分割的思维反应，是人类在审美中产生黄金分割美所特有的生理学基础。

3. 饮食结构与黄金分割　人体生理活动所需要的热能，由食物中的碳水化合物、蛋白质和脂肪来供给，这三者应该有一个合适的比例。对健康最有利的是碳水化合物占热量的 0.618，碳水化合物主要是谷物中的淀粉，因此要以谷物为主食。蛋白质是最重要的营养物质，它由 20 个氨基酸组成，人体在合成自身蛋白质时，20 个的 0.618，即 12 个氨基酸能由机体自身细胞生产，只有另外 8 个氨基酸要由食物来供给。这 8 个氨基酸含有的丰富的蛋白质称为优质蛋白质，如动物性食物和豆类。膳食结构中，优质蛋白应占总蛋白质的 0.618，才能保证机体的正常新陈代谢，恰是 0.618 的黄金分割。植物油脂和动物油脂来源不同，其组成的脂肪酸也不一样，但对人体都有相应的生理功能，偏食某一种油脂对健康不利。最科学的是植物油与动物脂肪的食用量比例应符合黄金分割：0.618 比 0.382。在一些发达国家的膳食组成中，以动物性食物为主，颠倒了黄金分割，导致心血管疾病、糖尿病、肥胖症等发病率上升。

4. 舞台黄金分割点　有经验的歌唱家、报幕员、乐器独奏者都站立于舞台的黄金分割点，这会使他们看上去更和谐，更具有欣赏美。

综上所述，黄金分割是人类探索自然福与医学美学的一条新途径。当然，黄金分割不是美的绝对比例，其他比例也可以构成不同的美，如天鹅颈长尾短、中国石狮子头大身小也是美的，因此，美的创造也不能机械地受黄金分割的限制。

（三）黄金分割与人体美

彭庆星教授认为，人体美是黄金分割的天然集合。健美的人，其容貌和形体结构有许多与黄金分割相关的点和指数，大致可归纳为 12 个人体黄金分割点、8 个黄金矩形、4 个人体黄金三角和 6 个人体黄金指数。

1. 人体黄金分割点　以下各连线的长段与短段的比值等于或者接近于 1∶0.618（图 4-4、图 4-5）。

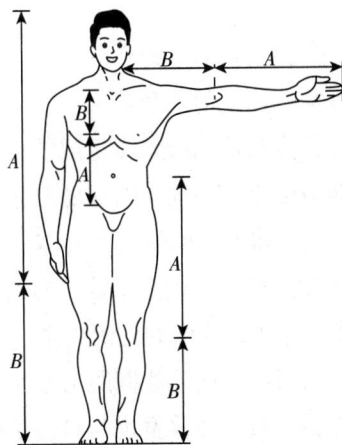

图 4-4　人体黄金分割点（面部）

图 4-5　人体黄金分割点（身体）

（1）喉结　喉结为头顶至脐的黄金分割点。

（2）乳沟　乳沟为乳头垂直线上，锁骨至腹股沟的黄金分割点。

（3）脐 脐为头顶至足底的黄金分割点。

（4）风市穴 风市穴为双手自然下垂时，中指指尖所处的部位，是足底至头顶的黄金分割点。

（5）膝关节 膝关节为足底至脐的黄金分割点。

（6）肘关节 肘关节为肩峰至中指终点的黄金分割点。

（7）眉峰点 眉峰点为眉毛长度的黄金分割点。

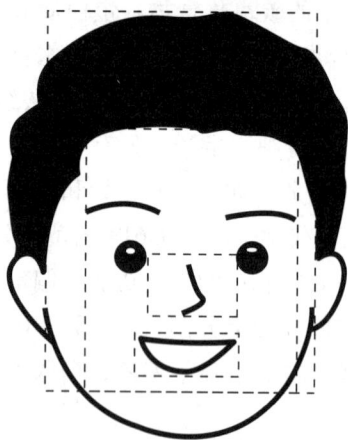

图 4-6 人体黄金矩形（面部）

（8）眉间点 眉间点为发缘点（前额发际中点）至颏下点连线，上 1/3 与下 2/3 的黄金点。

（9）鼻下点 鼻下点为发缘点（前额发际中点）至颏下点连线，下 1/3 与上 2/3 的黄金分割点。

（10）颏唇沟正中点 颏唇沟正中点为鼻下点至颏下点连线，下 1/3 与上 2/3 的黄金分割点。

（11）口角点 正面观，口角点为上、下唇移行口角外侧端相连的面部横线，左（右）1/3 与对侧 2/3 的黄金分割点。

（12）口裂点（上、下唇闭合时口裂的中点） 口裂点为鼻下点至颏下点连线，上 1/3 与下 2/3 的黄金分割点。

2. 人体黄金矩形 黄金矩形，即宽与长的比值等于或近似于 0.618 的长方形（图 4-6）。

（1）头部轮廓 头宽（两颧突出点）为宽，头高（颅顶至颏点）为长

（2）面部轮廓 眼水平线的面宽为宽，发际点至颏点间距为长。

（3）外鼻轮廓 鼻翼为宽，鼻根点至鼻下点间距为长。

（4）口唇轮廓 静止状态时，上、下唇峰间距为宽，两口角点间距为长。

（5）上颌前牙轮廓 切牙、侧切牙、尖牙最大远近中径为宽，牙面长为长。

（6）外耳轮廓 对耳轮下缘水平的耳宽为宽，耳轮上缘至耳垂下缘间距为长。

（7）手部轮廓 手指并拢时，掌指关节连线为宽，腕关节至中指尖端为长。

（8）躯干轮廓 肩宽与臀宽的平均数为宽，肩峰至臀底间距为长。

3. 人体黄金三角 黄金三角是指三角形的腰底比等于或者近似于 0.618 的等腰三角形，其内角分别是 36°、72°、72°。

（1）外鼻正面观的三角形。

（2）外鼻侧面观的三角形。

（3）鼻根点与两侧口角点组成的三角形。

（4）两肩端点与头顶点组成的三角形。

此外，一个体形匀称的人，其体重与身高比、三围比例也都接近黄金分割。

4. 人体黄金指数 黄金指数是指两条线段的比例等于或者近似于 0.618。人体面部、躯干、四肢中有许多线段存在着这样的比例关系。

（1）目面指数 两外眦间距与眼水平线面宽之比。

（2）鼻唇指数 鼻翼宽度与口裂长度之比。

（3）目唇指数 口角间距与两眼外眦间距之比。

（4）上、下唇指数 面部中线的上、下唇缘高度之比。

（5）切牙指数 下颌切牙与上颌切牙远近中径之比。

（6）四肢指数 肩峰至中指尖端间距（上肢长）与髂嵴至足底间距（下肢长）之比。

二、$\sqrt{2}$ 规律与人体美 🔳微课

$\sqrt{2}$ 是一个无限循环小数，是个无理数，约为 1.414。$\sqrt{2}$ 规律也是一种比例美，并与人体美有着非常密切的关系。曾有学者对 7 名女性的面部进行测量后发现，以虹膜为基数，从水平和垂直方向测量鼻部、唇部、眼部、面部位置都存在 $\sqrt{2}$ 规律，即面部各部分比例接近 1.414 及其数列。

面部水平测量时，设虹膜宽度为 1，则内外眦间距、外眦间距、中线至鼻翼点间距、鼻孔外点间距、鼻宽度以及面宽均为 $\sqrt{2}$。

面部垂直测量时，设虹膜宽度为 1，眉至下唇缘间距、鼻尖至口角间距、鼻尖至下唇缘间距、鼻尖至颏下点间距、上唇缘至颏点间距、上、下唇缘间距为均为 $\sqrt{2}$。

上前牙宽度与各面部器官间距之间也存在 $1:\sqrt{2}$ 的比例关系。如上前牙总宽度:瞳孔间距:外眦间距 $=1:\sqrt{2}:2$。临床上当全口义齿选择人工牙大小时，计算公式:上前牙总宽度 = 外眦间距/2。

三、曲线与人体形态美

构成人体形态美的要素诸多，其中人体的线条是非常重要的元素。直线、折线、曲线是人体线条的基本形式，每一类型都有其独特的审美意义。曲线是人体美重要的表现形式，与人体美的关系最为密切。曲线是构成人体容貌、形体所有表面轮廓的基础，在不同角度、不同侧面构成各式各样的形象，通过骨骼、肌肉、皮肤、表情、姿态等不同的排列组合形成各式各样的人体曲线美，无论是起伏流畅、内涵饱满的女性曲线特征，还是肌肉健硕、身形魁梧的男性曲线特征，均是人体曲线美最完美的体现。

（一）曲线与人体曲线产生美感的原因及特征

曲线是点在空间逐渐变换方位运动的轨迹。曲线的类型非常多，有波纹线螺旋线、抛物线、双曲线、横曲线、竖曲线、圆曲线等。曲线是表达美的一种常用形式，与直线相比更能体现形式美的多样统一的基本法则，给人以流畅、变化柔和、轻巧、柔美的美感。

曲线美的概念，最早是由英国著名美学家、画家荷加斯提出的。他在《美的分析》一书中提及西方美学史上著名的曲线美，一切由波浪线、蛇形线构成的物体轮廓都会显得尽善尽美，给人的眼睛一种变化无常的追逐，从而产生心理乐趣。因此，他认为美最大限度地蕴藏在精确的曲线中，曲线会给人带来美感，究其原因是为何呢？

1. 曲线美的原因

（1）现代医学从人体生理的角度进行研究发现，眼看横线比看竖线时省力，而看曲线时比看竖线时更省力，特别是当曲线遵循一定的规律分布时（如抛物线、反向双曲线、对数及指数曲线），眼部肌肉的运动自然且有规律，可产生主观的快感和美感。人体表面许多曲线都是规律分布的曲线，这就是人体曲线产生美感的物质基础。

（2）曲线是表现美的一种形式，杂乱无章的曲线毫无美感可言，只有合乎一定美学规律和与一些数学公式相关的曲线才能使人产生美感，如抛物线、椭圆曲线、双曲线 S 形曲线、渐变的曲线以及法国曲线（一类基于对数或指数规律的曲线，这类曲线按一定的比率逐渐变化，能极大地愉悦人的眼睛）等。

2. 人体曲线美的原因

（1）轮廓线　轮廓线是面与面相接形成的棱角状态，人体表面实际上存在诸多面与面的交接，从不同的角度可观察到不同的轮廓线，构成了统一于同一整体的轮廓线的多样性。这使源于轮廓线的

立体视感更加生动。因此，人体曲线通过轮廓线的多样性，增加立体生动性。这为美业中的诸多实施提供了灵感，如整形外科手术、注射整形、化妆中的修容高光阴影的运用等。

（2）**量感** 量感属人体美学范畴，是一种与实际数量相联系，近似于美的价值的外观感觉，即通过视觉判断人体整体或局部的量。量感一方面取决于对象的实际体积，另一方面受对象自身及周围的形态、曲线影响。人体曲线的不同表达将会影响他人的视觉量感与自身实际量感的差异，从而烘托美感，创造理想美。如体积相同的腹部，因形态不同、腰臀比不同而使腹部量感存在明显的差别，因此，我们可以在化妆、穿搭中影响量感，从而达到理想美感。

（3）**质感** 质感是指通过视觉捕捉到的气质感觉，即判断人体的肌肤质地、弹性状态及柔韧程度，是一种较高层次的审美意识。它是一个与量感相联系的人体美学范畴，通过视觉判断附着于骨骼的软组织的柔软程度本身会产生美的质感，因此，质感必须建立在一定的量感上才有意义。人体曲线通过质感判断人体柔软度及弹性，如唇、脸颊、乳房、腹部、臀部、大腿、小腿等部位，美感会尤为强烈。

（4）**动感** 人体曲线美展示一种动势美。曲线往往与大自然中生命、运动所表达的动感相联系。这种动感是一种动势，并非实际的动作。在静态与平衡中的动感，是审美主体的视觉所接近的人体曲线美的特征。

3. 人体曲线美的特征

（1）**多样性** 人体各组成部分的结构、功能及其间连接方式的不同，造成了人体表面的多样性。如颈部与肩部形成的自然曲线"天鹅颈"、腰椎与髋关节形成的迷人曲线"腰臀比"等，体表曲线的多样性是"形态服从于结构与功能"的具体表现。同时，也体现了美是实用的。

（2）**连续性** 整体人体表面是由连续不断的曲线组成的不规则曲面，营造出人体曲线美，光滑、自然、圆润的过渡，使面与面的连接充分体现美感，如面部与脖颈处的过渡，腰部与臀部的衔接，小腿正面、侧面、背面的完美协调等，正是这些曲线美的过渡使人体美于任何事物。

（3）**对称性** 人体无论是面容、身形都存在着诸多对称部位，如双肩、双腿的曲线，颈部两侧的曲线，双侧下颌缘，双侧眉型，眼型，嘴角等。

（4）**和谐性与统一性** 人体由各种元素组成，不同的元素展示不同的曲线美。基于凡是美的事物都是比例恰当的、和谐的，人体曲线美同样遵循这个规律。

（二）曲线美与人体曲线美的内涵

曲线是构成人体表面轮廓、形象的基础，它组成了多姿多彩的人体体表构象，人的体形线条最醒目地表现了这种曲线美，尤其女性体态起伏流畅、内涵饱满的曲线特征，是人体曲线美最完美的体现。随着审美观念的进步，面容与体型的曲线美已成为现代人追求人体美的目标之一。

（1）**曲线是美的多样统一** 美国著名美学家威廉认为美蕴藏于S形曲线之内，是由于曲线在形式美法则中无论是广度还是深度上均体现了这一特征，即曲线美的呈现体现了多种形式美法则的统一，在各个角度、深度中看似各有不同，却又和谐自然。如自然界中层峦叠嶂的山峰、碧波荡漾的湖面、云卷云舒的天空等，在各种曲线中，营造了和不同的自在之感。人体曲线美也是如此，多样统一、和谐自然。人体骨骼、肌肉、筋膜、皮肤等协调，形成了一种特有的曲线美，如脊柱的生理性弯曲，颈椎、腰椎凸向前，胸椎、骶椎凸向后，在此基础上，才会形成女性婀娜多姿的身形；肌肉是凸显曲线美的重要元素，宽广的臂膀、修长的小腿、清秀的颈部等。

（2）**曲线具有强烈的动态感** 静态的曲线蕴含着动态美感。在静态中，由于曲线的流动之感会带来观赏者的心理动势，从而产生美感。在目前的整形外科、注射美容、针灸美容等中，我们更加关注曲线给人带来的动态美感，如上扬的嘴角，会带来微笑的美感；圆钝的眼角会带来天真的美感；上挑的眉峰会带来神采飞扬之美感。

（3）曲线能给人以联想和欢快之感　曲线以其无比多样的变化形式、蜿蜒多姿的流动线条唤起人们在情感上的跳跃，及其各种各样的推测、联想，给人以满足和欢快之感。富于感情的面容、灵巧自如的双手、浑圆舒展的臂膀、修长健美的大腿，光泽柔韧富于曲线的身体，尤其是女性身体能体现多层次、多线条交融在一起的和谐曲线美，我们可以说人体是"造化的登峰造极之作"，曲线美在人体中得到最完美的表现，认识和欣赏人体曲线美无疑给人以最美的享受。

（4）曲线具有修饰、软化其他线条和角形的作用　曲线可以使两条对立的线条和一些不和谐的线条和谐起来。如我们在化妆时，面部内外轮廓、五官之间会用到不同的线条，甚至是对立的表达手法，但只要在互相衔接处画上互动的曲线，那么经过曲线的修饰，他们之间的对立状态就会大大减弱，从而和谐起来，增添美感。人体的面容和躯体并不完全由曲线构成，但由于有多样而趋于统一的曲线的修饰，因而呈现整体的和谐之美。

（5）人类从曲线联想起自身的线条特征　曲线是构成人体各部分轮廓的基础，它在人体结构形态中到处可见。人类在长期生活中逐渐形成了对人体自身美的审美观念，尤其是曲线美。在所有曲线中，人类的容貌和体型曲线是最美的，人体以生动、柔和、对称、和谐的曲线轮廓显示出特有的人类动态和静态、局部和整体之美。对于人体曲线而言，女性和男性是不同的。女性以娇柔为美，故女性体型以柔润、曲线分明、凹凸有致为美，胸围、腰围、臀围都有不同的美学尺寸，这些美学尺寸的比例形成了女性特有的 S 形曲线；而男性则是以阳刚为美，故男性以体型健壮、富有肌肉、轮廓清晰、刚硬为美。

（三）人体曲线美与美容整形外科

美容整形外科是通过手术的方法，修复、再塑人体美的医学专科，其实质是优化人体曲线的技术手段。人体的曲线美在大自然中最具代表性，就个体而言，完全符合理想人体标准参数是很难得的事情，但是随着时代的进步、经济的飞速发展，现代人对形体美的追求愈发迫切，受众群体更加广泛，这使得人体曲线美的研究在医学美容咨询、美容整形外科、注射美容、中医美容、口腔美容等美容专科中变得尤为重要。

例如，在整形美容科中要遵循的首要原则就是人体曲线美的原则。美容整形手术的目的是使人体曲线最大程度地体现美感，因此，术式的设计、切口的选择、术中操作、组织移位等都要以人体曲线为指导，才能达到理想效果。头型、脸型、身体均是多种形态曲线构成的完美立体组合，各部位的曲线与整体的曲线是否流畅、和谐也是咨询设计师与医生应该考虑的事宜。美容整形手术时应更加注重局部曲线美与整体曲线美的和谐统一，同时，要遵循人体解剖学规律，掌握肌肉运动的幅度与角度，在手术过程中动静结合，打造自然又和谐的面容与躯体。

医美从业者要求具备专业扎实的医学基础知识、精湛的美容整形设计方法与技巧，更要不断提高美学修养，充分认识和掌握人体曲线美原则，更自然、流畅、和谐地重塑与再造人体曲线美。

任务三　健康与疾病对人体美的影响

医学美学所研究的医学人体美是现实生活中具有生命活力的人体之美。这层意义上的人体美，势必受到健康与疾病的直接影响。医学与美学的关系从本质上说就是健康与美的关系。

一、健康是人体美的基础

健康是指一个人在身体、精神和社会等方面都处于良好的状态。健康是人体美的首要条件。常言道："爱美之心，人皆有之"。爱的是什么美？应该说，人人爱的是自身或他人的健康之美，即"健美的人体"。

（一）健美人体的内涵

世界卫生组织（WHO）提出新的健康概念："健康不仅指一个人身体没有出现疾病或虚弱现象，而是指一个人生理上、心理上和社会上的完好状态"，那人体的美与健康本身有什么关联呢？其一，容貌的缺陷不同程度地引起心理的异常，人的容貌状况很大程度上会影响人的心理健康；其二，美感是一种积极的心理状态，而保持良好的心境是人的健康重要的基础。时常领略美的事物，时时处处感受美，将极大地促进人的健康。美是健康的外在表象，只有健康的美才能充满活力，只有健康的美才是真正的美。健康在人体美中占有举足轻重的位置，健康是人体美的根本所在。有人曾提出"病态美"，这是一种"弱美"的审美观，与"健康美"是格格不入的。

中国传统医学认为，人体是一个有机整体，只有做到整体的阴阳平衡，脏腑调和，气血充盈，经络通畅，才能产生健美的人体。人体美是与人体脏腑、经络、气血紧密联结的，是人体精、气、神的综合体现。

（二）健美人体的基本特征

在医学美学领域里，人既是审美的主体，又是审美的客体。作为主体，人具有审美能力，从事审美活动；作为客体，人本身就是世界上最完美的一类多样性统一的整体，也是审美的对象。当健美的人体作为审美的客体被观照时，它具有如下基本特征。

1. 从整体性审美观点看，健美的人体是"人体和谐统一的整体美"　它集中表现在局部与局部、局部与整体、躯体与心理、机体与环境等对应关系的协调和谐上。这一特征，只有健康的人才存在，伤病者并不具备或不完全具备。如果患者不幸发生胫骨开放性骨折，这虽然是个局部问题，但不仅患部会出现出血、变形、肿痛等症状，同时也会出现全身出汗，甚至休克，以及心身失衡等全身性表现。这样就破坏了人体的和谐统一。

2. 从形式美的角度看，健美的人体具有"体态美"　它主要表现在左右对称、比例均衡、线条柔和、体形匀称、动作协调、眼神炯炯等环节上。例如头部是身高的 1/8，肩宽是身高的 1/4，平伸两臂的宽度等于身长，乳房在肩胛骨的同一水平上，大腿的正面厚度等于脸的宽度等。又如脸部的长宽比、躯干的长宽比、乳房所在位置上下长度比、脐之上下长度比等比例关系都是"黄金分割值"0.618：1 的近似值。

3. 从人体健美的本质来看，健美人体之美是"人的本质力量"在人的生命活动中的能动的升华和展现　这是最本质的一个特征，可从以下几点加以表述。

（1）生命是人体美的载体　生命是形态结构及功能活动相协调的合乎目的的统一体。在生命过程中，都要经历生长、发育、生殖、衰老和死亡等几个阶段。人体的形态结构和功能是在生命过程中逐渐完善和发展的，而形态结构和生理功能正是构成人体美的两个基本要素。也就是说，只有生命美才能赋予人体美。

（2）健康使人体美增添艳丽的色彩　首先必须具有健全的身体结构，各器官系统具有健全的功能。健全的神经体液调节功能，能够调节、代偿和适应体内外环境的变化。健康的真正意义，就是具有充沛、蓬勃的生命力。一个健康的人，应是全身肌肤发育丰满，脸色红润，眼色有神，坐立挺拔，步履矫健有力。健康使人体增添艳丽的色彩，增强了人体美。

（3）疾病和衰老使人体美减色　疾病是机体与外界环境间的适应性被破坏所造成的特殊状态。它往往会给机体带来病理性改变，使某些器官或系统的结构和功能发生异常，从而损害人体美。例如慢性支气管炎的患者由于通气功能减弱，病程持久则引起呼吸功能障碍，最后导致胸廓异常，出现桶状胸。衰老也会使人失去健美的风姿。进入衰老期之后，人体各种生理功能逐渐衰退，能量代谢率逐渐下降，肌肉松弛，体形的发展有的趋于肥胖、有的趋于消瘦，使原有健美的体形减色。

（4）死亡使人体美消失 死亡是人体生命活动的终结。即便是一个天使般的美人，在其死后，人体美也会随着生命活动的终结而消失。

二、疾病对人体健美的影响

任何疾病不仅会在不同角度和不同程度上影响人体的健康，而且会在不同角度和不同程度上影响人体之美。疾病影响人体美的主要表现如下。

（一）破坏机体的和谐统一

机体的统一与和谐，是人体美的基本特征之一。如果罹患某种疾病，其机体原有和谐统一的协调状态就遭到破坏。疾病破坏机体的和谐统一的主要方式如下。

1. 破坏局部与整体之间的平衡 例如，肝胆系统、造血系统疾患引起的黄疸，可使皮肤、巩膜呈现柠檬、橘黄、金黄等各种黄色。这种颜色不但不能给人以色泽艳丽的美感，相反使人觉得是一种病态的异常表现，就是因为黄染部位与整体之间失去了正常色泽的平衡美。此外，还有心肾疾患出现的水肿、感染性疾病导致的发热等，均可因局部与整体之间失去平衡而给人以病态外观。

2. 破坏局部与局部之间的平衡 例如，面神经瘫痪患者，其脸部两侧明显不对称；地方性甲状腺肿患者、淋巴瘤患者的颈部肿块等。外观上因局部与局部之间失去平衡协调而破坏人体美。

3. 破坏机体与环境之间的平衡 人体由于各系统器官的健全和功能的完整，使机体能适应各种不同的环境，和外界环境之间始终处于完美的平衡状态。内科病患者由于某些系统器官的功能不全而导致机体与外界环境失去平衡，如过敏性体质的人，由于对某些花粉、尘埃的过敏，在鸟语花香的春天、在游人如织的旅游胜地，当常人受外界环境陶醉而赏心悦目、心旷神怡之时，而过敏患者却因过敏发生诸如哮喘、流涕、皮肤瘙痒而感到难受。

（二）损害形体的均衡匀称

健康人的形体之所以美，还体现在均衡和匀称上，但有的疾病却直接损害人体的均衡和匀称。例如，有些疾病患者所表现的满月脸、水牛肩，腹水患者的蛙状腹，重度脱水患者的舟状腹，都是因为形体均衡匀称受到破坏而影响形体美。然而，疾病给体形的损害，一般是可以逆转的，它会随着疾病的好转而自然消失。

（三）影响正常的生活节奏

疾病往往使患病的人不得不在饮食方面施加人为的限制，在社会活动方面设置障碍，原来的生活节奏和秩序被打乱。如肝炎患者，由于害怕复发和避免转变为慢性肝炎，不得不迫使自己改变原有的生理需要，控制参加社会生活的活动量。许多疾病既损害了体形的健美，又改变了生活的时态节奏，从而导致患者的异常心理状态，同时也为形体健美带来不利的影响。

（四）导致审美心理的特异变化

人们的美感和审美心理结构是系统内统一性与系统间差异性的对立统一，各个人的审美心理可能有很大不同，而各个人的审美心理也不是固定不变的，它必然会随着社会生活的发展而发展，并随着环境的改变而改变。

实践证明，生理、病理的因素会影响人们的美感。正常的人乐于欣赏各种艺术的美，如戏剧、舞蹈会使人振奋和陶醉，随之可不由自主地"手舞足蹈"；若让一个受着严重病痛折磨的患者观看，反而会使他心烦意乱。疾病也会使原来善于交谈、喜欢热闹的人变得沉默寡言，选择孤寂，这是由于疾病带来的烦恼使患者承受了心理上的巨大压力，抑制了审美的心理功能，导致了一系列审美心理的特异变化。例如，不少慢性病患者，病前性情温和，待人和气，但患病后，脾气变得急躁，很难与人相处好。

认识和掌握疾病对人体美的影响，对于建立新型的医患关系，实施正确的诊疗手段有着密切的联系。

三、疾病对人体形态美的影响

（一）肥胖和消瘦对人体形态美的影响

肥胖是指身体脂肪的过度增多，一般认为体重超过标准体重20%即为肥胖。世界卫生组织的标准是体重指数（BMI）大于$25kg/m^2$为超重，大于$30kg/m^2$为肥胖。肥胖可分为单纯性和继发性肥胖两大类。

单纯性肥胖是指肥胖无器质性疾病者，与遗传、生活方式、饮食营养、衰老等因素有关。单纯性肥胖又可分为体质性肥胖和获得性肥胖两种。体质性肥胖是由于25岁前营养过度，加上遗传因素影响所导致的肥胖。获得性肥胖也称外源性肥胖，为20～25岁以后营养过度，主要为脂肪细胞肥大引起的肥胖。

继发性肥胖是由于体内某种疾病引起的一种肥胖。可引起继发性肥胖的疾病主要有多囊卵巢综合征、库欣综合征、皮质醇增多症、甲状腺功能减退症、胰岛素瘤、脑垂体病变、药源性肥胖等。肥胖会导致身体的不对称性，如腹部脂肪过多、臀部过大、上下肢粗大等，从而对人体形态美产生影响。

消瘦是指人体因疾病或某些因素而致体重下降，低于标准体重的10%以上，是营养不良的表现之一。通常因摄入食物热量不足或体内热量消耗过多而产生热量的负平衡，以致体内蓄积的脂肪及蛋白质被过多利用而致缺乏。引起消瘦的疾病主要有慢性胃肠道疾病、慢性肝胆胰脾疾病、内分泌与代谢性疾病、慢性消耗性疾病、恶性肿瘤、创伤及手术后等。消瘦表现为生长发育差、皮下脂肪减少、肌肉瘦弱、皮肤松弛、骨骼突出、胸部和臀部过小等，从而对人体形态美产生影响。

（二）乳房疾病对人体形态美的影响

1. 小乳症 小乳症是指乳房的体积小于正常，胸部平坦，失去正常轮廓。一般为先天性发育不良、幼儿时乳房局部感染、哺乳或绝育术后内分泌紊乱所致的乳腺萎缩、乳房部分切除术后乳腺组织缺少、肥胖者体重骤减等引起的平胸、乳房过小、乳房塌陷等造成的乳房过小。

2. 乳房肥大症 即巨乳症，是指由于乳房组织增生引起的乳房体积过度增大，超过体重3%，与人体各部分比例明显失调。巨大的乳房使女性失去匀称、苗条的曲线美的轮廓，粗壮的形体使患者承受难以启齿的肉体及心理上的痛苦，失去自信及参加社会活动的勇气。乳房肥大可分为3类。

（1）乳腺过度增生型乳房肥大 表现为乳腺组织过度增生，肥大的乳房坚实，乳腺小叶增生明显，常有压痛。在月经周期期间，常有自发性疼痛，并伴有乳房下垂，多为已婚育的妇女。

（2）肥胖型乳房肥大 表现为整个乳房匀称的肥大。在组织结构上，是以乳房中的脂肪匀称增生、脂肪细胞肥大为主；手术中可发现乳房皮下有脂肪增生，在乳腺组织之间，也有脂肪增生及浸润。这类乳房肥大的患者常伴有全身性肥胖，肥大的乳房虽可能伴有不同程度的乳房下垂，但较乳腺过度增生型乳房肥大为轻。

（3）青春型乳房肥大 是一种在青春发育期发现的乳房渐进性增大，并过度发育，乳腺组织增生、肥大。乳房表现为匀称性肥大，乳房下垂不明显，这类患者常有家族史。

3. 乳房下垂 乳房松弛下垂，位置低于乳房下皱襞者，称为乳房下垂，也称乳房松垂症，对形体美有重要的影响。根据下垂不同程度分为3度。根据其发生的原因可分为三类。①乳房肥大下垂：

由于乳房过重而导致乳房下垂，多为巨乳伴随状况，可发生在女性各年龄段。②减重后乳房下垂：主要由脂肪组织减少、皮下组织松弛所致，多见于中青年妇女。③老年乳房下垂：由于老年人各种机能有所衰退，内分泌水平下降，乳房皮肤、支持组织、脂肪、腺体都明显萎缩，乳房表现为空囊状下垂。

4. 乳房不对称 乳房不对称指两侧乳房大小不等。发生原因有两方面。①生理原因：乳房发育受先天性遗传因素、月经初潮、营养状况、睡眠姿态、哺乳情况、体育锻炼等因素影响，产生乳房大小不对称。②病理原因：许多疾病可造成乳房不对称，最为常见的是乳腺纤维瘤，此外其他肿瘤亦可造成乳房不对称。

5. 男子女性型乳房 男子女性型乳房也称男性乳房增生，是指男性乳房一侧或双侧呈女性乳房样发育，个别还有女性化征象。可见于肝功能不全、B族维生素缺乏和一些长期接受激素治疗的患者。它不同于女性乳房，因它没有分泌乳汁的腺小叶，仅有乳管、纤维组织及脂肪组织的增生和乳管的囊状扩大。

6. 乳头内陷 乳头不在乳晕平面上，而是向内凹入乳晕的平面之下，称为乳头内陷。乳头内陷分为3度：一度为部分乳头内陷，能轻易被挤出；二度为乳头完全凹陷于乳晕之中，但可用手挤出乳头；三度为乳头完全埋在乳晕下方，无法使内陷乳头挤出。乳头内陷可见于先天发育不良、炎症、创伤、肿瘤疾病等。

（三）胸、颈、背疾病与形态缺陷对人体形态美的影响

1. 颈部疾病与形态缺陷

（1）短粗颈 颈部短粗，头颈长度明显低于身高的1/6，给人以头颈分界不明显的感觉，从而影响人的形体美，多由于颈部脊柱短于正常人或颈部脂肪过多所致。

（2）细长颈 由于颈部脊柱过长或颈肌不发达，在头长同于正常人时，头颈的长度明显大于身高的1/6. 溜肩者也可间接地使人感觉颈细长。细长颈是缺乏健美感的缺陷颈形态之一。

（3）探颈 也称鹅颈，为颈部呈探状，原因是颈部脊柱关节异常或是椎间盘的病理改变，导致颈椎弧形消失。习惯性的姿势也可造成轻度探颈，从而破坏形体美。

（4）斜颈 俗称歪脖子，表现为颈部向一侧歪斜，头面部向另一侧旋转，也可合并颈部肿块、颈部活动受限、面部畸形等。其产生原因分为非疾病和疾病原因。非疾病原因为颈部瘢痕收缩、不良姿势、产伤、难产等；疾病原因为先天性肌性斜颈、痉挛性斜颈、眼型斜颈、颈肌外伤、颈椎结核、感染等。斜颈一般分为肌性斜颈和骨性斜颈。肌性斜颈的其他病理变化是一侧胸锁乳突肌挛缩紧张，拉力平衡失调。骨性斜颈一般为颈椎发育过程中椎体发育异常所致。该疾患不仅影响学习、工作及日常生活，而且极大地影响了人的外貌。

2. 肩部疾病与形态缺陷

（1）耸肩 肩峰高于肩部上缘与颈部连续处，产生原因主要为斜方肌或肩胛提肌紧张、痉挛。耸肩使人产生头颈陷入身体内的感觉，显得颈短，有碍于形体美。

（2）溜肩 也称塌肩，为肩部上缘与颈部连续处和肩峰的连线与水平线夹角较大，表现为肩部下塌。其产生原因主要为斜方肌过大和过厚。由先天性和后天性两种原因引起，溜肩可使颈肩显得细长，会直接影响肩宽，因此影响形体美。

（3）翅状肩 肩胛为前胸凹陷，肩胛位置向后凸起，从背后观看好像一对张开的翅膀。翅状肩的成因为遗传、骨骼发育异常、肩胛骨周围肌肉或韧带损伤、神经肌肉疾病、长期单侧重复性动作、急性损伤、不良生活习惯、锻炼时过分训练胸大肌等，以致胸前、背后肌力平衡失调。

3. 胸部疾病与形态缺陷

（1）鸡胸　为胸骨明显前凸，胸骨两侧肋骨向内凹陷，胸廓外凸性畸形呈鸡胸状。胸廓前后径略长于左右径，胸上下长度较短。产生原因为先天性因素和后天性因素。先天性因素与遗传有关，为发育异常所致；而后天性因素为小儿佝偻病、先天性心脏病、慢性脓胸、慢性呼吸道感染、胸部手术等。鸡胸除影响形体美外，严重者可影响呼吸功能。

（2）桶状胸　胸廓前后径与横径之比接近于 1，胸背部特别外突，过大，胸廓饱满，外观呈圆桶状。多见于肺部及支气管疾病如慢性阻塞性肺疾病、肺气肿、肺大疱、支气管哮喘、慢性支气管炎、支气管扩张、肺癌等，也可见于胸廓疾病和胸膜疾病如气胸、胸腔积液等。对于女性来说，桶状胸尤其缺乏美感。

（3）扁平胸　表现为胸部平坦，前后径较小，横径和前后径之比大于 4∶3。背肌无力可引起躯干上部向前倾斜；胸肌无力则引起胸廓下垂，肩部前突，肩胛骨上提以及左右肩胛骨之间的距离增大。产生原因为营养失衡、缺乏锻炼、慢性消耗性疾病如肺结核、恶性肿瘤等。

（4）漏斗胸　表现为前胸部胸骨、肋软骨、肋骨等呈凹陷状，病因为营养不良、佝偻病、胸腔内疾病如慢性脓胸、孕期致畸物接触史等。

（5）驼背　是一种较为常见的脊柱变形，为胸椎后突所引起的形态改变。按其成因可分为 4 种：①少年性驼背，除遗传外，其形成原因有背肌发育较差、课桌较低、字体过小、光线太弱、近视眼、导致读书写字时经常弯腰曲背。②职业性驼背。长期从事某些劳动或运动，身体经常向前弯曲。③老年性驼背，脊柱椎间盘组织变性，背肌萎缩变弱，不能充分支持脊柱，使胸椎后弯程度增大。④病理性驼背，由于脊椎或椎间盘疾病造成的驼背，如强直性脊柱炎。

（6）鞍背　也称凹背，指脊柱腰段前凸，头颈或上部躯干落于直立标准姿势线的后方，腰部前弯增加，腹部突出。其常见原因有 3 个方面：①背肌无力；②错误的习惯性姿势；③怀孕时腹部膨出，下背部亦随之前挺以维持平衡，分娩后未注意矫正。

（7）脊柱侧弯　脊柱向左、右偏弯。形状有 C 形和 S 形两类，侧弯的范围有全脊柱侧弯和部分脊柱侧弯。侧弯的程度有轻、中、重 3 度。轻度多为背肌软弱无力引起的习惯性脊柱侧弯，为可逆性；中、重度为固定性脊柱侧弯，为先天性畸形或由脊柱变形引起。

4. 腰腹部疾病与形态缺陷

（1）腹壁多脂症　为腹壁正中和下部的局限性脂肪堆积所致的腹壁脂肪组织过度增厚。该症多见于中年妇女。全身性肥胖也可导致腹壁脂肪过度增厚，以致腹部臃肿，沉坠变形，不仅影响体形，而且造成诸多不便。

（2）腹壁皮肤松垂症　由于多次妊娠、腹直肌分离、腹壁疝、肥胖者体重突然减轻，以及手术时损伤神经引起腹肌萎缩等造成的腹壁与皮肤过度松弛所致，可导致腹壁变形，影响形体美。

（四）四肢疾病与形态缺陷对人体形态美的影响

1. 肢端肥大症　肢端肥大症（acromegaly）是由于垂体前叶分泌过多的生长激素所致的体形和内脏器官异常肥大，并伴有相应生理功能异常的内分泌与代谢性疾病。面貌具特征性：颅骨增宽、头颅及面容宽大、颧骨高、颧弓增大、颧弓突出、下颌突出、牙齿稀疏和咬合不良、手足粗大、驼背、皮肤粗糙、毛发增多、色素沉着、鼻唇和舌肥大、声带肥厚和音调低粗等表现。手指、手掌增厚、变阔，长度增加不显著。足的增大情况相仿。肢端增大一般限于腕部及踝部，偶可累及前臂和小腿。全身皮肤增厚、变粗，富于油脂、多汗，晚期胸腔增大，呈桶状胸。此外该症还有内分泌代谢紊乱所致的各种症状。

2. 八字脚　根据形态分外八字脚和内八字脚两种。外八字脚行路时双足尖向外，内八字脚则足跟向外。根据发生原因可分为两类。

（1）先天性八字脚　胎儿在母体内正常位置是头朝下、两足背屈、足底顶在子宫壁上，如果两足彼此相压，可能成八字形；胎儿呈臀位、头朝上时，足底蹬在骨盆壁上，也可能成八字脚。

（2）后天性八字脚　引起的原因很多，常与一定的风俗和行为习惯有关。有些地区的妇女，常用布兜将乳儿驮在背后，操持家务劳动，孩子的髋部长期处于外展外旋位，以致整个下肢外翻，形成外八字脚。有些地区的妇女从小习惯跪着干活，男人在家盘腿而坐。牧区人习惯骑马，两足经常处于内收内翻位，这些习惯容易形成内八字脚。

四、疾病对人体容貌美的影响

容貌的各组成部分虽然形态、比例、结构特点各不相同，但与机体总是保持统一和谐的关系，一旦这种关系被破坏，将会出现病态容貌，从而影响容貌美。

（一）疾病影响脸形及头形

1. 先天性颅颌面畸形　此类疾病病因不明，基本的病理因素是由于颅缝或颅底缝、蝶骨等过早闭合或发育障碍有关。

（1）颅骨缝早闭　造成颅骨正常发育障碍，产生颅骨、颅底及眶面部的畸形。如矢状缝早闭可出现长头或舟状头畸形，冠状缝早闭可造成短头畸形，若所有的颅缝均过早闭合，则形成尖头畸形。此外，与该类病变有关的尚有眶距增宽症、特雷彻·柯林斯综合征（Treacher - Collins syndrome）、克鲁宗综合征（Crouzon syndrome）等。

（2）颌骨发育畸形　人的容貌在一定程度上取决于脸形，而脸形又与颌骨的发育密切相关。颌骨的大小不但影响整个颜面的形象，而且直接影响牙齿的形态及其排列，然而在某些因素的作用下，颌骨的发育出现异常，可出现下颌前突，下颌过小、狭窄、后缩等，并出现牙齿排列不齐，形成开唇露齿，损害了容貌的美观。

（3）后天性颅颌面畸形　由于创伤、肿瘤、放射、感染等原因引起的各种继发性颅颌面畸形。

（二）疾病影响肤色

皮肤是人体的最外层组织，外界环境的改变对皮肤有直接影响。不同的职业、性别、年龄、社会条件、饮食状况都影响皮肤的健美。

1. 遗传性疾病影响肤色　遗传相关的损容性皮肤问题会直接影响人的肤色，例如皮肤粗糙症、汗管角化症、银屑病等，皮肤色泽异常的着色性干皮病、雀斑、荨麻疹、遗传性对称性色素异常症、白化病等。

2. 全身性疾病影响肤色　肝胆系统疾病出现黄疸，使皮肤呈现异常黄色；风湿性心瓣膜病变使患者双颊呈现紫红色的二尖瓣面容；慢性肝病或长期酗酒呈现的灰暗无光的肝病面容；艾迪生病患者面部常有不均匀的块状黑色素沉着；贫血患者面色苍白无华或蜡黄无神等。

3. 面部皮肤病变　如炎症性色素沉着、色素障碍性皮肤病变（此类病变有色素痣、雀斑、黄褐斑、黑棘皮病、黑变病等）、外来性色素、化妆品损害等。

（三）疾病影响表情

表情是一种无声的语言，能体现人的某种情感，属于非语言系统的体态语言范畴，包括面部表情、身体姿态、手势动作和眼神等内容。人的面部表情可归纳为 8 种类型：感兴趣 - 兴奋；高兴 - 喜欢；惊奇 - 惊讶；悲伤 - 痛苦；害怕 - 恐惧；害羞 - 羞辱；轻蔑 - 厌恶；生气 - 愤怒。一般来说，眼睛区域和口腔附近的肌肉群是构成面部表情最丰富的部分。中医则认为"十二经脉，三百六十五络，其气血皆上注于面"。面部是全身的一部分，是脑神经支配的集中部分。面部的表情肌丰富，血运十分充沛，所以机体的活动状态都可通过面部反映出来。此外，面部在表达心理活动和传递情感上更具有独特的功能，是心理活动的一面镜子。

1. 躯体疾病影响表情

（1）创伤、疾病的影响　特别是久病、重病、严重外伤者，面部表情各异，但均呈现病态表情：有的心神不宁、精神萎靡；有的咬牙切齿、痛苦不堪；有的面黄肌瘦、黯然失色；有的脓疮累累、愁眉苦脸；有的挤眉弄眼、悲痛欲绝。这些表情在某种程度上可反映病情及病变的严重程度。

（2）大脑的先天性或后天性病变　如先天性大脑发育不全、脑损伤、脑出血或者面部神经的病变、损伤，均可使得面部表情肌不能协调运动，从而失去面部表情的准确表达。

（3）口腔、颌面疾病　口腔、颌面的损伤、感染、肿瘤所引起的继发性面部缺陷或畸形，破坏了面部的对称、协调关系及五官的形态结构，阻碍了美感的产生及表情的表达。

（4）其他躯体疾病　如甲状腺功能亢进患者双眼突出、目光惊恐、兴奋不安、烦躁易怒；甲状腺功能减退患者颜面浮肿、睑厚面宽、目光呆滞、反应迟钝；伤寒患者表情淡漠、少气懒言、严重者意识障碍；帕金森病者脸部犹如面具毫无表情等。

2. 心理疾病影响表情　现代医学研究表明：人的肤质与精神状态好坏息息相关。皮肤色泽取决于表皮内黑色素的含量、分布位置以及皮下血管收缩与扩张的程度，而这些因素无不受神经体液－内分泌系统的调节，其中"情绪心理"则起着"总导演"的作用。情绪不稳，精神不良，不仅会损害人的身心健康，更易损害人的容貌。

当人遇到高兴的事而心情愉悦时，大脑内神经调节物质乙酰胆碱分泌增多，血液通畅，皮下血管扩张，血流通向皮肤，使人容光焕发，给人一种精神抖擞、神采奕奕、充满自信的感觉；相反，当人过度紧张、情绪低落时，体内儿茶酚胺类物质释放过多，肾上腺素分泌增加，使动脉小血管收缩，供应皮肤的血液骤减，使人面色苍白或蜡黄。如果一个人长期郁郁寡欢、焦虑烦闷，还会使上皮细胞合成过多的黑色素堆积于皮肤细胞中，使皮肤变得灰暗无光泽。忧愁苦闷导致神经衰弱、失眠，也会影响皮肤血液供应，使面容憔悴、眼圈发黑。

现代快速的生活节奏和激烈的社会竞争，容易使人产生各种心理疾病和情感障碍，此时往往不能正确认识自己，与社会生活格格不入：或孤僻内向、胆小多疑；或情绪高涨、口如悬河、手舞足蹈，心神不宁、惶惶不可终日；或不吃不喝、呆若木鸡、无精打采、神形懒散，对生活毫无兴趣。这些急躁、忧愁、紧张、恐慌、焦虑等情绪，以及心理问题导致的行为举止异常，可使周围的人对他们的审美情趣发生改变。虽然有的人长得漂亮，但这种漂亮的面容与其所表现出来的情感是相对立的，应当及时进行治疗和疏导。

现今的美容观点：单纯的外表美容仅是"舍本逐末"的做法，科学的美容法应从追求整体美、自然美和健康美入手，情绪心理调整是美容的要素之一。

五、审美活动与身心健美

审美是人的天性，是人类的特殊意识活动，也是人类高度发展的标志之一。具有审美意识的人是审美的主体，而一切与审美主体发生联系的，具有审美特征的物质和现象便成为审美的客体。人们可以通过丰富多彩的审美活动获得审美的愉悦，达到审美的调节功能、美育功能及激励功能。具体可通过以下几个方面来实现身心之健美。

（一）体验生命，促进自我意识发展

自我意识的发展受主客观世界的限制和约束，而审美活动则通过审美体验使主体从心理上摆脱主

体意志的压力，甚至可以摆脱外在环境的各种束缚和联系，使主体处于一个十分完美的审美世界之中。在审美过程中，审美的体验与主体的自我是一个沟通、认同和融合的过程，从审美的体验激发自我的体验。

（二）激励进取，塑造完善人格品质

健全、独立的人格是心理健康的特征，也是身心健康的重要标志。审美是一个动态、连续的过程，审美体验的和谐性和完整性，促使了主体审美感受、审美评价和审美创造能力的提高，使他们对生活充满信心，有远大理想，心胸宽广，彬彬有礼，正直善良，富有社会责任感等，这些品质借助审美体验，整合于人们的心理结构之中，使人格日趋完善。同时审美能够唤醒人们内心沉睡的审美能力，能够激励人们去认识、追求、鉴别真善美，从而不断丰富审美内涵。

（三）丰富情感，协调人际环境关系

通过审美，主体的视野里就可以展现无穷无尽的美的形态，这些形态成为情感王国丰富的原材料，极大地丰富了情感空间的广度、高度和深度。它能自然地陶冶审美主体的情操，促使审美者精神境界的升华，同时使人与人、人与自然、人与社会之间都因审美情感而增添良好运行的"润滑剂"，借助审美情感的感染、化解、宣泄和转移，使之趋于缓和、和谐与平衡。人们将会用更现实、更友善、更温馨的方式去处理他们之间的关系，最大限度地避免人际失和，减少身心疾病的形成和发展。

（四）调整心态，消除心理疾患

审美作为一种有组织的情感活动，其审美情感最显著的特点是具有快乐感，可以化解已形成的心理定势，使心灵上笼罩着阴影的人们产生欢乐和喜悦的情绪，并可以从紧张焦虑的心境中解脱出来，真正体验属于正常人的情感。审美借助审美情感的感染、化解、宣泄和转移，调整心理结构，引发人们积极、能动、健康向上的情感，使人们达到更缓和、和谐、平衡的心理状态，减轻或消除心理疾患。

六、生命活力美是人体健美的核心

人作为一个生命有机体，是自然生命力的最高层次的表现。美的人体，是活生生的，是健康的人体，而不是病态或死亡的人体，只有活动的生命才能真正赐予人体美。人的活动，其实质是人的生命活力的外在表现，人的一切行为活动无不体现生命的活力。人之所以是一个整体系统，就在于人的生命存在于生命有机体的活动之中。因此，人的整体性就是人的生命活动的全部特性，是人的生命活力的外在整体的集中表现。人作为一个有机的整体，就是人体的生理、心理的结构与功能合乎规律的有序集合。正如任何整体事物的各要素合乎规律的有序集合一样，也表现为其形式的均衡、和谐和统一。这显然是一种美，一种自然生命力的最高层次的美，一种人的生命活力之美，并给人（包括其自身个体和社会人群）以生命活力之美感。

人体的健美是强大生命活力美的外在表现。人的生命活力所推动的人的一切行为活动，是人的自由、自觉的活动。自觉就是有意识，有意识的活动才是自由的活动。这是人的生命活动区别于动物的生命活动的特性，就是具有美的创造性意义的社会实践。可见，任何社会实践都是人的生命活力的全部特性的体现，它包含着人的生命活力美感的全部信息，也包含着自然生命力的全部信息。

人和人的活动是自然生命力通过人来施展的现实，是自然生命力的升华。因此，任何具体现象都蕴含其现象本源的全部信息。当人们接收到这种信息时，就能从有限中见到无限，在刹那中见到永恒，从而唤醒人的审美意识，产生美感。人体美之所以能给人以美感，就在于人们接受了人的生命活力这个本质所反映的那些和谐的信息；显示了人的生命的全部信息，即生命机体系统的和谐及其自由自觉的活力。因此，人体的健美就是强大生命活力的外在表现。健美的人体，就是人的生命活力美所培育的一朵朵健美生命之花。

人体的健美是人生的生理价值、医学价值和社会公益价值的高标准、高质量的体现。人体的健美的形成，对于该生命个体的生命史来说，是一种可贵的生活机遇，也是一种导致良好审美情趣的内在条件和环境；对于其他个体生命来说，又是一种可贵的审美对象，也是一种能使他们导致良好审美情趣的外在条件和环境。因此，人体健美无论对于该个体还是其他个体和群体来说，都提供了一种特定的良好的审美境遇，有助于各自的审美情趣由较低层次向更高层次的升华。

任务四　人体审美的核心是容貌

容貌指人的头面颈部及五官的轮廓、形态、质感及其神态和气色。容貌居于人体之首，是人体最袒露的部位，也是最引人注目的部位；"相由心生"，容貌可反映人的心理状态、心情、情感及个性。彭庆星教授认为，容貌美是指容貌在形态结构、生理功能和心理状态的综合作用中所体现出来的协调、匀称、和谐统一的整体之美。人体审美的核心是容貌，通过医学基础研究，掌握容貌美的解剖生理学特征，发掘美好容貌的形态学共性，并在其指导下充分运用医学美容的技艺手段，来更好地维护、修复和再塑造容貌美。

一、容貌的审美功能

（一）容貌是接收外界美感信息的"主渠道"

人的眼、耳、鼻等器官是最先接收外界美感刺激的生理器官，而这些器官大多集中在人的面部。面部器官的整体状态构成容貌，它是人脑接受外界美感讯息最重要的通道，是美感产生的基础生理部位，集中了视觉、听觉、嗅觉、味觉、触觉等主要感觉器官。

通过容貌的核心器官眼睛"看"到外界的各种事物，通过人脑的思维，从而产生"诗"这种美好的情绪感受。因此，人的容貌五官感觉区别于其他动物的根本原因在于它是"有意识的"、受人的意识所支配的，在于它们能够产生具有人类特征的美感效应。美感、人类审美意识等只有依赖容貌中的"五官"的参与和感知才能获得。

（二）容貌是人的内在情感流露的窗口

人的容貌及五官不仅是接收外界美感信息的主渠道，而且是人类内在情感输出的重要部位和窗口。人与人交往的过程中，情绪、情感的传递主要依赖容貌中的"五官"，如眉、眼、唇等，一提到"眉飞色舞""眉开眼笑""嘴角下垂""眼神犀利"等，人的喜怒哀乐、精神状态等都历历在目，仿佛感知到了对方的内在状态。因此，人类的容貌蕴含着极其丰富而深刻的美感信息。人类作为具有高级思维的感情动物，其表现情感的外部器官主要依赖和集中于容貌。

（三）容貌是人类个体识别的主要依据

"千人千面"每个人都有独特的容貌特征，通过面部骨相结构、面长面宽比例、五官大小形态分布、肤色、质感、表情状态、风度和气质等方面，展示出独一无二的面部状态，形成具有个体特征的千差万别的容貌，成为人们相互识别的标志。因此，真正的美是独一无二的、是有辨识度的，我们在进行容貌设计的过程中，一定要观察顾客的容貌特点，不完全依据自己的喜好来为顾客制订方案，规避几乎像孪生姊妹的整形怪圈。

（四）容貌是人的心理和社会状态的集中反映

五脏六腑的功能状态、气血是否充沛通畅等这些内在健康状态对人的容貌影响巨大。因此，健康是美丽的基础，病态、柔弱、亚健康等都会影响容貌美的形成；其次，人的心理是否健康，是否坚强勇敢、自信有担当、有责任感、乐观平和、情绪稳定等均会影响容貌的状态，脆弱不堪、焦头烂额、眉头紧锁、嘴角下垂的人很难展露容貌美，反过来，内心笃定、坚毅不屈、柔软却又勇敢的内心的人，面对各种处境都会淡定自若，无论是别人的赞赏，还是外界的批判，都不会影响其完整的自我评价体系，不会因为夸赞而飘飘欲仙，自然不会因为外界不同的声音而自我否定，总是平静柔和的面部轮廓，微微上扬的嘴角，目光笃定，眼神清晰等一副岁月静好的样子。因此，容貌是人的生理、心理及社会适应状态的集中反映，同时，容貌也对人的生理心理及社会适应等方面产生不可忽视的影响。

（五）容貌是人体审美的主要目标

容貌是人体审美的核心部位，因为容貌美是人体美中最吸引人的部分。人们在评价美人时，通常所指的特定部位就是容貌。它集中、突出地反映了人体美的所有形式和内容，如比例之美、对称之美、均衡之美、节奏之美、和谐之美、动静之美及生命活力之美等。因此，容貌必然成为人体审美的主要目标。

容貌是人体审美的主要目标，但不是唯一目标，"相由心生""内外兼修"方可呈现浑然天成之美。美人之美，美美与共，天下大美，容貌的外在美和心灵的内在美和谐地统一起来时，容貌美才真正成为富于感情与生命力的完美整体。

知识链接

人体美学溯源

虽然人人希望天生丽质，但美貌并非人人都能天生拥有。恰如其分地进行修饰美化，如美容化妆、健美锻炼、提升文化修养、开阔眼界、举止优雅、谈吐得体。拥有高雅的风度可以使平庸的容貌变得生动艳丽起来。美好的装饰不仅合情合理，而且应当倡导。"民国第一才女"林徽因不光是容貌美，还有不凡的知识和气质。这种风度之美，贵在自然，不是刻意地模仿或夸张。人类千百年积累起来的审美经验表明：装饰打扮与自然造化浑然一体的人，才会拥有令人陶醉的优雅气质，才是最美的人。

二、容貌的静态美特征

容貌美是指面型（头型）、眼（眉）、鼻、口（齿）、耳及皮肤的综合之美。关于容貌美的概念，彭庆星教授认为，容貌美是指容貌在形态结构、生理功能和心理状态的综合作用中所体现的协调、匀称、和谐统一的整体之美。只有容貌的形态结构、质感、气色等构成的外在美和神情心灵体现的内在美融为一体，容貌美的真正内涵才能得以充分显示。

为了深刻地认识容貌美问题，可从容貌在静态和动态这两种状态下的美感谈起。人类容貌的静态美感和动态美感，是当代容貌美学研究中的重要课题。这里着重论述容貌的静态美感。

（一）容貌的结构与形态

容貌的范围，广义上，包括头部及面部；狭义上，仅指上起额部发际，下至舌骨水平，左右达颞骨乳突垂直线的颜面部。容貌的结构主要包括颅面骨骼、肌肉、筋膜、皮肤、毛发及五官。人类颅面部组织器官的结构和生理功能的健全，是人的容貌及容貌美的基础。容貌的形态，主要由面部的整体形态和五官形态所决定。动态表情的变化对容貌美也有一定的影响，其影响程度的大小依次表现在眼、口、眉、鼻和耳等部位。

1. 面颅骨 对容貌形态起决定作用的是面颅骨，由 15 块骨骼共同构成面部的整体框架结构，由此形成的眉弓、颧骨角、颧弓、骨性鼻腔、骨性口腔、下颌角、颏结节及牙齿等对容貌外形影响最大。

2. 面肌 面部的肌肉有表情肌和咀嚼肌，对外形影响较大的是咬肌和颞肌。

3. 筋膜 浅肌腱膜系统（SMAS）是头面部一个皮下纤维膜状结构，与多块表情肌相连，为面部皱纹去除术提供了重要的解剖学基础。

（二）容貌结构形态美的基本特征

颅面组织结构是容貌美的基础，其结构形态学特征是容貌美学研究的重要内容，也是评价容貌美的主要依据。

我国医学美学学者彭庆星发现，任何美的事物首先是通过形式美来表现其美而给人以愉悦感的，但很少有什么事物的美符合所有形式美的法则。只有人体美才天然地集所有形式美法则于一身，并特别在容貌美中集中、突出地得以体现和反映。对容貌美的评价是立体的、多视角的，容貌美的意义也是多层次的，但容貌仍具有其客观存在的结构形态美特征。

1. 容貌的对称美 对称是指物体整体各部分之间布局相称与适应，对称美是容貌美的重要形态标志之一。人类的容貌以鼻梁中线为轴，处处体现了对称美的原则，如对称的眉毛、对称的眼睛、对称的两颧、对称的面颊、对称的鼻翼、对称的嘴唇等。容貌的对称美不仅仅体现在静态结构的对称上，同时也包含着容貌动态的协调一致：双眉的舒展、扬起弧度，微笑时嘴角上扬的角度以及表情形态都蕴含着对称美的内涵。

容貌对称的形式有镜像对称和点状对称两类。镜像对称，是指对称双侧具有高度的一致性，犹如镜面中反射的物象与现实的物体完全相同那样；点状对称，则是对称的另一种形式，如英文字母 S、Z、N 显示的曲线，几何学中的正弦曲线及自然放射状曲线等均为点状对称，同样给人一种平衡感。容貌结构中，前额、眼睑、口唇周围就存在着不少放射性线条。

容貌的对称美原则不是绝对的，甚至有"非对称美"的理念。在容貌美的形式美法则中，对称美具有重要意义，是每位美业工作者在诊断、塑造、评价美业工作必须遵循的重要原则。

2. 容貌的比例美 具有比例美的容貌是面部的各部位、各部位与整体之间具有一定的比例关系，且符合比例美的原则，使容貌美感达到和谐、完美的统一。

关于容貌美中的比例研究由来已久。我国古代关于"三庭五眼"的记载，体现了一种"黄金分割比例"关系。日本学者研究发现容貌美学体现了 $\sqrt{2}$ 规律，即面部各部分比例接近 1.414 及其幂数列。近代，西方学者迈克·康宁对面部进行数学分析，提出了"容貌美方程式"，发现在容貌比例关系中如果差异大于 5% 即可影响面部的魅力；如果差异超过 10%，则其吸引力就大大降低。

3. 容貌的曲线美 人的容貌处处蕴藏着曲线美的魅力，如眉毛上扬的流线、富于弧度动态感的重睑褶皱、卷曲的睫毛、M 型的唇弓、微微上翘的嘴角、明暗交融、跌宕起伏的面部轮廓结构及变幻动态的诸多表情等；按一定规律组合的各局部柔和、轻巧，优美的协调运动，再辅以美的质感、量感、色彩、立体感等构成了容貌特有的曲线的美感。

4. 容貌的和谐美 容貌的和谐美是各部分结构按其生理功能需要，依一定的规律，各就其位，各司其职，通过多样统一关系的组合构成的和谐整体。在健康的基础上，结合各类形式美法则，如对称美、比例美、曲线美等，达到和谐美。

和谐即多样统一，是形式美的最高形态。"多样"体现了美在总体中各部分在形式上的变化和差别。"统一"则体现了各部分在总体美组合关系中的一致性和整体联系的统一性。人的容貌美蕴含极其丰富而深刻的内容，如脸型美、娥眉美、明眸美、鼻型美、朱唇美、皓齿美、面颊美、颏型美、耳型美、肤色美、秀发美，以及容貌的动静态体现的双重美等。其各部形态结构及美感各异，但只有这些局部与局部、局部与整体协调和谐地统一在容貌美整体格局中，才能体现美的容貌所具有的独特风采和魅力。

美容工作者在容貌修饰与塑造过程中，应重视在静态与动态中观察各部位、部位与整体之间的曲线变化，达到符合生理功能、视觉审美等综合目标。

三、容貌的动态美特征

容貌美不仅存在于相对静止状态下，更表现在动态状态下，具有静态和动态双相效应。往往在动、静态变化中显现更高层次的美的魅力。因此，我国许多学者认为，容貌美是一种具有生命与活力美感的无限魅力之美。

（一）容貌动态美感的一般意义

在容貌中，眉、眼、口唇等部位都富有动态之美。眼睑、睫毛、眼球、瞳孔的变化以及眉毛、口唇和面部其他部位协调变化都惟妙惟肖地体现出生动、细腻、内涵丰富的容貌情态之美。

眼睛是人类"灵魂之窗"，是容貌美的主要标志之一。眼睛是动静态双重美的典型，最能通过动静变化表达和传递非语言性情感信息的器官，是人的内心深处的思想感情的显示器，其表达能力是语言和手势不能取代的。

眉被誉为人类情感的"七情之虹"，是人类心理情态的晴雨表。喜上眉梢、眉飞色舞、扬眉吐气、愁眉苦脸等成语让人充分体会由于双眉的舒展、扬起、紧锁、下垂等改变带来的不同情绪与情感。

口唇是人类感情冲突的焦点，口唇是生命的门户，被誉为"爱神之弓"。丰满圆润、柔软粉红的口唇给人健康、年轻、活力的美感。上唇皮肤与唇红交界所呈现的 M 型唇弓，唇中央向外突起的唇珠有一种"颤颤欲滴"的美感，向两侧微微上翘的嘴角，给人以含笑轻巧的感觉，充满动感的唇部蕴藏着极大的魅力。

（二）笑是容貌动态美感的核心

笑，是人类的一种特有的表情。笑作为容貌美的动态表现，主要是通过眼眉、唇齿、鼻唇沟、笑窝和面部皱纹等器官组织的活动表达。因此，以下仅分别从这五个方面来叙述与笑的关系。

1. 笑与眉眼 笑是一种欢快、喜悦的情感表现，喜上眉梢、眉开眼笑、眉飞色舞、笑眯了眼，笑起来双眼像弯弯的月牙等无不突出了眉眼与"笑"中的重要联系。

2. 笑与鼻唇沟 鼻唇沟是鼻翼外侧延伸至口角的面部凹陷性区域，当微笑或大笑时可使凹陷、皱褶更明显。目前笑与鼻唇沟的关系多用于面部年轻化的治疗，结合鼻唇沟的解剖学和组织学特征，鼻唇沟分为皮肤型（因皮肤老化及重力作用对表皮产生影响）、脂肪垫型（脂肪垫较厚或颧骨丰满使鼻唇沟凹陷）、肌肉型（由于肌肉高强度收缩导致的鼻唇沟皱褶加深）、骨后缩型（先天性中面部后缩等梨状孔周围骨后缩导致上部宽大凹陷，在年轻人多见）、综合型（包含其他几种类型）。

3. 笑与笑窝 由于笑肌在皮肤附着处牵拉皮肤，在口角外侧的颊部浮现出一个穴形小凹陷，能给人以甜甜的笑意，能增加面容的美丽和风韵，此为笑窝，俗称酒窝，古时称"靥"。自然笑窝一般为双侧，呈对称性分布。少数单侧，极少数为双侧双笑窝，可见笑窝的数目是 1~4 个，以 2 个为最多。笑窝过去常被视为容貌美的标志之一，有许多求美者寻求人工笑窝，笑窝成形术的定点原则：83.34% 在口角的水平线和目外眦的垂直线交点上，16.66% 不在此两线的交点上，而是偏口角水平线上或下 0.5~1.0cm 和偏目外眦垂直线内或外 0.5~1.0cm。但经过时间的洗礼，目前的审美更贴合实际，试想如果保持静态面容，脸颊也有笑窝，是否会觉得不符合肌肉动线，显得不自然，甚至突兀呢？

4. 笑与面部皱纹　随着年龄的增长，面部皱纹的粗细、深浅也会相应增长，年龄越大，笑时的面部皱纹会表现得更加粗、深而多，但这未尝不是一件幸福且幸运的事情。首先是有机会老去，就是很幸福的事情；其次，每一条新增的皱纹里都书写了每个人独一无二的阅历、见解与体悟。因此，不要因为笑会增长皱纹就不敢大笑，也不要因为在意皱纹而不敢自信微笑，有皱纹相伴的笑，给人一种阅历深沉、感情丰富的成熟之美感。指导我们在为求美者服务时，要充分考虑年龄、性格、面部肌肉状态等情况，酌情适量医美保持面部年轻化，而不是单一追求没有皱纹。

5. 笑与唇齿　人在微笑时，其唇齿部有几个显著特点：人中的最大宽度（上唇两唇峰顶间距）等于两个中切牙的最大近远中径之和；鼻底至下唇下缘之间的距离等于一个眼单位（眼宽），无论是安静或微笑时，此距不变。说明微笑时尽管有多块肌肉参与，但仍保持下唇下缘于同一水平线上；4个切牙切缘凸向下的切缘曲线，与下唇内曲线吻合；上颌切牙显露切端 2/3，下切牙显露切端 1/2，口角处露出上颌第二双尖牙，符合审美要求。全口义齿颌位记录时，依据此原则在蜡模上画出"上笑线"和"下笑线"，作为选择前牙大小的标准之一；大笑时，上前牙唇面几乎全部显露，嘴角处露出上颌第二双尖牙，常出现"黑色间隙"（dark space）。

（三）容貌美感的个性特征

人类容貌是千差万别的。由于容貌形态结构、五官分布、肤色、质感、表情、风度和气质等不同，则形成了具有个体特征的面容。

1. 面部形态的个性特征　面部形态是一个不规则的多面体，各面之间的交界又是非直线和不规则的移行，尤其是骨和软骨的支撑情况、咀嚼肌和表情肌的衬垫情况各有不同，因而在外貌上各具特色。加之皮肤颜色、弹性、质感，五官造型及其分布等方面都存在个体差异，形成了"千人千面"的个性特征，使得世界上没有任何两个人在容貌上绝对一样。这正是彼此间互相认识的重要依据，具有独特的社会学价值和美学意义。

2. 容貌结构有种族差异、性别差异、年龄差异　在种族方面，世界上的各个民族，由于遗传素质和所处的环境不同，其面容有比较大的差别。例如，黑种人前额高宽，眼窝大，鼻根部低，鼻头圆，鼻孔宽大，口周发达，口唇厚，颌骨前突明显；白种人前额高，眉弓与鼻梁也高，重睑，上睑轮廓鲜明，具有向深面雕刻的感觉，而使整个面部富有立体感，口唇薄，下颌位置适中而清楚；黄种人前额低平，和上睑在一个平面上，颧弓宽大，鼻梁低平，使整个面部具有平面感，口唇的厚度介于黑种人和白种人之间，下颌稍稍向后退缩。

不同性别和年龄者的容貌也存在个性特征。在性别方面，女性面部形状较圆润，眉间、眉弓、颧骨和下颌角等都不显著外突，颏部稍尖，额部平直，后脑稍平，骨骼和肌肉的起伏较小，整个面部的轮廓显得比较柔和。男性面部较方正和宽大，眉弓、颧骨、下颌骨较粗壮，额部稍向后倾斜，骨骼和肌肉起伏较大，有棱角分明之感。在年龄方面，儿童因面部和颅底部的骨骼未完全发育，五官所占的范围较小，而头顶和额部相对显大。两眼距离较宽，鼻梁凹陷，鼻孔小而圆；鼻的位置在内眦和口角的内侧；内眦和口角形成垂直线；上唇较大和较厚并突出，下颌向后凹，额部向后下方走向；整个面部显得较短，有浑圆一体之感。老年人的面部由于牙齿脱落、牙床凹陷，上、下唇略向后缩，颏部相对突出；皮肤弹性减弱，显得松弛，皱纹和骨骼比较显露，轮廓转折比较明显；上睑常下垂，下睑可有眼袋；鼻梁稍凸，鼻尖稍下垂。

3. 面部容貌审美的社会性、时代性　随着社会的进步、文化的变化，容貌审美会不断变化，在变化中寻求和谐与平衡，切实为求美者提供合理、理想、个性化的审美服务，要求大家要突破对审美现象本身的孤立考察，将社会、国家和个人的发展作为美育价值的逻辑起点，把握好身体的自然属性与社会属性，不断研究容貌美的差异性，美容医生在修复和塑造美的容貌时，要避免同一模式和单一的审美格局，应尽量体现个性特征，才能树立先进的容貌审美和积极的审美趣味。以仁贯艺，融善于美，引导医学美容专业学生及求美者摆脱自我价值的"孤岛"，切身融入当前文化战略中，重建科学的审美向度，崇德明礼，融善于美，将容貌的审美功能发挥出真正的意义。

目标检测

参考答案

一、单选题

1. 人体美的特点不包括（ ）

  A. 身材相貌匀称　　　B. 姿态动作和谐　　　C. 气质风度儒雅　　　D. 身材相貌出众

2. 健康活力内在美与外在形体形式美的统一，不包括（ ）

  A. 生命是医学人体美的载体　　　　　　B. 健康是医学人体美的前提

  C. 人的普遍性与差异性的统一　　　　　D. 生命活力是医学人体美的源泉

3. 基于医学人体美的内涵，不符合的是（ ）

  A. 身材骨感柔弱　　　B. 肌肉丰腴　　　C. 心思敏捷　　　D. 体魄强壮

4. 从人体健美的本质来看，健美人体之美是"人的本质力量"在人的生命活动中的能动的升华和展现，以下理解正确的是（ ）

  A. 病态美也是一种美的表现　　　　　　B. 只有生命美才能赐予人体美

  C. 疾病不会使人体美减色　　　　　　　D. 健康不是人体美的基础

5. 以下不是疾病影响人体美的主要表现的是（ ）

  A. 疾病破坏机体的和谐统一　　　　　　B. 疾病损害形体的均衡匀称

  C. 疾病不会导致审美心理的特异变化　　D. 影响正常的生活节奏

6. 人与人、人与自然、人与社会之间都因审美情感而增添良好运行的"润滑剂"，这是因为（ ）

  A. 审美情感能避免人际失和　　　　　　B. 审美情感能引发人们积极、能动的激情

  C. 借助审美情感的感染、化解、宣泄和转移　D. 审美情感能让人产生紧张焦虑的心境

二、多选题

1. 人体曲线美的原因有（ ）

  A. 轮廓线　　　B. 量感　　　C. 质感

  D. 动感　　　E. 垂感

2. 容貌的对称美包括（ ）

  A. 造型对称　　　B. 曲线对称　　　C. 镜像对称

  D. 点状对称　　　E. 线性对称

3. 容貌结构形态美的基本特征有（ ）

  A. 对称美　　　B. 比例美　　　C. 和谐美

  D. 曲线美　　　E. 均衡美

4. 影响肤色的全身性疾病有（ ）

  A. 雀斑　　　B. 黑变病　　　C. 毛囊炎

  D. 过敏性皮炎　　　E. 黄褐斑

三、问答题

1. 如何理解人体健美的本质特征？

2. 为何说人体审美的核心是容貌？

3. 人体美的三大特点有哪些？

4. 健美人体的基本特征是什么？

5. 容貌结构形态美的基本特征是什么？

书网融合……

重点小结	微课	习题

项目五 人体的整体形态美

学习目标

知识目标：通过本章学习，应能掌握头型、面型、体型的分类及特征；熟悉发型的类别特点及发型与面型、体型的关系；了解体姿对整体形态美的影响及影响体型美的主要因素。

能力目标：具备运用人体美的观察及测量方法对人体头面轮廓、形体及体姿进行美学评价，并对其结果进行美学分析的能力。

素质目标：通过本项目的学习，帮助学生提高医学人体整体形态审美观。

情境导入

情境：小罗是一家大型医美机构的咨询设计师，接待了一位20岁的求美者。在与求美者的沟通交流中，他提到人体的整体形态美是医学美学中的一个重要组成部分，可以帮助我们树立科学的人体审美观。学习人体的整体形态美的同时，了解和把握人体各部位美，对于人体美的塑造具有重要作用。

思考：1. 人体的整体形态美是什么？

2. 影响人体整体形态美的因素有哪些？

人体的头面轮廓、体型和体姿构成人体的整体形态。人体的整体形态美是人体美学研究的重要内容，也是医学美容实践不可缺少的重要组成部分。

任务一 头面轮廓美

头面是人们在人际交往和审美评价中产生审美感受的重要部分，是形成容貌美的前提。在本项目中，我们将从头型、面型和发型三个方面阐述人体的头面轮廓美。

一、头型美 微课

（一）头骨的组成

人的头型近似球体，两侧较扁，头型是头部的形态类型。头的形状受枕骨的影响最大，其次是额骨、顶骨、颞骨（图5-1）。头型是根据头部在长、宽、高等方面所作的形态学分类，一般采用形态观察方法和头的指数分型方法进行区分。

（二）头的形态观察

形态观察法将头型分为七种，即球型、椭圆型、卵圆型、楔型、五角型、菱型和盾型。指数分型法是根据头的最大宽度与头的最大长度之比乘以100（头指数＝头最大宽÷头最

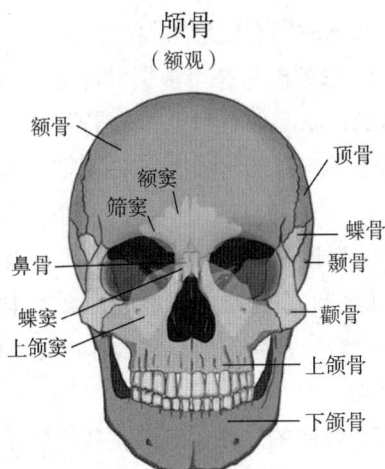

颅骨
（额观）

图5-1 头骨的组成

大长×100）。得出的指数把头型分成四种：指数为 70.1~75.9 的是长头型，指数为 76.0~80.9 是中头型，指数为 81.0~85.4 是圆头型，指数为 85.5~90.9 是特圆头型。

头型与遗传有关，也与婴儿时使用的枕头和睡姿有关。北方人头型较扁平，而南方人头型较圆润。但人为改变成年人的头型可能性不大，不完美的头型可以通过合适的发型进行修饰和弥补。

二、面型美

面型是指面部轮廓的形态，位于头部的前下方。上半部是由上颌骨、颧骨、颞骨、额骨和顶骨构成的圆弧形结构，下半部取决于下颌骨的形态。面型是容貌美的基础，一个比例协调、线条柔和、轮廓清晰的面型，再配上符合标准的五官，就构成了一个自然美的容貌。面型美是造型师很重视的条件，面型的构成和美学标准是医学人体美所研究的重要内容之一。

（一）面型的解剖结构

面型的构成主要取决于颅面骨骼的形状和面部肌肉及脂肪的丰满度。构成面型的框架和基础的骨骼是额骨、骨、上颌骨、鼻骨和下颌骨。

面型的长短是指面部的高度，即从发缘点至颏下点的距离。面高可分为基本相等的三部分：发缘点到眉间点、眉间点到鼻下点、鼻下点到颏下点；也可以眼裂、口裂为界，将面部分为上、中、下三部分。面型的宽窄是指面部左右侧之间的距离，也分为上、中、下三部分：上面部的宽度称为量小额宽，指双侧额骨之间的距离；中面部的宽度称全面宽，指左右颧点之间的距离；下面部的宽度指双侧下颌角之间的距离。

额骨决定了面部上 1/3 的基本形态，"天庭饱满"即指额骨形态宽大而丰盈。颧骨、上颌骨、鼻骨构成面部的中 1/3 长度及宽度，尤其是颧骨的形态直接决定了面中部的前突度，上颌骨的发育又直接与面中部的高度相关，外鼻的形态是影响面中部侧面轮廓的重要结构。下颌骨尤其是下颌角和颏部决定了面部的下 1/3 形态，下颌角外展度较大的面型称为"地阁方圆"，而下颌角发育外展度较小的脸型称为"尖脸"。

人的面型不能仅用平面和直线，还要用几何图形和曲线。构成面型的骨骼围成了四个几何图形：前额连接着头顶骨，形成方形体积；对称的额骨和部分上颌骨呈偏长方形体积；上颌骨形成一个竖立的圆锥体；下颌骨呈马蹄形。这四个几何图形彼此穿插、衔接，形成了面型的立体关系和结构上的均衡，这是观察和塑造面型的重要依据。

（二）面型的形态轮廓

面部的形态轮廓与额部、颧部、颊部、颏部的形态和其他面部软组织密切相关。

1. 额部的形态　根据额部的高低和丰满程度，可分为长额、扁平额和圆润额。长额：额部垂直距离长，眼睛位置偏低；扁平额：前额低平，缺失立体感；圆润额：额部饱满、圆润。另外，发际的高低也影响额部的形态：发际高，显得额部宽大；发际低，使额部显小。

2. 颧部的形态　颧部的形态取决于颧骨。颧骨位于面中部的最外侧，其突出程度对面型的影响很大，根据颧骨发育的丰满度，以及是否遮住鼻梁和颊面的界限等，颧骨分为扁平、中等和微弱形态。扁平形态是指颧骨扁平，颧骨体突出，从侧面观察，鼻颊间界限为颧骨所遮；中等形态是指颧骨体发达适中，鼻颊间界限大部可见；微弱形态是指颧骨体不突出，颧骨前面逐渐转为侧面，鼻颊间界限清晰。

3. 颊部的形态　颊部主要指眶下鼻旁及颧部以下的范围，即颊肌和颊部脂肪所在部位。从正面观察，颊部可以分为椭圆脸颊、方形脸颊、高额脸颊、圆形脸颊四种类型；从侧面观察，颊部也可以分为匀称脸颊、前突脸颊、敦厚脸颊四种类型。

4. 颏部的形态　颏部决定面下部的轮廓，其形态受脂肪、咬肌和口唇的形态及突度，以及上下颌牙及牙列的影响。从正面观察，颏部可分为：圆颏、鼓颏、长颏、尖颏和方颏；从侧面观察，颏部可分为：标准颏、凹型颏、小颏、平颏、圆颏、重颏。

5. 影响面部轮廓的软组织　颞凹的脂肪，影响面部上1/3的宽度和丰满度；颊部的脂肪，决定面部中1/3的丰满度；咬肌，影响面部下1/3的宽度，颌及颌下区的脂肪，影响面下部的形态，上，下唇的形态及凸度受上、下颌牙及牙列的影响，对面型侧貌影响很大。

（三）面型轮廓的特征

面型轮廓的特征可用四个弓形刻画出来：第一弓形为眉弓形，在眉处环绕着面部，并随着前额突出来；第二弓形为颧弓形，从一侧外耳孔到另一侧外耳孔环绕着面部，顺着颧突移动，滑入面部正面的颧骨上；第三弓形是上颌骨形成的弓形，称为上颌弓形；第四弓形是下颌骨形成的弓形，称为下颌弓形。

美貌人群四个弓形的长度一般规律是颧弓形＞眉弓形＞上颌弓形＞下颌弓形。如弓形长短直接影响人的面部个性的特征。

（四）面型的分类

面型的有多种分类方法。我国古代的绘画理论和面相书中就有各种各样的分类方法，下面是几种常见的脸型分类法。

1. 形态分类法　根据面型的不同形态分为以下八种类型（图5–2）。

（1）钻石脸（菱形脸）　形态特征：颞部（太阳穴区域）相对窄，颧骨突出且为面部最宽处，下颌线条收窄，整体轮廓似钻石切割面。面部上宽小于中宽（颧骨处），中宽大于下宽，线条锐利，颧骨区视觉焦点明显。

（2）方形脸　形态特征：额头、颧骨、下颌宽度趋近一致，面部轮廓硬朗。下颌角角度接近90°，下颌线条平直，整体呈方正形态，面部长宽比例相对均衡，骨感轮廓突出，男性化特征较明显。

（3）椭圆形脸（标准脸）　形态特征：面部轮廓流畅自然，额头宽窄适中，颧骨宽度略窄于额头，下颌线条圆润收窄。长宽比例协调（约3∶2），线条无明显棱角，是公认"理想脸型"，适配多种五官风格。

（4）鹅蛋脸　形态特征：类似椭圆形脸但更修长，额头饱满，颧骨柔和，下颌线条圆润且线条过渡自然。面部纵向长度稍长，轮廓曲线优雅，宽窄比例协调，东方审美中经典美观脸型。

（5）圆形脸　形态特征：面部长宽接近，整体轮廓圆润。额头、颧骨、下颌宽度差异小，下颌线条圆弧感强，无明显棱角，面部软组织饱满，视觉上显年轻、亲和力强，但易显脸"钝"。

（6）心形脸（倒三角脸）　形态特征：额头饱满宽阔，颧骨宽度小于额头，下颌线条窄且尖，整体轮廓上宽下窄，似心形。面部焦点集中在上半部分，下颌精致，显灵动、甜美，年轻态特征明显。

（7）五角形脸　形态特征：面部轮廓多角形态突出，额部、颧骨、下颌角等部位有明显转折。通常额头宽度一般，颧骨外扩，下颌角宽大且线条硬朗，面部宽窄变化多段，轮廓辨识度高，骨感与线条棱角结合。

（8）三角形脸（梨形脸）　形态特征：额头窄，颧骨宽度大于额头，下颌宽且线条外扩，整体上窄下宽，似三角形。面部重心偏下，下颌轮廓视觉占比大，易显"敦实"感，软组织或骨骼在下颌区域堆积感明显。

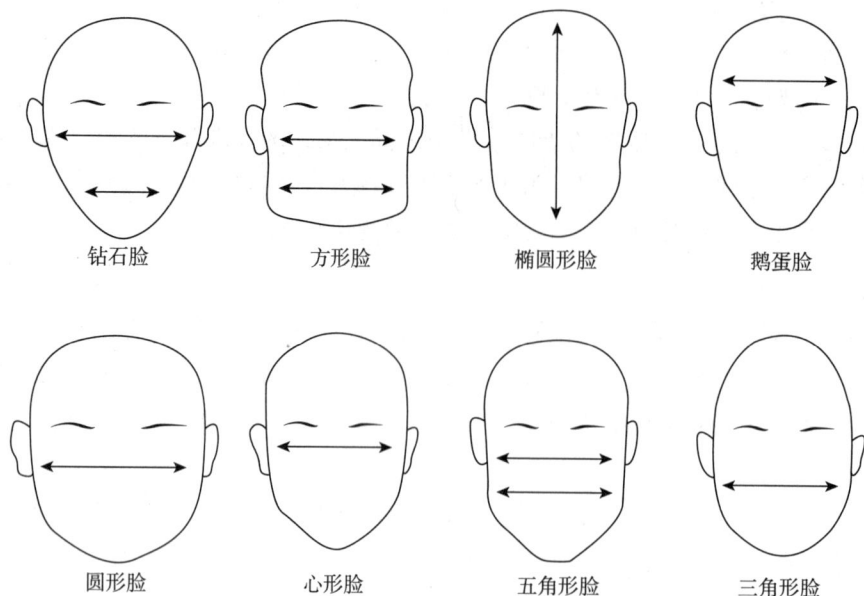

| 钻石脸 | 方形脸 | 椭圆形脸 | 鹅蛋脸 |

| 圆形脸 | 心形脸 | 五角形脸 | 三角形脸 |

图 5 - 2　面型的形态分类

2. 字形分类法　中国人根据脸型和汉字的相似之处，用中国汉字字形将面型分为以下八种类型（图 5 - 3）。

（1）田字型　扁方而短，类似方形脸。

（2）由字型　上削下方，类似梯形脸。

（3）国字型　面型方正，类似长方形脸。

（4）用字型　额方，下颌宽扁。

（5）目字型　面部稍狭，类似长方形脸。

（6）甲字型　上方下削，类似倒梯形脸。

（7）风字型　额圆宽，腮及下颌宽大，类似五角形脸。

（8）申字型　上下尖削，类似菱形脸。

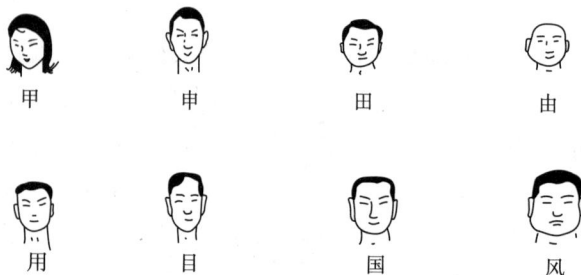

| 甲 | 申 | 田 | 由 |

| 用 | 目 | 国 | 风 |

图 5 - 3　面型的字形分类

3. 指数分类法　采用形态面高（鼻根至颏下的距离）和面宽（左右额点之间的距离）两种测量值，组成形态面指数（形态面高—面宽×100）。根据指数大小将面型分为以下五种。

（1）超阔面型　形态面指数小于 78.9。

（2）阔面型　形态面指数为 79.0 ~ 83.9。

（3）中面型　形态面指数为 84.0 ~ 87.9。

（4）狭面型　形态面指数为 88.0 ~ 92.9。

（5）超狭面型　形态面指数大于 93.0。

（五）面型美的比例关系

面型美与它们的比例关系非常密切。通常高宽比例协调、轮廓线条柔和、五官分布对称的面型称为美的面型。面型一般有正面、侧面、美容平面、黄金分割率等几种常用比例关系。

1. 正面比例

（1）"三庭五眼"　我国古代论著《写真古决》描述了"三庭五眼"的标准比例关系。"三庭五眼"是人的脸长与脸宽的一般标准比例（图5-4）。三庭：指脸的长度比例，把脸的长度分为三个等分，从前额发际线至眉骨，从眉骨至鼻底，从鼻底至下颏，各占脸长的1/3。五眼：指脸的宽度比例，以眼形长度为单位，把脸的宽度分成五个等分，从左侧发际至右侧发际，为五只眼形。两只眼睛之间有一只眼睛的间距，两眼外侧至侧发际各为一只眼睛的间距，各占比例的1/5。

（2）"正面二四等分"　它是指在直立、双眼平视前方的体位下进行观察，从面部中线向左、右各通过虹膜外侧缘和面部外侧界做垂线，纵向分割为四个相等部分；同时经过上睑缘的水平线正好将头顶高平分为2等份，即头顶点水平线到上睑缘水平线的距离与上睑缘水平线到下睑点水平线的距离相等。

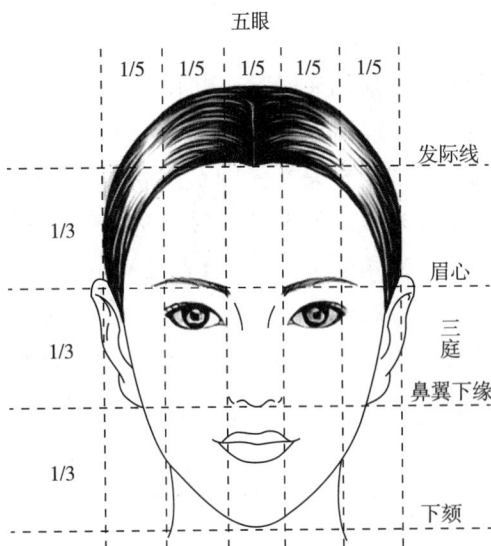

图中标注：五眼　1/5　1/5　1/5　1/5　1/5　发际线　眉心　三庭　鼻翼下缘　下颏　1/3　1/3　1/3

图5-4　三庭五眼比例

2. 侧面比例　侧面比例一般可以用"四高三低"的标准来衡量。"四高三低"指的是面部的高低变化。"四高"指的是四个最高点，额部、鼻尖、唇珠、下巴尖；"三低"指的是三个最低点，分别是两个眼睛之间、鼻额交界处，人中，颏唇沟。

3. 美容平面　美容平面又称美容线，主要看眉、眼、鼻三者的协调关系。从正面看，眉头、内眦和鼻翼在一条垂直线上；双眼平视前方时，鼻翼与瞳孔外缘延长线在眉峰点相交；眉尾的外端与经鼻翼外缘和外眦点的连线相接。还有一些学者通过鼻、唇、颏软组织关系的协调来评价人的侧貌，如瑞克特（Rickelts）审美平面和斯坦纳（Steiner）审美平面。瑞氏审美平面：就是从鼻尖点至软组织颏前点相连构成假想平面；斯氏审美平面：指从鼻尖到人中呈S形曲线的中点和软组织颏前点相连构成的假想平面，中国人以上、下唇凸点与该平面接触为美。

4. 面型美的多样性　美的面型既有其结构的共性特征，又存在千变万化的个性特征。面型美的多样性主要表现在年龄、性别、地域和种族的差异上。

（1）面型随着年龄的变化而变化　婴幼儿颜面骨骼发育不完善，鼻、耳的软骨软而薄，皮下组织丰富，通常脸型饱满，但五官立体感不明显。随着年龄的增长，面骨发育趋于完成，五官逐步上移展开，面型逐渐显现成熟感，皮下脂肪减少，皮肤渐松弛，皱纹逐渐增多且明显，眼眶、颞部、颊部凹陷。人到中年后，腮部、颌下、颏下的皮下脂肪增加，皮肤弹性下降，表现为面颊隆突，面部下半部宽大，颈部显短，呈"坠腮"面部形态。步入老年后，牙齿脱落，牙槽骨被吸收变薄，这些因素都会使脸型明显改变。

（2）面型因性别的不同而不同　通常面部非对称率男性相对女性较大，男性面部水平方向和垂直方向上的骨发育均大于女性，面部中上部较女性凹陷，面下部突度大于女性，男性的颧突度与下颌倾斜度均小于女性，男性颏突出度大于女性，须唇沟较女性深，表现更明显的颏轮廓。而女性的面高、额突度大于男性，因此，男性以长方形、方形脸体现刚毅健壮之美，女性则以椭圆形、圆形脸表现温柔恬静之美。

（3）地域和种族存在差异　在眉间点与颏前点之间设想一条直线，如果鼻下点恰好位于此线上的面型为"直面型"，如果鼻下点位于直线后方为"凹面型"，鼻下点位于直线稍前方为"微凸型"，鼻下点位于直线前方较远的面型为"凸面型"。白种人以直面型为主，少数人是凹面型；黄种人直面型占少数，微凸型面型居多；而黑种人主要是凸面型。

5. 面部其他比例关系　目前有较多文献对面部数据有研究，采集面部体表特征点的数据进行统计分析，并应用在面型改变术中。全面高（眉间点至颏下点之间的距离）与全面宽（左、右颧骨间距离）、形态面高（鼻根点至颏下点之间的距离）与全面宽、形态面高与全面高、下面高与形态面高均有明显的正相关关系。以左、右颧突间距代表面中宽度；左、右下颌角间距代表面下部宽度，两者之比男女均接近 1.3∶1（男为 149.41∶113.86，女为 138.81∶105.00）。左、右颧突至颏下点间距与颧突至下颌角间距（即升支高度）的男左、男右、女左、女右四组比值均为 1.7∶1。由双侧颧突上点与颏下点组成的三角形，男性三条边之比为 1.05∶1.01∶0.94；女性为 1.07∶1.00∶0.93。男女三条边之比均接近 1∶1∶1. 即该三角形近似于等边三角形。在颧颊结构中，颧突点均位于外眦后下方（后：男女分别为 9mm 和 7mm；下：男女分别为 27mm 和 26mm）。颧部形态为一斜向后上方的椭圆形。在颧突度、颊突度、下颌下缘突度以及口角、鼻翼突度之间也存在明显的比例关系。

从以上面部比例来看，如果面部各部分的相互关系达到或接近这些标准，则视为比例上是和谐的，看上去显得容貌美丽端庄、匀称协调；如果和这些比例相距较大，就会显得在整体上或某一部分存在缺陷。当面型不够理想时，可以通过发型来弥补面型的缺陷，也可以通过美容手术来修整、重塑脸型如截骨或填充等来改变面型，但有一定风险。

三、发型美

头发是人类与生俱来的，是人体的天然装饰品，是容貌美的重要组成部分。健康亮泽的头发是发型美的基础。头发的色泽、质地、分布及长度可以适当地掩饰面部及形体的缺陷，发型对于衬托人的容貌起着十分重要的作用。健康的头发和得体的发型，能很好地表现人们的个性，塑造出美好形象。头发自身就具有审美价值，并且和头型、面型、颈部、肩部及整个体态搭配在一起，会上升审美价值并且产生重要的审美功能。

（一）发型分类及其特点

发型可以根据不同的标准进行多种分类，通常根据发丝的长短分为短发型、中长发型、长发型。不同长度的发型，运用多种造型及其修剪方法，可以塑造丰富的效果；根据发丝的直曲变化还可以分为直发型、卷发型、直卷结合发型；根据操作方法发型分为剪发类发型、烫发类发型、部分烫发发型。另外女性发型还有束发、编发和盘发。

1. 直发类　根据头发的长短可以分为长直发、短直发。直发类以修剪为主要造型基础，发型自然、简洁，发丝流畅，流向自然，可以通过发色的变化和发饰的运用增加其变化。

2. 卷发类　根据头发卷度的不同可以分为大波浪卷、羊毛卷等。卷发类是在修剪的基础上进行烫卷、定型。该类发型浪漫、多变、富有动感，更能体现出线条的曲线美，卷发在梳理上要求发丝梳理通畅，内、外无散乱头发；发丝清晰，发型整齐；发型轮廓圆润饱满，和面型相称。

3. 束发类　束发是将各类头发扎束而成的一类发型。束发的式样主要有烫后发髻和直发发髻两大类，束发的手法可归纳为扎束、编束、盘束三类。常用的束发方法有卷、盘、扎、填四种，发型梳理要求自然和谐，无造作感，动静相宜，虚实相应，发丝自然，发型牢固。

（二）发型的美学规律

发型一般应体现的美学规律包括统一与变化、匀齐与平衡、对称与呼应、对比与调和、比例与权衡、节奏与韵律，比较常用的有下面八个原则。

1. 左右对称　左、右两侧头发的曲直、厚薄、长短等相当，并服从面型、头型。

2. 长短合适　头发所取长度应与额头的高低、头型、颈部的长短，甚至人体的高矮成适当比例。同时，发式下缘轮廓的线和形同额、腮、颌的宽阔、瘦窄、凸凹相当。

3. 前后相随　从前额至颈背的头发层次或块面结合不脱节，保持自然趋势；额顶、头顶、后脑和颈背部的头发厚薄均匀。

4. 高下相顾　额上部头发构成高度不宜超过脸总长的 1/3。

5. 曲直相结　发式线条宜直中寓曲、曲中求直、刚柔相济。

6. 大小相成　发式构成的块面之间比例恰当，发式轮廓大小与头型、面型、肩膀比例相当。

7. 宾主相宜　构成发式的主要花式明显突出、清新悦目，纹样与头型、面型、体型配合得当，相得益彰。

8. 虚实相生　头发构成中粗线为实，细线为虚；直线为实，曲线为虚；大块面为实，小块面为虚；繁为实，简为虚；聚为实，散为虚；明为实，暗为虚；强为实，弱为虚。相生即虚实配置巧妙。

总之，发型美应该达到三个方面的审美要求：①使发型达到理想的美学效果；②利用发型掩盖面型、五官的缺陷；③使发型与人的气质、个性相配。

（三）发型与脸型

头发是脸部外框，是个性特征的重要表现，合适、得体、优美的发型可以把人们装扮得更加有魅力。头发与脸部相邻，发型能够很好地衬托脸型的表现效果，不同的发型既可以掩饰脸型的缺点，又可突出脸型的优点。

1. 椭圆脸型　这是女性中较完美的脸型，可与各种发型协调相配，但应注意尽可能把脸显现出来，突出这种脸型协调的美感。

2. 圆形脸　面部短而宽，发际线低而圆，额部不够开阔，下颏较宽，下颌线圆，面部肌肉丰满，整体呈圆润感。根据脸型特点应增加发顶的高度，使脸型稍稍拉长，给人以协调、自然的美感。在梳妆时要避免面颊两侧的头发隆起，否则会使颧骨部位显得更宽。宜侧分头缝，梳理垂直向下的发型，直发的纵向线条可以在视觉上减弱圆脸的宽度。

3. 方形脸　面部短而方，两个额角较宽，两腮突出，下颌较宽，面部显得方正。这种脸型的梳妆要点是以圆破方，以柔克刚，才能使脸型的不足得到弥补。可将头发编成发辫盘在脑后，使人们的视觉由于线条的圆润而减弱对脸部方正线条的注意。前额不宜留齐整的刘海，也不宜全部暴露额部，可以用不对称的刘海破掉宽直的前额边缘线，同时又可增加纵长感。两耳边的头发不要有太大的变化，避免留齐至两腮的直短发。

4. 长形脸　面部较长，顶部较高，面颊窄。在发型的轮廓上，要压抑顶发的丰隆，顶部应平伏，前发宜下垂，使脸部变得圆一些。同时，还要使两侧的发容量增加，以弥补脸颊欠丰满的不足。对于脸型狭长的女性来说，将头发做成卷曲波浪式，可增加优雅的品位，应选择松动而飘逸、整齐中带点凌乱的发型。

5. 菱形脸　此种脸型特征是上半部分线型呈正三角形，下半部分呈倒三角形。用发型矫正这种脸型时，上半部可按正三角脸型的方法处理，下半部则按倒三角脸型的方法处理。一般将额上部的头发拉宽，额下部的头发逐步紧缩，靠近颧骨处可设计一种大弯形的卷曲或波浪式的发束，以遮盖其凸出的缺点。

6. 三角形脸　面型特征是上窄下宽。根据发型与脸型的比例关系，梳理时要将耳以上部分的发丝蓬松起来，用喷发胶或定型剂可以达到这种效果，这样能增加额部的宽度，从而使两腮的宽度相应的减弱。

7. 倒三角形脸　面型特征是上宽下窄。在梳理时要注意扬长避短，便可达到整洁、美观、大方的效果。适合选择侧分头缝的不对称发式，露出饱满的前额，发梢处可略微粗乱一些，这样能将年轻女性纯情、甜美、可爱等特点直率地表现出来。

（四）发型与体型

发型不仅对面型有修饰美化的作用，对体型美也有一定的影响。不适合体型的发型会放大体型的缺陷，破坏人的整体美，而与体型搭配完美的发型可以扬长避短。在发型设计时，要遵循形式美法则，观察人的前部、后部、侧部的整体轮廓是否美观，使发型与体型及其配合恰到好处。

1. 高瘦型　高瘦身材的人细长而单薄，头部显小，脸部缺乏丰满感，因而发型应生动饱满，长发、直发更适合，下颌与锁骨之间的长度比较理想，且要使头发显得厚实、有分量；避免头发过于紧贴头皮或将发梢剪得太短薄。可以将长发盘起，优雅而别致，但不适宜过高。还可以适当加强发型的装饰性，或在两侧进行卷烫，对于清瘦的身材有一定的协调作用，能显得活泼而有生气。

2. 高胖型　高胖型身材的男性更魁梧，女性则缺少优雅柔美。因此在发型设计上应更简约大方，从视觉上减弱体型，一般以中长发、长发或大波浪卷发为宜，但不宜太过蓬松，也可以盘发或简单的短发。

3. 矮瘦型　这类身材娇小，给人印象小巧玲珑。发型应秀气、精致，避免粗犷、蓬松，可以高盘发，从视觉上增高，不适合长发，会使头部与身材比例失调，造成头大身小的感觉。

4. 短胖型　这类身材在发型设计上要注重层次，可以短发为主，选择有层次的短发和前额翻翘的发型，能显出一种有生气的健康美。不适合披肩长发，可用精致小巧的束发髻束发。整体的发式要向上伸展，亮出颈部，以增加一定的视觉身高。

（五）其他因素与发型修饰的关系

发型除了需和脸型、体型密切配合达成协调统一外，还需结合个人的年龄、身材、装束、气质、职业等特点，以及不同的环境及季节的因素。如青少年的发型应该简洁、新颖，自然大方，富有朝气，不宜过分复杂、花哨。不同职业对人的发型各有特殊要求，教师、干部的发型则以典雅、自然、庄重为宜。中学生和大学生的发型，应朴实、自然、秀丽，力求健美、大方，以显示青春活力。一般来说，性格开朗、活泼的女性，应留短发，要浪漫而蓬松。性格内向、文静的女性，可以留长发，如波浪型和长辫型。综合各方面因素使发型起到锦上添花、烘云托月的作用，达到形神兼具、和谐统一的完美境界。

任务二　体型美

体型指的是人体形状的总体描述和评定。体型与人体的运动能力和其他功能、对疾病的易染性及其治疗的反应有一定的关系，因此，在人类生物学、体质人类学、医学和运动科学中对体型都有研究。遗传因素对体型有决定性影响，但是人体对环境的适应和后天的运动也会对体型产生影响，使体型在一定范围内发生变化。

体型美是指人体的外形特征与体格类型，是人体轮廓形态、姿态、姿势、左右差和弯曲度等要素的概括反映。骨骼、肌肉、脂肪是构成体型的三要素，但由于个体发育水平的影响，尤其是脂肪的多少，致使其外部轮廓存在差异。

一、体型的分类

（一）人体测量学法

根据对人体的测量数据，从身体比例、肌肉发育、脂肪蓄积、背脊形态、胸廓、腹部和四肢的形态等方面考虑，体型分为矮胖型、中间型和瘦长型三类，这是目前较为普遍的分类方法。

1. 矮胖型　又称腹型。体型特点：身材矮小，骨骼粗壮，肌肉松弛，脂肪蓄积多，体重较重。颈粗短，肩较宽，胸廓短，呈桶型，腹部较长呈凸型，骨盆圆滑，髂嵴不明显，四肢较粗短。

2. 中间型　又称肌型。体型特点：身材比例协调，肌肉发达，胖瘦适中，脂肪蓄积中等，体重适中。胸廓呈圆锥形，腹部形状较平，背脊较直或呈波浪形。中间型具有较高审美意义。

3. 瘦长型　又称胸型。体型特点：身材细而高，肌肉发育松弛，脂肪蓄积少，体重较轻。颈细长，肩窄，胸廓狭长、扁平，腹部较短并呈凹形，骨盆扁薄，显露清晰，髂峰明显，背脊一般正常或稍驼，四肢较细长。

（二）身高体重系数法

体型指人体各个部位之间的比例。根据身高体重系数的数值大小对体型分为正力型、无力型和超力型 3 类。公式：身高体重系数 $= \dfrac{体重（g）}{身高（cm）}$

1. 正力型　男性的身高体重系数为 360，女性为 350。体型特点：身材适中，四肢匀称，颈圆滑，胸廓发育良好，腹上角呈 90°。

2. 超力型　男性的身高体重系数超过 450，女性超过 420。体型特点：身材较矮，四肢较短，颈粗，肩宽平，胸廓宽，肋骨近乎横行排列，腹上角大于 90°。体力较弱，易患心脑血管方面的疾病。

3. 无力型　男性和女性的身高体重系数均低于 300。体型特点：身材瘦高，四肢较长，颈细，肩瘦削，胸廓狭长而扁平，肋骨斜着排列，腹上角小于 90°。体力较弱，难以胜任重体力劳动，并易患病。一般认为健美的体型应该为正方型。

（三）人体胚胎学法

谢尔登人体分类法按照人体结构的三种极端类型，将人类划分为三种，即内胚层体型或圆胖型，中胚层体型或肌肉型，外胚层体型或瘦长型。

1. 内胚层体型　是由内胚层发育成的组织占优势的一种身体建造类型，全身各部较软而圆，消化器官肥大，脂肪沉积丰富，故躯干和大腿特大，而上肢和小腿特细。此类人消化器官发育较好，因此体型丰满，喜欢安逸舒适、与人交流，并容易相处。因此也称内脏强健型。

2. 中胚层体型　是由中胚层发育成的组织占优势的一种身体建造类型。头部方而大，胸部和肩部宽厚，心脏巨大；四肢粗壮，脂肪极少，其肌肉、骨骼及结缔组织颇为发达，体格健壮、结实，有粗壮的外表。这种人通常喜好体育，乐于使其肌肉发达，其肌肉发达的程度常与进行过健身锻炼的非中胚层体型的肌肉显著不同。

3. 外胚层体型　是由外胚层发育成的组织占优势的一种身体建造类型。上身短，四肢细长，手掌和足底狭长，脂肪储存量极小，肌肉组织细长，通常附着在狭窄的胸部和肩部。一般来说，身体里有更多的红色肌肉，必须增加肌肉量的训练来达到理想的体形。

总的来说，外胚层体型的人脂肪和肌肉都不发达，中胚层体型的人肌肉比较发达，内胚层体型的人比较粗壮，腹部及内部器官相对肥大，且多脂肪。其中，北方人出现第一、三种体型的概率高于南方人，南方人出现第二种体型的概率高于北方人，男女有微小的差异。但总的来说，北方人的体型体脂更高，南方人的体型更瘦长。

（四）营养状态

一般分为营养不良、营养正常、营养过剩三种类型。具体表现如下。

1. 营养不良型 即消瘦型。表现为营养不良的体态，主要通过体重、三头肌皮褶、上臂周径、上臂肌周等指标体现，按消瘦程度一般将营养不良分为轻度、中度和重度。慢性消耗性疾病、消化道吸收不良及厌食症是常见原因。

2. 营养正常型 营养状态及发育良好，皮下脂肪量与体重的百分比在正常范围内，男性脂肪量（F%）为 15% ~ 25%，女性为 22% ~ 30%。实际体重与标准体重相比，在 ±10% 以内。

3. 营养过剩型 即肥胖型，指构成身体成分中的脂肪组织量比率已超出正常范围，体重同样超出正常范围。肥胖者体内脂肪细胞数量增多、体积增大，细胞内脂肪含量增加，如果体内脂肪储积过多，导致代谢紊乱和脏腑功能异常，则为肥胖。

肥胖体型依据标准体重、脂肪百分率和体重身高指数可分为 4 型，即超重、轻度肥胖、中度肥胖和重度肥胖。

标准体重简单计算公式：标准体重（kg）= 身高（cm）－ 100（男性）或 105（女性）。

脂肪百分率（F %）=（4570 ÷ 体密度 － 4.142）× 100。

体重指数（BMI）= 体重（kg）÷ [身高（m）]^2，正常男性 BMI 为 22kg/m^2，女性为 20kg/m^2。

正常体重：实测体重为标准体重 ±10% 以内。

超重：实测体重超过标准体重 10% ~ 20%，或 BMI < 25kg/m^2。

轻度肥胖：实测体重超过标准体重 20% ~ 30%，脂肪百分率（F%）超过 30% ~ 35%，或 BMI 25 ~ 30kg/m^2。

中度肥胖：实测体重超过标准体重 30% ~ 50%，脂肪百分率（F%）超过 35% ~ 45%，或 BMI 30 ~ 40kg/m^2。

重度肥胖：实测体重超过标准体重 50%，脂肪百分率（F%）超过 45%，或 BMI > 40kg/m^2。

（五）身高

体型根据身高可分为三种基本型。

1. 长型 头小、个高，躯干、肩和骨盆较窄，四肢长而躯干较短。

2. 中型 头适中、身高适中。男性身高约 170cm，体重约 62 kg；女性身高约 160cm。体重约 50kg。躯干较长且宽，上、下肢较短。

3. 短型 头大、个矮，四肢短，躯干是中型的身体结构。

（六）五行分类法

中医学在五行理论指导下，认为人的形体与肤色变化与人的气质、年龄、健康状况及气血盛衰密切相关。将人体体型分为木型人、火型人、土型人、金型人、水型人 5 种类型。

1. 木型人 皮肤色青，小头，长脸，肩背宽大，身直，小手足。此型人好有才，劳心，少力，多忧，劳于事。常见于我国东部地区。

2. 火型人 皮肤色红，背脊宽，颜面瘦小，头小，肩、背、腰、腹等处发育匀称，手足小，步履稳重，行走身体摇摆。此型人有气质，轻财，多虑，好颜，急心。常见于我国南部地区。

3. 土型人 皮肤呈黄色，面圆头大，肩背部丰满健美，腹部宽大，下肢股胫结实肥厚，手足不大，肌肉丰满，全身上下各部均匀对称。此型人安心，好利人，不喜权贵。常见于我国中原地区。

4. 金型人 皮肤色白，方形脸，头小，肩背小，腹皮薄，手足小而坚实，足跟厚而坚，骨骼劲实，行动敏捷。常见于我国西部地区。

5. 水型人　皮肤色黑，面部凹陷多皱纹，头大，颈部呈梭形，两肩狭小，腹部宽大，臀大，手足好动。常见于我国北部地区。

二、体型健美的标准

体型美是健、力、美三者的有机结合，包含肌肉、骨骼的发育情况，机体的完善程度、人体的外形美及人的精神气质等。人体体型健美的核心是比例恰当，应首先符合人体比例美。匀称的体型、清晰的轮廓、流畅的线条，再配以优美的动作和姿态，就会给人以无穷的魅力和美感。由于地理条件、历史文化、生产发展水平、生活习惯、宗教信仰及审美情趣的差别，体型健美的标准并不完全一致。

（一）中国传统体型健美的标准

我国传统的医学美学思想中很早就对体型的审美有深刻的认识。先秦时期的体型美容标准是高大、壮实、健硕，且不分男女。这种人体美标准随着封建社会的建立很快动摇。春秋战国后期及秦，逐步强调男女差别。汉魏以后，人体美观念发展变化迅速，人体美已经不再是纯天然化，必须有"绮袖""丹裳""丝屝"服饰之美辅助，同时戴金翠、缀明珠以耀显女子体躯；"环姿艳逸，仪静体闲，肩若削成"的美人观成为时尚。唐代推崇机体丰满、肥腴，与"长脸瘦身"的赵飞燕式审美观形成鲜明对照，有"环肥燕瘦"之称。明代是美学观点变化纷繁时期，一方面人们不改变"丰肉微骨"，但另一方面又彰显平胸蜂腰；一部分人崇尚"胸乳菽发"，另一部分人又认为应含而不露。清代，除对兴起于南唐之缠足登峰造极之外，已建立了"蛋形脸、细颈项、瘦削肩、扁平胸、细腰身、尖尖脚"的固定形体美模式。

（二）现代女子体型健美的标准

现代女性在追求形体美的过程中，最关注的是健美形体的比例和标准。女性形体健美包括丰满而有弹性的乳房、适度的腰围、结实的臀部以及健美的大腿等，这是体现女性特有曲线美的重要部分。一个粗腰、短腿、扁胸的女子是不能体现女性的迷人风姿和特有魅力的。瘦弱的苗条身材也难给人以美感，难以展现曲线美的健美形体。一般而言，标准体重应该是健美体形的重要条件，也是反映和衡量形体美的标志之一。

1. 现代女性形体美常用比例标准

（1）整体比例　以脐为界，脐到头顶与脐到足跟的比例应是 5：8，女性身体的中点应在耻骨联合处。平伸双臂，两中指指尖之间的距离应等于身高。人跪下的高度应等于身高的 3/4。

（2）各部分比例　头高应等于身长的 1/8。乳房与肩胛骨应在同一水平线上。大腿正面的宽度应等于脸宽。颈围约等于小腿围。肩宽应等于身高的 1/4 减 4cm。胸围约等于身高的 1/2。腰围约等于胸围减 20cm；足颈围约等于小腿围减 10cm；上臂围约等于 1/2 大腿围；前臂围约等于上臂围减 5cm；手腕围约等于前臂围减 5cm。

2. 现代女性的体型健美标准　综合中外专家、学者的观点，现代女性健美标准有以下 12 个方面。

（1）骨骼发育正常，站立时，头、躯干和下肢的纵轴在同一垂线上。

（2）身体各部分匀称，上、下身比例符合"黄金分割"，胸围：腰围：臀围 =3：2：3。

（3）肤色红润晶莹，肌肤柔润、嫩滑而富有弹性。

（4）眼大有神，五官端正，并与脸型协调配合。

（5）双肩对称，圆浑健壮，微显削，无缩脖或垂肩之感。

（6）脊柱正视呈直线，侧视具有正常的体型曲线，肩胛骨无翼状隆起和上翻的感觉。

（7）胸廓宽厚，胸部圆隆、丰满而不下垂。

（8）腰细而有力，微呈圆柱形，腹部呈扁平。

（9）臀部鼓实微呈上翘，不显下坠。

（10）下肢修长，两腿并拢时正视和侧视均无屈曲感。

（11）双臂骨肉均衡，玉手柔软，十指纤长。

（12）皮下脂肪适度，体态丰满而不觉肥胖臃肿，体重符合或接近标准体重。

（三）现代男子体型健美的标准

现代男子体型健美的标准，不同的人见解也不一样。有人认为，男子汉应该是"虎背熊腰，身材高大，体格魁梧，有阳刚之气"；另一部分人则认为应该是"体型修长，面貌清秀，高矮适中，文质彬彬"；还有人认为，现代男性应该是"体型比例匀称，肌肉结实丰满，举止大方自然，外貌端正"。从体型健美的角度看，现代男子体型应该体现身高、体重和体围比例的协调，体现肌肉的力量美。体围比例的计算方法：颈围、上臂围、前臂围和腰围是以"胸围"为基准作比较；腿和小腿围是以"臀围"为基准作比较。一般认为，现代男子体型健美的标准如下。

（1）胸围和臀围的比例应是10：9。

（2）颈围应是胸围的38%；前臂围约是胸围的30%；上臂围（伸直的）约比前臂围大20%；腰围约是胸围的75%；大腿围约是臀围的60%；小腿围约是臀围的40%。

（3）肌肉发达，健壮有力。健美的体型、健壮的体魄和发达的肌肉密切相关。早期，在希腊雅典举行的奥林匹克运动会是男性裸体运动，体现当时人们崇尚人体肌肉的发达和力量美。肌肉在人体内的分布极其广泛，全身肌肉有500多块，其重量约占体重的40%，而四肢肌肉约占肌肉总重量的80%。

发达而富有弹性的肌肉是力量的源泉，是男性形体美的象征。发达的颈肌及胸锁乳突肌能使人的颈部挺直、强壮有力。发达的胸大肌使人的胸部变得坚实、健美。发达的肱二头肌和肱三头肌，使人的上肢线条鲜明、粗壮有力。发达的三角肌，由于其前束、中束和后束对肩部的覆盖，使肩膀变得宽阔起来，再加上发达的背阔肌，就会使人体呈健美的 V 形，它象征着雄健、战无不胜。有力的竖脊肌（骶棘肌）是脊柱两侧的最长肌肉，能固定脊柱，使人的上体挺直，不弓腰驼背。发达的腹肌能提高腹压，保护内脏，有利于缩小人的腰围，它的两束肌肉上锻炼出来的6～8个垒块，实在、健美，它和大腹便便、臃肿、松肥形成鲜明的对照。发达的臀肌和有力的下肢肌（股四头肌、股后肌群、小腿三头肌）能固定人的下肢，支持全身，构成健美的曲线。

三、身材美的标准

身材是评判人体的综合性指标。身材的构成内容具有多元性，包括身高、骨骼发育、肌肉发达程度、皮下脂肪蓄积量等，各种体形类型的集合就是身材问题。

（一）身高

身高是在直立位、双眼平视前方，从头顶到足底的垂直高度。目前主要采取"五分法"判定身材的高低。

1. 女性身高　可分为以下五种。①矮身高：低于150cm。②中下身高：150～156cm。③中等身高：156～167cm。④中上身高：167～175cm。⑤高身高：高于175cm。

2. 男性身高　其"五分法"标准是每种身材的具体数值一般比女性高10cm。另外，应注意身高的地域差异，如我国北方人普遍偏高。一般而言，从美学等级评价，女性以中等身材为佳，男性以中上身材为佳。

（二）身材

身材美是人体美的重要组成部分，身材是通过人体轮廓形态、姿势、姿态、左右差，弯曲度等要素展示的。身材是否对称、均衡、匀称和充满活力，是衡量体形美的基本条件。一般可将身材分为健美身材、理想身材和不良身材三种。

1. 健美身材　在一定的身高条件下，躯干与四肢协调、比例适当，具有典型的性别曲线。体重在标准范围的女性具有正力型体型或丰满型体型，要求身材匀称；男性具有中间型体型或正力型体型，达到 A 型体姿。

2. 理想身材　理想身材的标准是身高必须中等以上，具备健美身材的美学要素，且符合性别审美标准，性别曲线优美，胸围、腰围、髋围测量符合理想标准。

3. 不良身材　不良身材是体型营养不良或营养过剩，肌肉薄弱或短粗，躯干四肢比例不协调，四肢大关节超过正常的内翻或外翻角度，身材曲线性别差异不典型。

四、影响体形美的主要因素

体形美是人体健美的重要组成部分，影响体形美的因素纷繁复杂。一般而言，体形美的决定因素可分为两类：其一，是遗传、性别等相对稳定的因素；其二，是年龄、饮食、锻炼、情绪和疾病等可变的因素。

（一）遗传因素

在社会生活中我们经常可以看到，父母体型高大，子女一般也是高个子的现象，这表明遗传是决定体形的关键因素之一。遗传对体形的影响主要表现在身高和体重两个方面。研究表明，遗传对身高的影响很大，男性为 75%，女性为 92%；体重受遗传的影响稍弱，男性为 63%，女性为 42%，这表明体形与后天因素有密切关系，尤其是女性。

（二）性别因素

男、女由于激素水平的差异在体形方面有明显的不同，一般有身高、颈围、肩部、胸部、腰部、臀部、上肢、下肢、脂肪比例九个方面的不同。

1. 身高　男性较女性身材高大，平均高出 10cm 以上。

2. 颈围　男性颈粗，女性颈细。

3. 肩部　男性肩宽，女性肩窄。

4. 胸部　男性胸部较宽、胸腔大，女性胸部较厚。

5. 腰部　女性腰细，腰臀围比大于男性。

6. 臀部　女性臀部较翘，臀围是各部位围长中最大的，男性臀宽比肩宽小。

7. 上肢　女性手臂较短，手较小，手指较细；男性手臂较长，手较大，手指较粗。

8. 下肢　女性腿较短，足较小；男性腿较长，足较大。

9. 脂肪比例　女性皮下脂肪占体重比重约为 30%，男性约为 25%；女性身体线条柔和，男性则刚劲有力。

（三）年龄因素

人的体形是随着年龄的变化而变化的，尤其是头部与躯干和四肢的比例变化最大。以头高与身高的比例而言，胚胎 2 个月时，头高是身高的 1/2；刚出生时，头高是身高的 1/4；18 岁时，头高大约是身高的 1/7。另外，在某些年龄阶段，如青春期、妊娠期、产后、更年期等，人体体形因脂肪的蓄积而变化较大。

（四）饮食因素

体形与饮食的关系，主要体现在脂肪对体形的改变。首先，饮食应该量入为出。无论个体消化、利用食物的能力如何，出热平衡就不会使脂肪过度减少或沉积，体形也就不会有大的变化。其次，饮食结构不合理也是导致体形变化的因素。一般进食低热量而体积大的食物、低碳水化合物食物、高蛋白食物可减少脂肪的沉积。最后，进食方式对体形也有影响。进食速度快、喜食肥甘、爱吃零食的人脂肪容易沉积。运动员长期大负荷运动，逐渐养成了适宜的进食习惯，一旦停止运动，往往会导致肥胖。

（五）疾病因素

疾病与体形的关系十分密切。医学已经证实，下丘脑或其周围组织的肿瘤、细胞变性、炎症、先天性发育不良等均可导致患者食欲亢进，从而引起肥胖，对人体形式美影响很大。佝偻病所致的鸡胸、肺气肿所致的桶状胸、胸椎结核所致的驼背等胸背部疾病，不仅影响正常生理功能，而且严重破坏了体形。腹部多脂症、腹壁皮肤松垂症、凸肚脐等腹部疾病，会引起腹部形态异常，破坏体型美。各种先天残疾或后天因疾病导致的肢体残障、肢端肥大症，O形腿、八字脚等对体形的影响也较明显。

（六）地理环境因素

中国人体特征因地理环境不同有明显的区别，以长江为界，分为南、北两大地区类型。北部类型的人，身材较高大；南部类型的人，身材较矮小。亚热带地区的人们四季都要辛勤劳动，夏季受炎热的煎熬，食欲受抑制，肥胖者较少；而接近寒带的人则易胖。据人类考古学家考证，北部类型是由周口店山顶洞人为代表的北部晚期智人发展而来的；南部类型则由以广西柳口人为代表的南部晚期智人发展而来。

（七）运动因素

运动直接影响人肌肉和脂肪的质和量，人的体形不仅取决于身高和体重的比例是否协调、适中，而且很大程度上取决于肌肉和脂肪附着骨骼上的分配比例，而肌肉和脂肪具有非常高的可变性，运动能够有效地促进脂肪分解和肌肉蛋白的合成，使人体形态得到明显变化。

（八）情绪因素

体形与情绪密切相关。首先，人的心理特征往往在一定程度上受体形的影响。神经病学有从人的外部体形判断人的性格特征的理论。如脑型者四肢纤细，肌肉型者四肢发达，二者心理特征明显不同。其次，情绪也可影响体形。衣食无忧者，心宽体胖，情绪不佳者，进食过少而"为伊消得人憔悴"，有的人在情绪紧张时，把进食当成一种宣泄。神经性厌食症患者体形偏瘦是较典型的例子。中医对体形与心理情绪因素的关系早有论述，如肝阴不足之人常急躁易怒，食少而形体消瘦。因此，良好的情绪对体形健美十分重要。

（九）其他因素

引起体形改变的因素还有一些，我们不应该忽视。如药物可引起体形改变，长期服用超量糖皮质激素可引起类似皮质醇增多症样改变，形成向心性肥胖；社会环境对体形的影响也颇大，社会动荡不安，人们普遍形体消瘦，随着社会生活水平提高，肥胖者逐渐多起来。另外，体形与风俗习惯、文化也有一定的关系。

知识链接

"最美"中国援外医疗队群体代表

自 1963 年向阿尔及利亚派出首支援外医疗队以来，我国累计向 76 个国家和地区派遣医疗队员 3 万余人次，援建医疗卫生设施共 130 余所，诊治患者近 3 亿人次，挽救了无数宝贵生命。党的十八大以后，援外医疗队模范践行人类卫生健康共同体理念，引入先进诊疗技术，开展对口医院合作，积极推进"光明行""爱心行""微笑行"等义诊创新工程活动，拓展公共卫生合作，从"输血式"援助转向"造血式"援助，培养了大批当地医疗人员，留下了一支"带不走的医疗队"，提高了受援国医疗技术水平。中国援外医疗队以无私的爱心、精湛的医术、接续的奉献，得到国际社会广泛赞誉。62 年来，先后有超过 2000 人次荣获受援国国家级荣誉，50 余名队员牺牲在异国他乡。

2023 年 10 月 20 日，中国援外医疗队派遣 60 周年，中共中央宣传部向全社会宣传发布中国援外医疗队群体代表的先进事迹，并授予他们"时代楷模"称号。

任务三　体姿美

体姿是人体处在某一状态下，身体各部在空间的相对位置，也称体态。健美的体魄，优美的体姿，才能显示形体潇洒的风度。体姿是人体美不可分割的组成部分，人体姿态是持续的动姿，它既能展示体型的优美，又可折射出一个人的学识、修养等内涵美。人的发型、服饰、化妆是外在美中的静态美，体姿则是外在美的动态美。

体姿审美具有民族性和时代性。我们中华民族有着灿烂的文化，素有"礼仪之邦"之称。"站如松、坐如钟、行如风、卧如弓"是中华民族对健美体姿的概括与要求。体姿的功能是多方面的，优美的体姿不仅能充分表现体型美，还包含丰富的社会意识和精神文化因素在内，还和个人仪表、社会礼仪紧密相关，能反映一个人的精神面貌与气质修养，可以说它是展现人的内在美和外在美的一个窗口。

一、人的静态姿势美

静态姿势是由人体各部分位置的相互关系所决定的，是人体形态的静力性造型，由人体的基本位置或姿势所构成。

（一）人体各部位的基本位置

头部：正位（即标准姿势）、低头位、仰头位、左侧头位、右侧头位、左转或右转头位。

胸部：正位、含胸位、挺胸位、左侧位、右侧位、左转位、右转位。

腰部：正位、弯腰位、伸腰位、左侧位、右侧位、左转位、右转位。

肩部：正位、沉肩位、耸肩位。

上臂部：正位、前平举位、侧平举位、后伸位、内收位、内旋位、外旋位、上举位。

前臂部：正位、屈肘位、伸肘位、旋前位、旋后位。

手部：正位、掌屈和指屈位、背伸和指伸位、桡侧偏斜位、尺侧偏斜位、（指）内收位和外展位、对掌位。

臀部：正位、收臀位、松臀位、左摆位、右摆位、左转位、右转位。

大腿部：正位、前屈位、后伸位、外展位、内收位、左旋位、右旋位。

小腿部：正位、屈膝位、伸膝位、左旋位、右旋位。

足部：正位、踝屈和趾屈位、背伸和趾伸位、内翻位、外翻位。

（二）四肢形态位置

由多个灵活的关节组成，它们在功能上有非常密切的配合，因此，可构成多种复合的形态位置，常见的有以下几种。

上肢：有腰位、双臂前交叉位、双臂后交叉位、双手前交叉位、双手后交叉位、双手前合掌位、抱颈位等。

下肢：下肢的形态位置主要表现为步位，常见者有自然步、小八字步、大八字步、前后步、小腿交叉步、膝交叉步、大腿交叉步、正步、丁字步、点步、踏步、单足步等。

（三）人体侧面静态姿势美

从人身体侧面观，静态姿势可以分为四型。

第一型：头部中轴、躯干中轴、下肢中轴处于同一垂直线上，胸部挺起，腹部内缩或平直，背部弯曲适中。体现出人体完美的线条，静态姿势审美价值最高。

第二型：头部与下肢前倾，躯干后倾，头部、躯干，下肢中轴不在同一直线上，体姿分为三段。胸部不像第一型，向前挺起明显，背部弯曲显著。

第三型：胸部平直，不向前挺起，前腹壁松弛前突，脊柱腰曲明显突出，下肢中轴明显前倾。

第四型：头部明显向前伸，腹部松弛前突，脊柱胸曲和腰曲显著突出。

二、人的动态姿势美

人的动态姿势包括坐、站、行、卧，其姿态美的标准如下。

（一）坐姿

坐姿是人体在入座、坐位和起座时的姿势。总体要求是端庄、大方、自然、舒适。

入座时：入座时应轻巧，落座声音柔和。应先站在椅子或沙发的边缘，两腿前后立，臀部正常位，上体从腰部起略微前倾，轻轻坐下。

坐时：上体正直舒展，两肩放松，身体前倾的角度不要超过20°，重心落在臀部上；腰、腿肌肉紧张，髋、膝屈曲自然，应将臀部和坐骨结节置于支撑物上，以支持除下肢以外的身躯：抬头、挺胸、直腰、收腹：两腿间距约40cm。双足自然落地并稍分开，或正步或前后步或小八字步等：膝部稍偏向客人，手置于沙发或大腿上。

起坐时：宜双足一前一后，从足部起略微向前倾，足跟把身体向上推，前脚起平衡作用，同时脊柱要保持平衡作用。

切忌含胸、弓背，因为这是造成脊柱弯曲、腰背疼痛、消化不良的病因之一。手、腿和脚的恰当摆放极为重要，手心不可向上，忌伸腿、脚尖朝天，更不可跷二郎腿或腿脚不停抖动。

（二）站姿

站姿是指人体站立时的姿势，站姿应该体现出人的精神风貌，要做到挺、直、高。

标准站姿：身体要保持直立，抬头、挺额、挺胸、收腹、挺腿，两眼平视前方，下颌稍收；头、颈、躯干和脚在一条垂线上，两臂自然下垂：左足打开45°，右足向前自立，右足跟对准左足中部或比左足稍前，两足不要相距太远，应以足掌而不是以足跟承受体重；两膝微弯，左膝偏向内。标准站姿可显示人体固有的曲线美和挺拔的体姿。

站姿因站立时双足的位置和方向不同，以及躯干和头部的造型之别而有多种，特别是在舞蹈、摄影等艺术表现形式中，如正面 S 形站姿、斜方向站姿、斜方向 S 形站姿、斜方向双足分开站姿、斜方向双脚交叉站姿，侧面站姿和背面站姿等。

应尽量避免僵硬、驼背、含胸、肩部下垂等不良姿势。切忌弓腰、挺腹，过分偏移重心至一腿的站姿。防止造成脊柱变形、肩部低垂等疾病。

（三）走姿

走姿是人体行走的姿态，走姿的步伐、动作、方式可以反映出人体的动态美和韵律美，总体要求是保持身体正、直，挺胸直腰、微收小腹，膝和足尖始终正对前方行进，两臂自然摆动，步伐稳健而均匀。优美的走姿能充分反映出一个人健美的身材和矫健的步伐，产生潇洒、飘逸的美感。

正确的走姿是行走时脚步自如、轻盈、矫健，双目平视，下颏内收，颈部自然伸直，肩膀放松下垂，手臂自然摆动，人体重心位置在脐下 2～3cm 处；应使重心与前进方向一致，呈一条直线，以保持身体平衡，挺直腰部是保持正确步态的关键。迈步时足跟要先着地，然后再到足掌中部和前部，膝盖要正对前方，足尖略向外，两腿不要太弯，步幅不宜过大，步伐尽量均匀，步子柔和轻快，手臂自然前后摆动，前摆幅度不宜超过 30°，后摆幅度以 15° 内为佳。

走路时应尽量避免头部前伸或低头，一摇三晃或八字横行，或跛足行进等不良走姿。优美的姿态和洒脱的动作，既符合人体解剖学和生理学规律，又给人以美的印象。

（四）卧姿

卧姿是人体静躺时的姿态，优美的卧姿既要符合人体生理特点，又要体现出美感。良好的卧姿对于心血管、呼吸系统在安静状态下的工作起保证作用，并有助于消除肌肉疲劳。为保证心脏不受压，一般宜取右侧卧位，同时能表现出宁静的曲线美。为防止局部受压出现感觉迟钝甚至痉挛现象，仰卧也是一种较好的卧姿，但不要把手放在心前区，同时要注意颈部的保护。

.... **目标检测**

参考答案

一、单选题

1. 人体整体形态美中"三庭五眼"主要是指面部的（　　）
   A. 肤色均匀度　　　B. 比例关系　　　C. 五官立体感　　　D. 皮肤光滑度

2. 对于人体整体形态美来说良好的体态不包括（　　）
   A. 含胸驼背　　　B. 抬头挺胸　　　C. 收腹提臀　　　D. 双肩自然下垂

3. 在人体动态姿势美中行走时正确的步伐应该是（　　）
   A. 脚步拖地　　　　　　　　　B. 步伐过大且急促
   C. 步伐均匀、稳健，步幅适中　　D. 小碎步快走

4. 人体整体形态美中皮肤状态良好主要表现为（　　）
   A. 粗糙暗沉　　　B. 有大量痘痘　　　C. 光滑细腻有弹性　　　D. 干燥起皮

5. 下列不是影响体型美的主要因素的是（　　）
   A. 遗传因素　　　B. 性别因素　　　C. 年龄因素　　　D. 穿着习惯

二、多选题

1. 四高三低中的"四高"是指（　　）
   A. 额部　　　B. 鼻尖　　　C. 唇珠
   D. 眉尖间　　　E. 下巴尖

2. 影响人体整体形态美的因素有（　　）

    A. 遗传因素　　　　B. 饮食习惯　　　　C. 运动习惯

    D. 心理状态　　　　E. 年龄因素

3. 以下可以提升人体动态姿势美的有（　　）

    A. 行走时步伐均匀稳健　　　　　　　B. 跑步时手臂自然摆动

    C. 坐姿端正优雅　　　　　　　　　　D. 站姿挺拔自信

    E. 入座时应轻巧，落座声音柔和

4. 对于人体整体形态美，以下说法正确的有（　　）

    A. 健康的皮肤状态有助于提升美感　　B. 合适的发型可以修饰整体形态

    C. 穿着随意不会影响整体形态美　　　D. 自信乐观的心理状态能增添魅力

    E. 以上都对

三、问答题

1. 头型分类的方法有几种？影响头型美的因素有哪些？

2. 面型的比例关系有几种？

3. 如何使发型与面型的搭配协调？

4. 体重指数怎么计算？如何区分标准体重和超重体重？

5. 体形美的分类与标准有哪些？

书网融合……

重点小结　　　　　　微课　　　　　　习题

项目六 人体各部位的美

学习目标

知识目标： 通过本章学习，应能掌握眉、眼、鼻、耳、唇、齿、额的美学功能及其理想美类型的标准；熟悉人体各部位的美学特征；了解眉、眼、鼻、耳、唇、齿、额常见的分类。

能力目标： 具备明确眉、眼、鼻、耳、唇、齿、额等理想美类型的标准，可以进行容貌美丑度的分析评价。

素质目标： 通过本项目的学习，帮助学生了解人体各部位的美学功能及其理想美类型的标准，树立容貌形态美的理念，摒弃畸形审美。

情境导入

情境： 雨微是个漂亮的女孩，因拥有一双美丽动人的大眼睛，多次被朋友当作谈论的对象。今日，她以求美者的身份与美容整形医生沟通咨询。令医生意外的是，她想开内外眼角，使自己的眼睛更大。美容整形医生给予相关的审美教育，并分享一些理想眼部美的标准，眼在面部的位置、比例及与眉、鼻协调关系的素材资料，最终，她听取了美容整形医生专业的建议。

思考： 1. 分析面容的美学功能及美学特征。

2. 讨论面容理想美的标准。

人的各部分的形态美是人体美的构成要素，受时代、民族、阶级、文化、职业、年龄、性别、情趣等诸多因素的影响，所以对于美的认识也很难统一，但审美有一定的共性标准。在一定条件下，以健康科学的审美观为前提，提出一个相对稳定的美学标准，对塑造人体美具有重要作用。本项目主要介绍人体各部位的美学功能、特征、分型及各自理想美的标准。

任务一 眉与眼的美 微课

一、眉与容貌美

（一）眉的美学功能

眉在眼的上方，横卧上睑与额交界处，稍隆起而富于立体感，在容貌轮廓之美中发挥着非常重要的作用，能协调、平衡五官结构之间的关系。左右对称、粗细适中、浓淡相宜、线条流畅优美的双眉犹如眼睛的画框，使整个面部轮廓更加明晰而和谐，衬托出双眸更加明媚迷人。动态中眉毛，在表达情感，展现性格特征方面，也具有重要作用和意义。"两弯似蹙非蹙罥烟眉，一双似喜非喜含情目"《红楼梦》中的林黛玉给人的印象是弱柳扶风、眉尖若蹙，罥烟眉将她多愁善感的性格表露无遗。

（二）眉的美学特征

1. 眉的基本形态 眉是生长于眼眶上缘的一束短毛，眉的内侧端称为眉头，起自眉眶内上角；眉的外侧端称为眉梢；眉头与眉梢之间称为眉腰；眉腰整体呈弧线型，其最高点称为眉峰；两眉头之

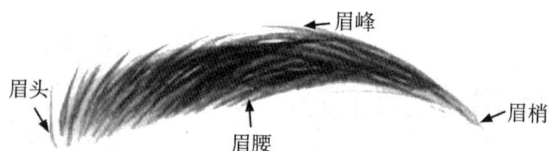

图 6-1 眉的基本形态

间称为眉间（图 6-1）。

2. 眉毛的基本特征 眉毛属硬质短毛，眉头部分的眉毛斜向外上方生长，眉腰部分的上层眉毛斜向外下方生长，中层眉毛向后方生长，下层眉毛斜向外上方生长，在眉梢处合拢变细，这种中间聚集靠拢式的生长，使得眉腰、眉峰颜色较浓，眉头、眉梢颜色较淡，从而使整个眉浓淡相宜，层次有序，立体生动。眉毛的长短、粗细、色泽等与种族、性别、年龄及遗传等因素有关，其密度为 50 ~ 130 根/cm^2。眉毛密度可分三级。①稀少：眉毛不能完全盖住皮肤；②中等：眉毛几乎完全盖住皮肤，但眉间无毛；③浓密：眉毛完全盖住皮肤，眉间有毛，甚至连成一片。

一般来说，儿童的眉毛细短、稀少而色淡，成年人的眉毛较粗长、浓密而色黑；男性眉毛较粗宽而密，女性眉毛细窄而稀；老年男性眉毛可增长或变白，老年女性眉毛易脱落而稀疏。眉毛的色泽、深浅与全身色素代谢有关，其中尤以与酪氨酸经过代谢形成的黑色素关系密切。因此平时多食用蔬菜、豆类制品可增加眉毛的黑度。在病理状态下如白化病、白癜风、斑秃、原田病，甚至交感性眼炎等疾病，均可使眉毛部分或全部变白。

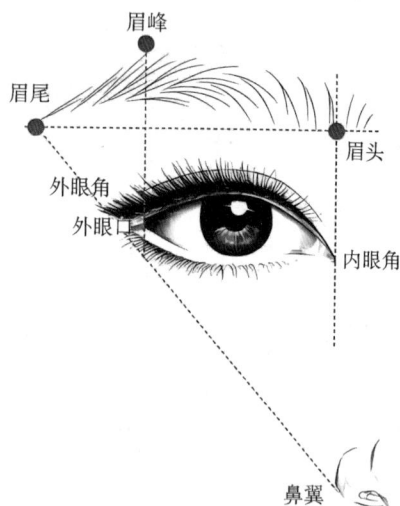

图 6-2 标准眉的美学位置

3. 眉的美学位置 眉在面部的位置，因人会略有差异，标准眉的美学位置遵从三条线原则（图 6-2）。

（1）眉头 鼻翼边缘与同侧内眦角连线的延长线为第一条线。眉头在此线的延长线上或稍向内，两眉头间距约等于一个眼裂长度。

（2）眉梢 鼻翼与同侧外眦角连线的延长线为第二条线。眉梢在此线的延长线上，稍倾斜向下，其末端和眉头大致在同一水平线上。

（3）眉峰 两眼平视前方时鼻翼外侧与同侧瞳孔外侧缘连线的延长线为第三条线。眉峰在此线的延长线上，位置大约在自眉头起的眉长中内 2/3 交界处。

（三）常见的眉型分类

依据眉头的位置、眉腰的走向及眉毛的粗细浓淡，常见的眉型大致有以下八种（图 6-3）。

1. 标准型 眉头在鼻翼边缘与同侧内眦角连线的延长线上或稍向内，眉峰在两眼平视前方时鼻翼外侧与同侧瞳孔外侧缘连线的延长线上，眉梢在鼻翼与同侧外眦角连线的延长线，其末端和眉头大致在同一水平线上，左右对称，粗细适中，浓淡相宜，富有立体感，其弯度与脸型和眼型搭配和谐。给人以舒展、大方、优美的感觉。

2. 下斜型（八字型） 眉头之间距离略大于一个眼裂长度，眉梢低于眉头，双侧观看似八字，容易给人留下滑稽、悲伤、无辜的印象。

3. 向心型 两眉头距离过近，向内聚促。眉头之间距离略小于一个眼裂长度，显得紧张、压抑、过于严肃。

4. 粗短型 眉毛浓密，短粗，多见于男性，给人以刚毅、强悍粗犷的印象。

5. 连心型 两眉头距离很近，甚至连成一体，有刚毅、精明之气，但往往易给人以奸诈、狡猾之态。

6. 散乱型 眉毛分布散乱无序，显得迟钝、精神不振、缺乏灵秀之美。

7. 离心型 两眉头距离过宽，显得五官布局有不协调之感，安详、松散，甚至有痴呆的感觉。

8. 残缺型　眉毛一部分或多部分残缺，因眉毛缺乏整体感而有碍美观。

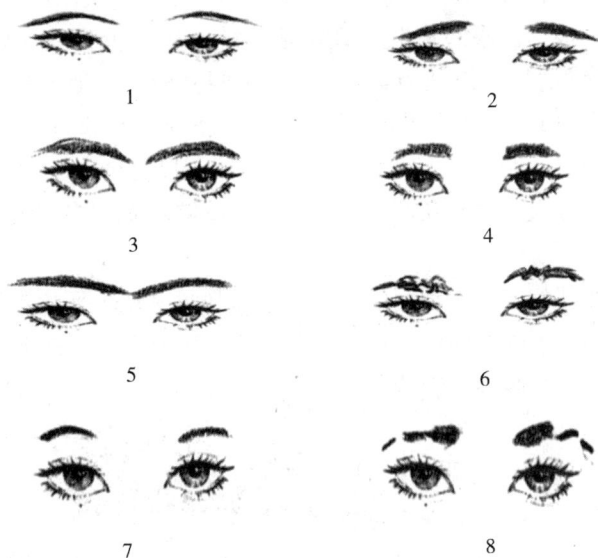

图 6-3　常见的眉型

1. 标准型；2. 下斜型；3. 向心型；4. 粗短型；

5. 连心型；6. 散乱型；7. 离心型；8. 残缺型

（四）理想而美的眉

一般认为，理想标准的眉型，应该是双侧对称并与脸型、眼型协调，眉峰高度适中，眉梢略向上的柳叶眉。此种类型是东方女性眉型美的特征，给人以漂亮、秀气、温柔、自然天成的美感。近年来，较年轻的女性钟爱于一字眉，既整个眉形呈现水平"一"字形态，彰显独立、个性的气质。西方女性，则以高挑眉较为多见，此类型眉峰眉梢均明显高于眉头。可见，受文化、民族、风俗等各种因素的影响，大家审美概念和标准也不尽相同，因此没有绝对的标准。

二、眼与容貌美

（一）眼的美学功能

眼居五官之首，是人体的视觉器官，视觉在人类认识客观世界中占有极其重要的地位。通常情况下人类从外界获得信息主要是来自双眼，信息通过视神经的传导在大脑中做出反应，是大脑的延伸部分。眼部美一般从"形"和"神"两方面展现。"形"即眼的形态结构之美，是眼的静态美，包括眼球、眼睑、眼眶、睫毛等，眼睛的色彩与虹膜的颜色有关。黄种人的眼睛以黑白分明为美，眼形方面，古人以内眼角微微呈钩状，外眼角上翘，单眼皮，细长有神的丹凤眼为美。现代人多以深眼窝，睫毛浓密柔长的大双眼皮为美。"神"即眼的神态之美，是眼的动态美，眼作为人类心灵的窗口，能将人内心世界中复杂情感和思想活动展现出来，因此，眼睛也是展现人内在美的表情器官。正是因为眼睛可以传情达意，所以从古至今，眼部之美一直深深地吸引着无数审美者的目光，古诗中的"巧笑倩兮，美目盼兮""回眸一笑百媚生"等诗句，就是对眼睛动态美的深刻描写。因此，形态优美、视物清晰、晶莹清澈、黑白分明、富有韵律、具有传神达意之感的眼睛，是形与神的和谐统一。

（二）眼的美学特征

1. 眼的基本形态　眼的外部有上睑和下睑两部分，其间为眼裂。上睑覆盖眶上缘与额相连，活动度较大，变化明显，是决定眼部外形的主要结构之一，在眼部审美中占有非常重要的地位。上睑的皮肤在睁眼时形成两条皱襞，上方一条皱襞靠近眶上缘称为眶睑沟；下方一条皱襞靠近睑缘者称为上睑沟，也就是重睑线，有此沟者为重睑，无此沟者为单眼。据此可将上眼睑分为单睑型，重睑型，内双型和多皱襞型，单睑又可根据上眼睑皮肤紧致松弛程度及皮下脂肪多少分为正力型、无力型（皮肤松弛型）和超力型（肿泡眼），一般认为重睑型形态的眼部较美。提上睑肌的功能可影响上睑下垂程度，一般认为活动幅度在10mm，睁眼平视上上睑缘覆盖角膜上缘2mm较为正常，若上睑功能障碍可引起上睑下垂，影响眼型美。西方人上睑皮肤薄，皮下组织及脂肪少，眼睑板较宽，眼睛凹陷，眼睑沟明显，重睑线宽；而东方人上睑皮肤厚，皮下脂肪及眶隔脂肪较多，眼睛显得臃肿，不凹陷，呈现扁平型，缺乏层次感。

下睑覆盖眶下缘与面颊部相连，活动度较小，正常人睁眼平视时下睑缘位于角膜下缘处，下睑皮肤表面有下睑沟、下睑颧沟、下睑鼻颧沟。若下睑缘处肌肉肥厚，则形成肌型眼袋；若皮肤、眼轮匝肌眶隔膜松弛下垂，则形成下睑眼袋，影响美观。上、下睑缘相连形成内眦和外眦，内眦角较钝圆，外眦角较锐利。

2. 眼结构的美学观察 眼的结构见图6-4。

（1）眼裂 当眼睛睁开时，上下睑缘之间椭圆形的暴露区域就是眼裂，眼裂的高度平均值是7～12mm。一般黄种人眼裂高度较小，称为细窄型；白种人眼裂高度适中，称为中等型；黑种人眼裂高度较大，称为高宽型。眼裂的宽度，是指眼睑内外眦水平距离，平均值是25～33mm。此宽度与面宽的比例越接近"三庭五眼"，则眼裂宽度在面部越适当。

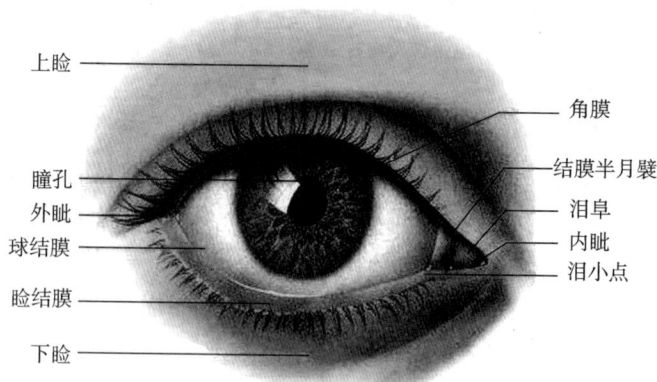

图6-4 眼的结构

眼裂的倾斜度是指内外眦连线与水平线形成夹角的大小。当内外眦连线与水平线一致时，称为水平型；当内眦高于外眦，双眼有外八字形态时，称为外倾型；当内眦低于外眦，双眼呈上扬形态，称为内倾型；当内外眦连线与水平线夹角为10°左右时，也是中国传统认为最美的丹凤眼形态。

（2）眦角 分为内眦和外眦，内眦角较圆钝，外眦角较锐利，由眼裂椭圆形的弧线结构交汇成眦角，此结构具有一定的美感。内眦赘皮是内眦部垂直方向的皮肤皱襞，可遮盖内眦角，拉长内眦间距，相对横向眼裂缩短，同时上睑缘弧度不流畅，整个眼部呈现比例不协调、弧度欠佳的形态。东方人多属蒙古人种，有近50%的人，是单睑或内双，存在内眦赘皮，而西方人几乎无内眦赘皮。

（3）睫毛 上下睑缘生有睫毛，排列成2～3行，似卫士排列在睑裂边缘，中央部睫毛较长，内眦部较短，此结构不仅与眼型美关系密切，而且协同眼睑对角膜、眼球有保护作用。上眼睑的睫毛多而长，较粗、颜色较浓，通常100～150根，平均长度为8～12mm，向前上方弯曲生长，睁眼时倾斜度为100°～130°，闭眼时为140°～160°。下睑的睫毛短而稀少，50～80根，长度为6～8mm，稍向前下方弯曲。睁眼平视时倾斜度为90°～120°。细长、弯曲、乌黑、灵动而富有活力的睫毛对眼型美发挥着重要修饰作用。因此，睫毛之美，特别是上睑睫毛已成为女性眼部重要美化部位之一。

（4）眼球　眼球是视觉器官的主体部分，近似球体，位于眼眶窝的前部，借眶筋膜与眶壁联系，周围有眶脂肪垫衬保护。眼球前后径平均为24mm，垂直径为23mm，水平径为23.5mm。眼球四周有上、下、内、外直肌和上、下斜肌附着，以保证眼球向各方向灵活转动。眼球前部正中部为角膜，略呈圆形，占眼球壁前约1/6面积。眼球壁后约5/6面积为瓷白色的不透明巩膜，表面被薄而透明的球结膜覆盖。眼球过大、过小、突出、内陷、位置有否偏斜、运动是否灵活、幅度是否正常、有否震颤等，都直接影响眼部甚至整体容貌美。

（5）角膜、巩膜、虹膜、瞳孔　角膜位于眼球前方，如同照相机的镜头，外界美好景物的自然光线通过角膜进入眼内，传递到视中枢形成视觉。倘若角膜透明性丧失，眼的视觉功能将受到影响。角膜无色透明，因其后的虹膜色素和瞳孔衬托而呈黑色，通常称"黑眼珠"。其次是巩膜的前部分，巩膜为不透明的瓷白色，表面覆盖透明的极薄的球结膜，故呈白色，也就是俗称的"眼白"。角膜和巩膜露出范围大小及其形态、颜色、透明程度与眼型美有密切关系。

虹膜又称虹彩，位于眼球壁中间眼球血管膜层的最前部分，角膜之后、眼球内晶状体之前，为圆盘而略呈平面状，内含有色素的薄膜，其表面有高低不平的隐窝和辐射状的隆起皱襞，形成了清晰的虹膜纹理，虹膜内有环行的瞳孔括约肌和瞳孔开大肌，能调节瞳孔的大小。其中央有一直径为2.5～4mm的圆孔，即为瞳孔。虹膜的颜色与其所含黑色素的量及分布有关，且存在明显的差异。白种人虹膜色素少，由于光线的衍射作用，则多呈蓝色或碧绿色；黑种人和棕色人由于虹膜致密，含有较多黑色素，则呈棕黑色；黄种人则介于上述两者之间，多表现为棕色虹膜。在同一人种中，虹膜颜色也存在差异，一般女性虹膜色泽略深于男性。虹膜的结构、颜色、纹理、瞳孔形态大小、位置、收缩情况以及瞳孔区状态，都与眼形美，尤其与眼神、情感的传递有着密不可分的关系。

眼睛之所以能惟妙惟肖地传递信息和表达情感，体现传神之美，是由其精细的形态结构和完善的功能所决定的。其中尤其与角膜、虹膜、瞳孔，特别是瞳孔的收缩、开大变化密切相关。研究证明，瞳孔可以根据外界环境的变化、身体状况及情绪的变化而扩大或缩小。

（三）眼型的分类

眼睛之美从形与神两个方面分析。美的"形"是形式基础，"神"是人内在美的外在显现。眼部之美是形态与眼神的和谐统一。如果"形"有畸变异常，"神"便会失去光彩，将极大地影响眼睛美的展现。依据眼睛位置、大小、眼睑、睑裂的形态变化，眼型美学的分类方法有多种，国人常见的眼型有以下几种（图6-5）。

1. 杏核眼　眼睛位于标准位置上，眼裂的高度、宽度比例适当，睑缘呈圆弧形，内眦圆钝，角膜和巩膜显露较多，多见于男性，较丹凤眼宽，显英俊俏丽。

2. 丹凤眼　属美眼一种，外眦角大于内眦角，外眦略高于内眦，睑裂细长呈内窄外宽，呈弧形展开。角膜和巩膜露出适中，眼睑皮肤较薄富有东方情调，此形态有清秀可爱的美感。

3. 细长眼　又称长眼。睑裂细小，睑缘弧度小，高度与宽度比例不当，角膜及巩膜露出相对较少，显得无精打采，给人以疲惫之态。

4. 圆眼　也称荔枝眼、大眼。睑裂较高宽，睑缘呈圆弧形，角膜、巩膜露出多，使眼睛显示圆大。给人以目光明亮、机灵有神之感，但缺乏秀气。

5. 眯缝眼　睑裂小而狭短，高度和宽度均不足，高度不足尤甚，内、外眦角均小，角膜、巩膜大部分被遮挡，眼球显小。显得温和，但有畏光之感。眼睛缺乏神采和魅力。

6. 吊眼　也称上斜眼。外眦角高于内眦角，眼轴线向外上倾斜度过高，外眦角呈上挑状，有目光锐利、灵活机智之感，但显得冷漠严厉。

7. 垂眼　也称下斜眼。外眦角低于内眦角，双侧呈八字形外形特征，眼轴线向下倾斜，形成外眼角下斜的眼型。此种眼型有天真、无辜、可爱的印象，但也给人阴郁老态的感觉。

8. 三角眼 一般眦角多正常，主要由于上睑皮肤中外侧松弛下垂，外眦角被遮盖，使眼裂暴露区域近似三角形，多见于中老年人，显疲惫、老态、无神之感，先天性三角眼较少见。

9. 深窝眼 主要特征是上睑靠近眉毛区域凹陷较深，出现于较年轻者显成熟，中老年人更显憔悴、疲惫、老态，西方人较常见。

10. 肿泡眼 也称金鱼眼。眼睑皮肤较肥厚，眶隔脂肪臃肿、鼓突，眉弓、鼻梁、眼窝之间韵律感的被弱化，立体感不强，外形美观度不足。

11. 远心眼 主要特征是内眦间距过宽，两眼分开过远，使面部显宽，失去五眼比例美，有呆滞之感。

12. 近心眼 主要特征是内眦间距过窄，五官较聚拢，显忧愁、严肃、紧张之态。

13. 突眼 睑裂过于宽大，眼球大，向前方突出，角膜全暴露，巩膜暴露范围也多。若角膜四周均有巩膜暴露则俗称"白眼"，有激动、惊讶、恐慌愤怒的感觉，部分甲状腺功能亢进症患者和高度近视者也呈现此种眼态。

14. 小圆眼 主要特征是睑裂高度与宽度短小，但本身比例尚适度。睑缘呈小圆弧形，眼角稍钝，角膜、巩膜露出少，眼球显小。整个眼型呈小圆形态，给人以机敏灵动的感觉。

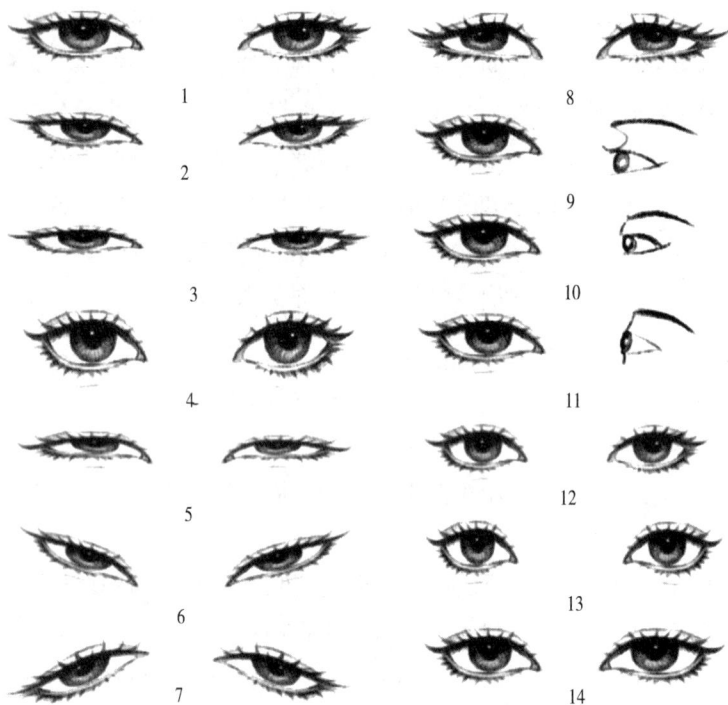

图 6－5 常见的眼形

1. 杏核眼；2. 丹凤眼；3. 细长眼；4. 圆眼；5. 眯缝眼；6. 吊眼；7. 垂眼；
8. 三角眼；9. 深窝眼；10. 肿泡眼；11. 远心眼；12. 近心眼；13. 突眼；14. 小圆眼

（四）理想而美的眼

理想的眼处于标准位置，与眉、鼻位置协调，两内眦间距离约为眼裂宽度。睁眼平视时，角膜及巩膜显露睑裂高度为 7～12mm，眼裂宽度为 25～30mm，其宽度与面宽的比例应符合"三停五眼"的"五眼"要求，睑裂倾斜度为外眦高于内眦 2～3mm，内外眦连线与水平线夹角约为 10°；内眦角，外眦略高于能较圆钝，外眦角较锐利；睫毛浓密、弯曲、乌黑、上翘。男性以杏核眼为美，给人以英俊、潇洒之感；女性以丹凤眼为美，给人以秀美、妩媚之感。

容貌美是形与神的和谐统一

《硕人》是《诗经·卫风》中赞美齐庄公的女儿、卫庄公的夫人庄姜的诗。其描述"手如柔荑，肤如凝脂，领如蝤蛴，齿如瓠犀，螓首蛾眉"几个连续的比喻，生动形象的刻画了姜庄艳丽绝伦的美貌，但这种静态描述，只能刻画出美人之"形"美。紧随其后"巧笑倩兮，美目盼兮"八个字，将美人之"神"的动态之美描绘的惟妙惟肖。"神"高于"形""动"优于"静"。形这种静态的描写必不可少，它们是神之美、动态之美的基础，即"形美悦人目，神美动人心"。

任务二　鼻与耳的美

一、鼻与容貌美

（一）鼻的美学功能

鼻位于面中 1/3，上界与额部相连，下界与口相邻，鼻根部左右为双眼，鼻中部两侧与颧部、面颊部相毗邻。鼻部向前隆起，是突出于面前端的醒目结构，与相对凹陷的眼睛及相对平坦的面部构成鲜明的对比，使面部的立体层次感增强。外鼻形态在种族差异中比较明显，白种人鼻型以细高型较多，黑种人以宽阔扁形类型较多，黄种人则居二者之间。在同一种族内，外鼻形态在群体、个体之间的差异也较面部其他器官为大。因此，人类学家把外鼻形态作为种族分类的重要依据。在化妆造型中，额部与鼻背皮肤常称为"T"字带，是面部化妆的重点部位之一。可见，鼻部形态在容貌美及个体识别中占有极为重要作用，素有"颜面之王"的美称。

鼻作为呼吸道的门户，在吸入空气的同时，还具有过滤、清洁、加湿、加热空气的作用；鼻还可通过呼吸作用，参与调节人体体温和调控体内水分的过程；鼻具有灵敏的嗅觉，可以感知各种不同的气味；鼻具有丰富的表情功能，通过鼻肌和面部表情肌的作用，可以做出耸鼻、皱眉、鼻翼扇动、鼻孔开大等表情动作；鼻腔作为声道的一部分，参与某些声音（如爆破音）的发生，并通过共鸣作用使声音得以修饰，使语音抑扬顿挫，婉转悦耳，因此是鼻人类重要的器官之一。

（二）鼻的美学特征

1. 鼻的基本形态　鼻向前隆起呈长锥体，突出于面部的前端，正常面部形态以鼻的中轴线左右对称，决定着整个面部的均衡感。鼻的形态主要由外鼻决定，外鼻分为鼻根、鼻梁和鼻尖三部分，鼻根与额部相连，鼻尖为鼻的最前端，由两块鼻翼软骨构成，鼻翼软骨的内侧角在鼻尖的下方连成鼻小柱及鼻尖结构，外侧角构成鼻翼。鼻尖与鼻根部中间为鼻背，鼻翼与鼻侧壁形成的沟称为鼻翼沟，鼻翼至同侧口角过渡的沟称为鼻唇沟。

2. 鼻结构的美学观察　鼻局部的美学观察包括鼻根高度及凹度、鼻背形态、鼻翼突出度、鼻孔形状、鼻尖和鼻基底方向等。

（1）**鼻根高度**　指鼻根部在两眼内眦角连线上的垂直高度。一般可分三种类型：低平，鼻根稍高于两眼内眦角连线，在 7mm 以内；中等，鼻根高度为 7~11mm；较高，鼻根高度为 11mm 以上。

（2）**鼻背**　又称鼻梁，指鼻根与鼻尖之间。鼻梁结构分为两段，上 1/3 为软骨性支撑，下 2/3 为软骨支撑，具有一定的弹性和活动度，鼻梁的长度一般为 6~7.5cm，约占面部高度的 1/3。鼻梁的侧面形态大体分为三类，即凹形鼻梁。直形鼻梁和凸形鼻梁，每类又形态多样。①凹形鼻梁：鼻梁短，鼻根较低平，鼻尖朝上，鼻基底部朝向前上方；鼻梁短，鼻根高度中等，鼻尖朝上，鼻基底部轻微朝前上方；鼻梁短，鼻根高度中等，鼻尖朝前，鼻基部呈水平位；鼻梁中等长，鼻根高度中等，鼻尖朝前，鼻基底部朝向前上方；鼻梁中等长，鼻根高，鼻尖向前，鼻基底部呈水平位。②直形鼻梁：鼻梁短，鼻根较低平，鼻尖朝上，鼻基底部朝前上方；鼻梁中等长，鼻根较高，鼻尖朝前，鼻基底部朝向前上方；鼻梁中等长，鼻根高度中等，鼻尖朝前，鼻基底部略向前上方；鼻梁长，鼻根甚高，鼻尖朝前，鼻基底部呈水平位；鼻梁中等长，鼻根高度中等，鼻尖朝下，鼻基底部朝前下方。③凸形鼻梁：鼻梁较短，鼻根较低平，鼻尖朝上，鼻基底部朝向前下方；鼻梁中等长，鼻根高度中等，鼻尖朝向前，鼻基底部朝向前上方；鼻梁长，鼻根高度中等，鼻尖朝下，鼻基底部朝向前下方；鼻梁长，鼻根高度中等，鼻尖向前，鼻基底部呈水平位。

（3）鼻尖　鼻尖由两侧鼻翼软骨支撑，上接鼻梁，两侧连着鼻翼，根据鼻尖的形态可将其分为以下三种类型（图6-6）：尖小型（鼻尖尖而小，曲率半径<8mm）、中间型（鼻尖大小中等，圆尖适度曲率半径8~12mm）和钝圆形（鼻尖肥大而钝圆，曲率半径大于12mm）。

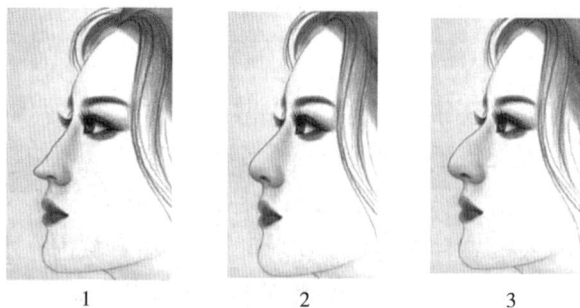

图6-6　鼻尖的形态
1. 尖小型；2. 中间型；3. 顿圆型

（4）鼻基底　主要指鼻小柱和两鼻孔的外侧缘的位置，一般分为上翘、水平和下垂三种类型。

（5）鼻孔　按照形状可将鼻孔分为6种类型：纵椭圆形、三角形、斜椭圆形、圆形、斜卵圆形和横椭圆形。

（6）鼻翼　鼻翼高度是从鼻翼下缘到鼻翼沟的最大垂直距离，可分三种类型：约占鼻高的1/5，为低鼻翼；约占鼻高的1/4，为中等鼻翼；约占鼻高的1/3，为高鼻翼。

鼻翼宽度指鼻翼的最大宽度与两眼内眦角间距的关系，可分为三种类型：鼻翼宽度小于两眼内眦间距，为狭窄鼻翼；鼻翼宽度接近或等长于内眦间距，为中等鼻翼；鼻翼宽度大于两眼内眦间距，为宽阔鼻翼。

鼻翼的突度是指鼻翼的膨隆程度。根据鼻翼与鼻侧壁的关系可将鼻翼3型：鼻翼与鼻侧壁平面几乎在同一水平，为不突；略有突出，为微突；鼻翼呈膨胀型，比鼻侧壁平面显著突向前方，为深突。

3. 鼻型美的相关参数

（1）鼻面角　鼻背和鼻根垂线的角度，30°~50°较美。

（2）鼻额角　鼻根为顶点，鼻根和眉间点连线与鼻根和鼻背线的夹角，120°~135°较美。

（3）鼻尖角　鼻背线和鼻小柱的夹角，接近90°时较美。

（4）鼻基地角　头部处于耳眼平面时，鼻小柱线与水平线的夹角，5°~10°较美。

（三）鼻的分型

根据人种、外鼻的形态和在面部整体形态中的比例关系，常见的鼻型分类方法有以下两种。

1. 根据不同人种特点及外鼻的大体形态和轮廓分 希腊鼻－维纳斯鼻（美鼻）；马鼻－钩鼻；波状鼻；狮鼻－非洲鼻；鞍鼻－日本鼻；蒜头鼻－球鼻；犹太鼻－鹫鼻；朝天鼻。

2. 按照东方人的鼻型特点，从鼻的主要构造观察分类 可将鼻分为以下几种类型（图6－7）。

（1）标准鼻型 鼻背较挺立、鼻尖圆阔、鼻翼大小适中，轮廓清晰。

（2）鹰钩鼻 鼻根高，鼻背上端窄而突起，鼻尖部向前下方弯曲成钩状，鼻中柱后缩，常与驼峰鼻相伴出现，有狡猾奸诈之感。

（3）蒜型鼻 鼻尖和鼻翼圆大，鼻翼与鼻尖轮廓不清晰。

（4）天鼻 鼻尖后缩，突度与鼻翼相平或低于鼻翼，鼻孔可见度较大。

（5）小翘鼻 鼻根、鼻背与鼻尖相比略显低，鼻尖向上翘起。

（6）小尖鼻 鼻型瘦长、鼻尖单薄、鼻翼紧贴鼻尖，展开度不大。

（7）狮子鼻 鼻背过宽、鼻翼及鼻尖大而开阔，轮廓尚清晰。

（8）鞍鼻 鼻背塌陷，呈现马鞍状，缺乏立体感。

（9）波状鼻 鼻背凹凸不平，弧线不流畅，缺乏韵律美。

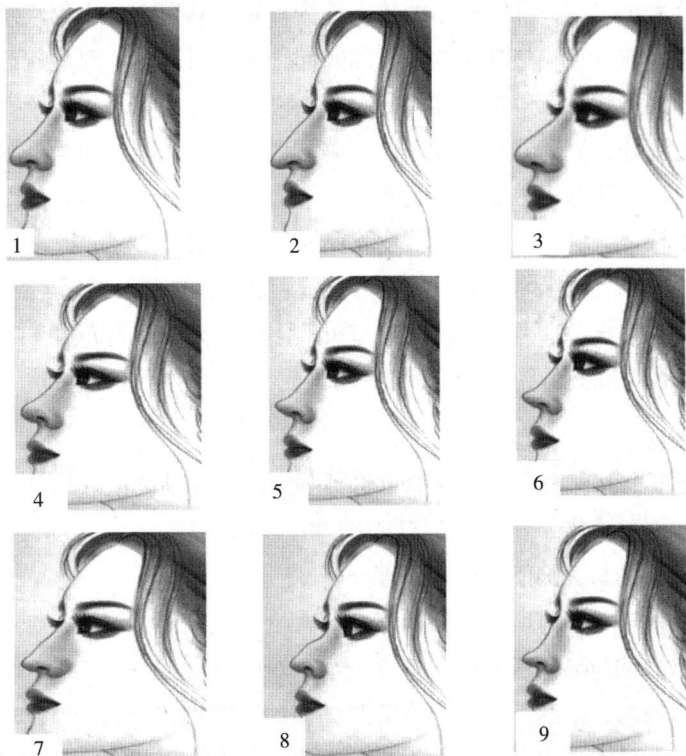

图6－7 鼻的分型

1. 标准鼻型；2. 鹰钩鼻；3. 蒜型鼻；4. 天鼻；5. 小翘鼻；6. 小尖鼻；7. 狮子鼻；8. 鞍鼻；9. 波状鼻

（四）理想而美的鼻

鼻的大小、形态与整个面型其他器官相协调，符合本民族的特点和审美标准。理想的外鼻长为面部1/3，外鼻宽度（两个鼻孔外侧缘的距离）为一眼的宽度，符合"三庭五眼"比例。鼻底为一等边三角形。鼻中柱的长度应为三角形高度的1/3，并等于鼻尖的长度。鼻中柱的宽度应与鼻孔的宽度相同，鼻孔呈卵圆形。其余结构如鼻面角、鼻额角等符合鼻型美的相关参数。

二、耳与容貌美

（一）耳的美学功能

耳位于头颅两侧，左右各一，不像眼睛、鼻那样受人瞩目，且缺乏表情和动感，但其对称性的生长，维持着人体形式的均衡美，是头面部不可或缺的器官。耳具有位置觉感知、听力感知、收采传导声波等生理功能。耳的存在及形态的完美对容貌美及个体识别具有至关重要的美学作用，如当前流行的精灵耳，可将面部烘托的更加甜美立体。外耳包括耳郭、外耳道和鼓膜，耳郭位于头部两侧，对称排列。人们可用佩戴耳饰、装饰性眼镜等方法来衬托外耳及容貌之美。

（二）耳的美学特征

耳的美学观受各民族社会、心理因素的显著影响，更随着时间和地域的不同不断变化，就在同一个体中，双耳也在皮纹、耳轮与对耳轮的弯曲度，耳甲腔深度及耳垂等方面略有不同。

1. 耳的基本形态　耳包括外耳、中耳和内耳三部分组成。与容貌相关比较大的是外耳的耳郭，耳郭左右各一，形态及大小对称，耳郭卷曲的流离缘为耳轮，其上方突出的小结节为耳轮结节，耳轮向前终止于耳轮脚，耳轮前方有一与其大致平行的隆起，称为对耳轮。对耳轮逐渐向上并向前分成上脚和下脚，两角之间的凹陷称为三角窝。耳轮与对耳轮之间长沟为耳舟，位于对耳轮前方较大的凹陷即为耳甲，耳甲被耳轮脚分为上部分耳甲艇，下部分耳甲腔。耳甲腔前面为外耳道口，其前外方为耳屏。在对耳轮的前下端，与耳屏相对处有一隆起为对耳屏，耳屏与对耳屏间的凹陷称耳屏间切迹。耳垂在耳郭的最下端，无软骨组织，仅由皮肤及皮下脂肪组织构成。

2. 耳的标准位置　耳郭位于头颅左右两侧，其上端与眉毛的水平线基本相平，下部与鼻底水平线相齐。耳垂与颊部连线与鼻尖水平线齐，耳郭与头颅侧面的夹角（耳颅角）约30°，耳甲与耳舟成直角，耳郭长轴与鼻背线长轴夹角约为13°，乳突与耳轮缘的距离约为1.8cm。

（三）耳的分型

根据耳郭的外展程度，耳郭及耳垂的形态可将耳分为以下几种类型。

1. 根据耳郭外展倾斜度分类

（1）紧贴型　耳郭横轴与颞部所形成的角度小于30°。

（2）中等型　耳郭横轴与颞部所形成的角度在30°~60°。

（3）外展型　耳郭横轴与颞部所形成的角度不小于60°。

2. 根据耳郭的基本形态、耳轮、对耳轮及耳轮结节的形态进行分类

（1）猕猴型　耳轮上外侧呈尖形突出而不向内卷曲，耳垂大而圆。

（2）长尾猴型　耳轮上缘有尖形突起，外侧缘向内卷曲不明显，耳垂大而尖。

（3）尖耳尖型　又称达尔文结节型，耳轮外上缘圆滑，外侧缘向内卷曲，达尔文结节明显。

（4）圆耳尖型　耳郭较宽，上缘略圆，耳垂下缘略呈尖形，达尔文结节较明显。

（5）耳尖微显型　耳郭上缘平坦，侧缘向内卷曲延伸至耳垂，耳垂小，达尔文结节略明显。

（6）缺耳尖型　耳郭外缘弧度较大，边缘向内卷曲明显，耳垂小，达尔文结节不明显。

3. 耳垂　耳垂的形态变异很大，其大小位置也不尽相同，但基本形态为圆形、方形和三角形和附连三角形。

（1）圆形　耳垂向下悬垂呈圆形。

（2）方形　耳垂与颈部皮肤相连接几乎成一水平直线。

（3）三角型　耳垂下部边缘向上吊起，大部分或完全与颈部皮肤相连。

（4）附连三角形　耳垂的内侧完全与颈部皮肤相连，但整个耳垂仍呈三角形。

根据耳垂与颊部皮肤相连接的方式又分为完全游离型、完全粘连型和部分粘连型。

（四）理想的耳型

耳的形态因种族、地区、年龄、性别及遗传因素等影响，而呈现不同特征。耳的审美观念也不可避免地受上述诸多因素以及社会文化、宗教习俗等观念的影响。什么样的耳型最美，定论不一。通常认为理想的耳型应位置标准，耳郭位于头颅左右两侧，其上端与眉毛的水平线基本相平，下部与鼻底水平线相齐。耳垂与颊部连线与鼻尖水平线齐，耳郭与头颅侧面的夹角（耳颅角）约30°，耳甲与耳舟成直角，耳郭长轴与鼻背线长轴夹角约为13°，乳突与耳轮缘的距离约为1.8cm，耳郭长度约为65mm，宽度男性为31～34mm，女性为29～33mm，耳郭外形圆滑，线条流畅，无明显耳尖，解剖结构清晰，无耳尖；耳甲的深度约为15mm，耳垂的长度在16mm左右，以饱满圆润为美。

任务三　唇与齿的美

一、唇与容貌美

唇是颌面部重要的器官，不但具有重要的解剖生理功能，而且密切关系面下部容貌的完整和美观，同时也具有色彩、表情、动感，是最引人注目的器官之一。唇在面部的美学作用并不亚于眼睛，唇的解剖形态与色泽，生理结构与功能的完美与否，对容貌美影响很大。

（一）唇的美学功能

唇在医学美学中重要性仅次于眼睛；唇具有丰富的肌肉，且与面部表情肌密切相连，使得唇是面部器官中最灵活的器官，其不仅具有说话、进食、吐出、呼吸、亲吻、咀嚼、辅助吞咽等功能，而且具备高度的表情功能和美学功能。"神在目、情在唇"，唇不仅如同眼睛一样可以传情，而且具有独一无二的性感效应。有人称它为"爱情之门"。

色彩美是唇在容貌美中的首要优势，红唇皮肤极薄，没有角质层及色素，加之唇血运及神经末梢丰富，通常唇表现为红润丰满而敏感，娇艳欲滴即是唇在容貌美中的一种表达。

人中是人类特有的结构。上唇皮肤与红唇交界处所呈现的弓形，连接两端微翘起的口角，形似展翅飞翔的海鸥，给人以含有笑意的轻巧美感。欧美画家称之为"爱神之弓"。

（二）唇的美学特征

1. 唇的基本形态　唇区位于面下部三分之一处，包括上下唇及口裂周围的面部组织，是颜面最灵活的两个瓣状组织结构，其中唇的上界以鼻底与鼻分界，下界以颏唇沟与颏区分界，两侧界以"八"字形的唇面沟与颊区分界。上下唇均可分为三部分：白唇指的是从鼻底和颏唇沟到红唇的皮肤部；红唇指的是红唇缘至干湿性红唇交界线的部分。

唇区有诸多解剖美学标志（图6-8）。

（1）口裂　上下唇之间的横行裂隙。口裂的正中点称为口裂点，口裂的宽度是判断大小口畸形的指标。通常分三型；窄小型：宽度在30～35mm；中等型：宽度在36～45mm；宽大型：宽度在46～55mm。理想的口裂宽度大致与双眼平视两瞳孔的中央线之间的距离相当。

（2）红唇　上下唇的黏膜与皮肤移行的区域，也称唇红。正常红唇颜色为朱红色，红润有光泽。病态情况下可呈现苍白、发绀或黑紫。红唇包括红唇缘、唇弓、干性红唇、湿性红唇、唇珠、唇峰、人中点等表面标志。

（3）口角　口裂两端，上下唇红缘交汇之处称为口角。正常口角位置一般位于两侧尖牙与第一前磨牙之间。

（4）红唇缘　红唇与皮肤交界的边缘称红唇缘，也称唇红缘。上唇的红唇缘呈扁 M 型，形似弓，称唇弓，神似西方"丘比特弓"，下唇红唇缘呈 W 形，结构较为简单。

（5）唇珠　上唇中部向前向下突起的部分称唇珠。在婴幼儿甚为明显，唇珠两侧红唇不饱满，形成唇珠旁沟，突出欲滴的唇珠使唇更具魅力。

（6）唇峰与唇谷　上唇唇弓位于唇珠两侧的 M 形最高点称为唇峰，最低点为唇谷；是唇裂畸形患者患侧移位最明显的解剖标志。唇谷，位于唇缘弓的中央最低凹处，此谷上续人中凹，下与唇珠相毗邻。唇谷中央凹处形似钝角，呈中央角，一般 150°～160°。两侧唇峰最高点比唇谷最低点高 3～5mm。

（7）上唇与下唇　下唇唇缘弓（唇红线）微隆起呈弧形，红唇部较上唇厚，突度比上唇小，高度比上唇短，与上唇对应协调。

（8）干性红唇与湿性红唇　红唇向外与皮肤相交，向内与唇黏膜相交，上皮下方缺乏皮脂腺和小唾液腺。与皮肤相交的部分易干燥，称干性红唇；与黏膜相交的部分有唾液湿润，称为湿性红唇。两者之间有可辨的分界，是唇部填充需要注意的标志。

（9）人中　上唇皮肤表面正中有从鼻小柱向下至红唇缘的纵形浅沟，称人中或人中凹，高度13～18mm。

（10）人中嵴　人中凹两侧各有一条突起的与人中平行的纵形皮肤嵴，又称人中柱。

（11）人中点　人中与唇红缘的交点，即 M 形唇弓在中线的最低点。

（12）颏唇沟　下唇与颏部之间的横行浅沟，是唇与颏区的分界线。男性颏唇沟平均 13mm，女性平均 7mm，恰当合适的颏唇沟使得颏部突出，下颌轮廓分明，增加面下 1/3 美感。

（13）木偶纹　又称流涎纹，指下颊部由于脂肪及皮肤松弛下垂引起与颏部相对紧致的皮肤组织之间形成的皱褶。

（14）唇面沟　上唇与颊部之间的斜行浅沟，是唇与颊部的分界线。

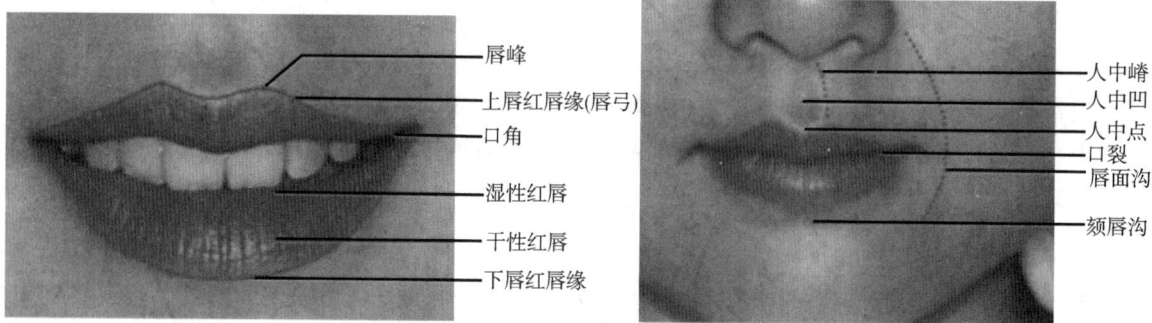

图 6-8　唇的结构

2. 唇的结构功能及分型

（1）唇的组织层次　唇由表及里可分为皮肤、皮下组织、肌层（口轮匝肌）、黏膜下层及黏膜5层。唇动脉位于干湿交界下方，口轮匝肌浅面，进行唇部填充时需注意避开唇动脉。

（2）唇的形态　唇的形态特征因地域、气候、种族、年龄、性别等因素而有差异，一般以唇高度、唇厚度、唇突度、口裂宽度等衡量唇的形态美学特征。

唇的高度：一般指的是上唇皮肤的高度（即鼻小柱根部至唇峰的距离），不包括红唇部，上唇平均高度在13～20mm。可分三类：低上唇：高度小于12mm，中等上唇：高度在 12～19mm，高上唇：高度大于19mm。

唇的厚度：指口轻轻闭合时，上下唇红唇的厚度，根据上下唇中的平均厚度可分为四类（图6-9）。①薄唇：厚度在4mm以下；②中厚唇：5～8mm；③厚唇：9～12mm；④厚凸唇：大于12mm。上下唇厚度不一致，通常下唇较上唇厚，体积存在大小比例关系，一般认为是1:2，不同种族唇厚有较大差异；黑种人唇厚普遍大于黄种人及白种人；唇厚也有地域差别，中国广东省广西壮族自治区的人唇厚也大于其他省份；国人上唇厚度平均为5～8mm，下唇厚度为10～13mm，下唇一般比上唇厚。

唇的突度：指从侧面观察，上唇部皮肤突出程度，分为三型。A型突唇型：上唇部位皮肤明显前突，其中又可分为三个亚型，突出凹型占45.5%，突出直型占24.8%，突出凸型占9.5%；B型笔直型：上唇部皮肤

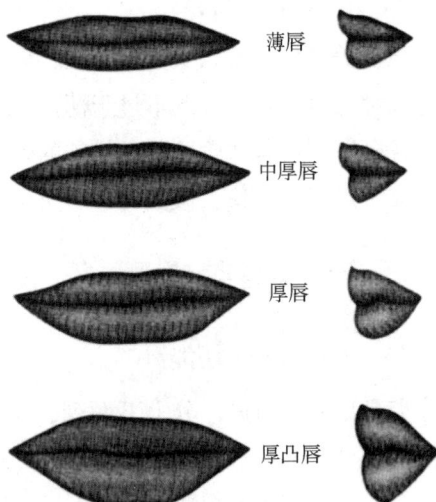

图6-9　唇的厚度

大体呈笔直型，占19.3%；C型后缩型：上唇部皮肤后缩占1.0%。下唇突度也可分三型：A凹型占59.0%，B直型占29.0%，C型凸型占12.0%。唇的突度不仅与颌面骨质结构及牙齿发育状态有关，而且与种族及年龄有关，如黄种人多为轻度突型，白种人多为直唇，黑种人多为突型。突唇的比例随年龄增长而减少。

（三）唇的分型

唇可根据其高度、厚度、突度、口裂等分类（图6-10）

1. 侧面观察　口唇形态可分为如下。①平齐型：上下唇前端平齐；②瘪上唇型：下唇前端较上唇的前端突出；正常牙齿咬合是上牙床位于前方，覆盖下牙床；若上牙床位于后方，可形成上唇后退，下唇突出的形态，俗称"地包天"，此种情况上唇一般薄，下唇厚。③尖突上唇型：上唇前端较下唇前端突出；薄而尖突的口唇，唇峰高，唇珠小而前突，唇轮廓线不圆滑，常伴有小鼻，而影响整个脸型。

2. 正面观察　口裂可分为如下。①口角平型：口角与口裂在同一水平面上；②口角上翘型：由上下唇的两端会合而形成口角上翘，可产生轻盈的微笑感；③口角下垂型：表现为上下唇两端会合形成弧形下垂，给人以苦闷、忧郁的感觉。

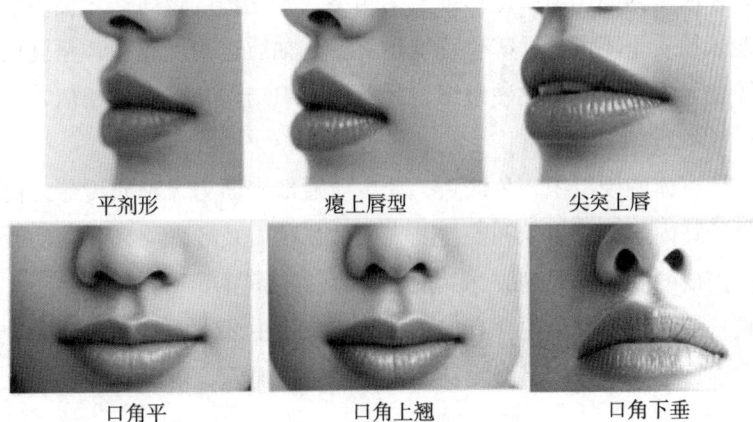

| 平剂形 | 瘪上唇型 | 尖突上唇 |
| 口角平 | 口角上翘 | 口角下垂 |

图6-10　唇的分型

（四）理想而美的唇

理想而美的唇具备以下数据特征：唇部比例协调，通常上唇厚度约为下唇厚度的 2/3，整体唇部厚度与面部五官相协调，既不过于薄而显得刻薄，也不过于厚而显得突兀。唇峰清晰，位于瞳孔正上方，唇谷分明，使唇部轮廓呈现优美的弧线。唇部颜色红润有光泽，彰显健康与活力。唇部肌肤细腻光滑，无干燥起皮现象。微笑时，唇角微微上扬，展现亲和力与魅力。

二、牙齿与容貌美

（一）牙齿的美学功能

牙齿是口腔的门户，分上下两列，整齐地排列呈弓形，行使切割、咀嚼、发音及言语等多种功能。俗话说"牙齐三分美"，《诗经》中，就以"齿若瓜犀"来赞美女子的牙齿洁白整齐。可见一口发育良好，咬合正常，无缺失的牙齿不仅使人咬合自然，而且使唇颊丰满，脸型自然美观；若牙齿健康洁白、漂亮整齐，则可使人的容貌大为增色，皓白的牙齿在红润丰满的双唇加持下，更增加面部的色彩美感，给人以健康活力的印象。

（二）牙齿的基本形态及分类

1. 牙齿的基本形态

（1）牙齿的表面形态　每颗牙均由牙冠、牙根和牙颈三部分构成。

牙冠：指牙体外层被牙釉质覆盖的部分，牙冠的形态和功能相互制约、相互影响。前牙牙冠形态简单，截面呈楔型，功能主要是切割食物及美观，而后牙牙冠形态复杂，功能主要是咀嚼。通常牙冠的大部分显露于口腔，其中龈缘以上的牙体部分称临床牙冠。

牙根：指牙体被牙骨质覆盖的部分。牙根被埋于牙槽骨中，是牙体的支持部分，主要稳固牙体，牙根的形态与数目随牙齿功能的不同而有差异，如前牙多为单根，后牙通常有 2～3 个牙根，且分叉，主要起到稳固作用。牙根的尖端称根尖，根尖处有一小孔称根尖孔，有牙髓神经血管通过。

牙颈：指牙冠与牙根交界处形成的弧形曲线，又称颈缘或颈线

（2）牙齿的剖面形态　牙从组织学上可分为牙釉质、牙本质、牙骨质三种硬组织和一种软组织牙髓（图 6-11）。

牙釉质：指覆盖于牙冠表层的半透明的白色坚硬组织，是高度钙化的最坚硬牙体组织，对咀嚼力及摩擦力高度耐受。牙釉质的颜色与矿化程度密切相关，矿化程度越高，牙釉质越透明，其深层牙釉质的黄色易透出而使牙釉质呈淡黄色；矿化程度越低，牙釉质透明度越差，呈乳白色。

牙骨质：指覆盖在牙根表面的矿化硬组织，牙骨质组织结构与密质骨相似，呈淡黄色，比牙本质颜色略深，硬度低于牙本质。

牙本质：指构成牙主体的硬组织，色淡黄，牙本质冠部表面为牙釉质覆盖，而根部表面由牙骨质覆盖，主要功能是保护其内部牙髓组织和支持其表面的牙釉质及牙骨质，牙本质硬度比牙釉质低，比骨组织高。由牙本质围成的腔隙称为髓腔，其内充满牙髓组织。

牙髓：是一种疏松结缔组织，其内含有血管神经，位于由牙本质构成的髓腔中，主要功能是形成牙本质，同时具有营养、感觉、防御、修复功能。牙髓中的血管、淋巴管和神经仅通过根尖孔与根尖部牙周组织连通。

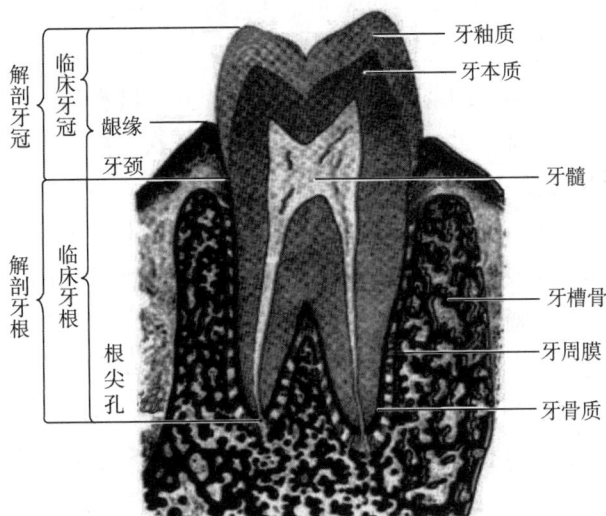

图 6-11 牙齿的基本形态

2. 牙齿的分类 人的一生有两副牙齿，包括乳牙和恒牙，乳牙的萌出时间是 6 个月至 2.5 岁，乳牙共有 20 颗，上下颌各 10 颗；6~7 岁至 12~13 岁为换牙期，恒牙以异地次序依次替换乳牙。恒牙共 32 颗，上下颌各 16 颗。根据牙形态及功能特点，恒牙可分为切牙、尖牙、前磨牙、磨牙四类；临床上，通常以口角为界把牙分为前牙和后牙，前牙包括切牙和尖牙，后牙包括前磨牙和磨牙。

3. 牙及牙列的分型 尽管牙列形态有一定规律，但个体间并不完全相同。根据尖牙区牙排列的不同，牙弓有三种基本形态，包括尖圆形、方圆形、椭圆形。

（1）尖圆形 指上颌牙列自侧切牙切缘开始向后弯曲，弓形牙列的前牙段向前突出比较明显，约占 26%，在美学中是理想的牙列形态。

（2）方圆形 指的是上下颌牙列中四个切牙的切缘连线略直，弓形牙列从尖牙的远端开始弯曲向后，约占 24%。

（3）椭圆形 介于方圆形与尖圆形之间，约占 46%，自上颌侧切牙的远端逐渐转向后端，使前牙所连成的弓形较圆。

传统观念认为个体牙形、牙列与脸型相协调。脸型宽大者，其牙形、牙列形态多呈方圆形；脸型尖削者，其牙形、牙列形态多为尖圆形；脸型较圆者，其牙形、牙列形态则为椭圆形。实际情况下三者不一致并非少数，根据国内对汉族、维吾尔族、哈萨克族、锡伯族的调查资料，牙形、牙列形、脸型三者一致仅占比 5.15%，不一致占比 42.28%。

（三）牙齿的美学特征

每个人的牙齿形态都略有差异，从容貌美的角度看，个体的牙齿形态需要与脸型协调，二者相得益彰。

1. 色泽美 古人常用"明眸皓齿""牙洁如玉"等赞美牙齿的美；晶莹剔透、富有光泽的牙齿，配以健康红润的红唇，给人以自然美感，增添容貌的完美，故有"朱唇皓齿"之说。

2. 对称美 人的体表是以头顶点、眉间点、鼻尖、人中沟、牙中缝、剑突、脐等为界，将体表分成左右协调统一的 1:1 的比例，同时以面部中线为轴的左右对称是颜面美的重要标志之一。牙齿的对称性是其他器官无法比拟的。它的大小、形态左右几乎无差别，牙齿组织坚硬，一旦萌出就"一成不变"。正常情况下，只是切缘及颌面有生理性磨耗，始终保持其对称美。

3. 比例美 面部可分为上中下三等份，上 1/3 为从前额部发际到眉间点；中 1/3 为从眉间点到鼻底；下 1/3 为从鼻底到颏下缘。上颌两颗中切牙的宽度与唇峰间的距离相一致；口角点正好落在瞳孔的垂线上；上颌中切牙在上唇息止线下 1~2mm，当发"福"音时，上颌中切牙切缘微微接触下唇唇红的干湿部等。正面观察，迷人微笑的前牙横径比例符合黄金分割率，即中切牙与侧切牙、侧切牙与尖牙、尖牙与第一前磨牙的比例皆接近 1：0.618。这种比例美在牙齿美学修复中具有重要意义。

4. 排列美 排列呈抛物线样弓形牙列，不仅具有良好的咬合和咀嚼功能，而且辅助人发音准确、语言清晰，使面颊部对称和丰满；完美的牙齿排列构成美观性高的微笑弧，给人们一种亲善感，这对容貌及气质美至关重要。如果牙齿排列不齐，俗称"里出外进"的牙颌畸形，自然难以给人以美感；牙齿缺失或小牙畸形可造成牙列稀疏，而多生牙或牙齿过大，则可造成牙齿排列拥挤，牙齿拥挤可导致错颌畸形，形成诸如"地包天""虎齿""开唇露齿"，破坏了容貌正常比例关系，更谈不上美观。

5. 完整美 牙列对维持面部外形起主要作用，牙弓的形成和维持是靠口唇，颊部肌群和舌肌处于一个相对平衡稳定的中性区来实现的。如果前牙缺失，特别是上前牙缺失较多，上唇失去支撑，可导致上唇部分内凹，久之塌陷，唇红减小；面型就受到影响；如果整个牙列缺损较多，周围唇颊失去支撑而内陷，除了面部皱纹增多，上下颌间距变短，面下 1/3 缩短，不仅影响"三庭"，而且使面容显得苍老。

6. 生理功能美 牙齿的主要功能是咀嚼、辅助发音及语言。从审美的角度看，牙齿的美只有在生长发育良好、无疾病的基础之上，才能称之为美；否则，就成了无源之水，无本之木，缺乏健康美。

（四）牙齿的美学标准

牙齿的美学标准是建立在健康无疾病的牙齿基础之上，目前公认：牙齿形态完美，结构清晰，牙齿形态与面型协调，牙体组织完整无缺损，无牙折、龋齿及牙体组织过度磨损；牙齿色泽晶莹洁白或淡黄，富有光泽，无变色牙，无着色牙及牙结石等，牙周组织健康无炎症，牙龈及唇色泽红润；牙齿排列整齐，不拥挤，不稀疏，牙齿无扭转、移位、异位等，牙量与骨量相符；牙列完整，无先天性或后天性缺牙，无多生牙；咬合关系正常，上下前牙超覆牙合关系正常，后牙为中性牙合（即正中咬合时上颌第一磨牙的近颊尖与下颌第一磨牙的颊沟相对），无任何咬合畸形，包括反合、开合、深覆合等。

任务四　颏与颈的美

一、颏与容貌美

（一）颏的美学功能

颏部是面下 1/3 的重要组成部分（图 6-12），和鼻一样占据着面部的外突位置，在面部五官中，起到拉长脸部比例的作用。在灵长类中只有人类才具有颏的特征，轮廓鲜明的颏部是人类漫长进化过程中形成的颅面结构特征之一。发育良好、微微上翘的颏部不但代表容貌美，还被视为性格勇敢、坚毅和果断的象征，后缩的发育不足被看作是胆怯的象征，过于前突的颏亦影响面型审美的和谐，西方人甚至将颏部外观与个人的社会接受度和心理健康相联系，故颏部在医学和美学领域都有不可忽视的重要意义。颏部通常是指下颌骨体部中央，两侧颏孔之前，包括骨性联合、正中联合、颏结节、颏上嵴、颏下嵴等结构范围。解剖层次依次是皮肤、浅层脂肪室、颏肌、深层脂肪室和骨。颏部形态可进一步细分为 6 个浅表解剖亚单位。牙齿和颌骨形成一个骨骼框架，其上有肌肉、结缔组织与皮肤，颏部大小和形态的变化可以影响其他软组织的位置与结构，甚至影响整个容貌的协调和平衡。

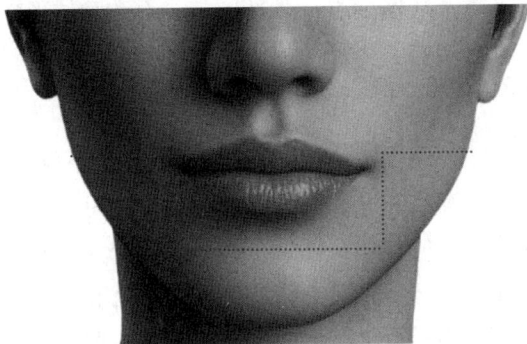

图 6 - 12 颏部区域

（二）颏的基本形态

传统的中国审美意识更看重眼睛而忽视鼻、唇、颏关系的协调。虽然研究显示，中国美貌人群面部结构中上部具有相对稳定性和一致性，影响最大的是富于变化和最具特征的颏部，但即使鼻、唇、颏完全符合审美，而面型比例不协调，也不被视为整体美观。在面部审美评价中，面下 1/3 的鼻、唇、颏三者的形态与相互关系绝对影响整体面部美观，著名的审美平面即以鼻颏连线为标志。

（三）颏的美学特征

颏的美学观察主要包括颏高度、颏突度、颏唇沟深度、鼻唇颏三者的关系等。将正常人群与容貌美人群作比较，发现容貌美人群具有发育良好、突度丰满的面下 1/3，呈相对较直的面型结构。

1. 颏高度 若在鼻根部和鼻小柱根部作两条横行水平线，将面部分成上、中、下三等分，在面下 1/3 经口裂再划分三等分，上唇（包括上唇皮肤、唇红）占 1/3，下唇到颏缘占 2/3。面下部的上唇高与下唇颏高之比为 1∶2（女性略小），即面下部上、下唇（包括唇红向下至颏唇沟软组织最低点）及颏部分为三等分。

2. 颏突度 先于耳屏上和眶下缘作一水平线，再从软组织鼻根部引垂线下延至颏部，另从眶下缘前也引出一条同样的垂线。据此可分：正常，颏部在两垂线之间；前突指颏超过鼻根垂线，后缩指颏部后缩超过眶下线。理想则为颏前点轻贴于鼻根点垂线。也有人将颏突度分为五级：1 级，微向后缩；2 级，垂直；3 级，微向前突；4 级，明显前突；5 级，极向前突。

3. 颏唇沟深度 指侧面下唇皮肤与颏部皮肤相交处软组织最低点至颏前点的水平距离。据报道，中国美貌人群颏唇沟较深，颏的位置男女分别向前 13mm 和 7mm，这样才可显示一个和谐的但微微突起、轮廓清晰的颏部。男性的颏突度大于女性，颏唇沟也较女性深，故男性表现更为明显的轮廓。

（四）理想而美的颏

在形态方面，颏部轮廓应清晰流畅，与面部整体轮廓相协调。从侧面观察，颏部应具有适度的突出度，既不过于后缩，也不过于前突，以维持面部侧面线条的和谐与平衡。颏部应位于面部中线的垂直延长线上，确保面部的对称性。男性颏部通常较为方正，线条硬朗，彰显阳刚之气；女性颏部则相对圆润，线条柔和，尽显阴柔之美。

二、颈与容貌美

（一）颈的美学功能

颈部在容貌美中扮演着重要角色，它不仅是连接头部与身体的桥梁，更是展现个人气质与魅力的关键部位。颈部的美学位置主要体现在其与头部和身体的比例关系上。颈部应位于头部与身体的中心位置，使整个身体的重心保持平衡。从侧面看，颈部应与头部和身体形成自然的弧线，展现优美的姿态。颈部的位置过高或过低，都会影响整体形象的协调性和美感。

（二）颈的美学特征

1. 颈的基本形态 颈部外露，分为固有颈部和项部，上界是下颌缘和枕骨粗隆，下界是锁骨和第 7 颈椎脊突。固有颈部以胸锁乳突肌前缘和斜方肌前缘为界，可分为颈前区、胸锁乳突肌区、颈外侧区。颈前区为两侧胸锁乳突肌前缘的部分：以舌骨为界，又分为颌下颏下区和颈前正中区。颈外侧区为胸锁乳突肌前缘和斜方肌前缘的部分，又分为胸锁乳突肌区和颈后三角区，颈后三角区又被肩胛舌骨肌分为肩胛舌骨肌斜方肌区和锁骨上窝；颈后区为两侧斜方肌前缘后方部分（图 6 - 13）。

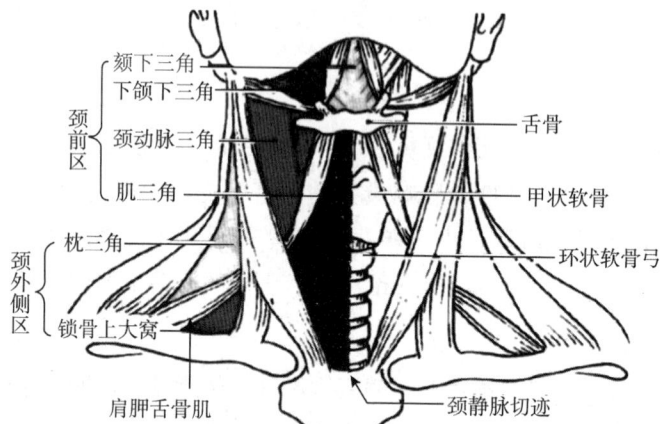

图 6 - 13　颈的结构

2. 颈的基本特征 颈从正面、后面看是圆柱体，侧面看是上下面平行倾斜（从后上至前下）的圆柱体。男子颈较粗短，喉结大而较低，可见气管上段隐形，胸锁乳突肌粗圆，锁骨和胸骨上窝明显，颈从侧面看有上粗下细感。舌骨的位置对颈部形态影响较大，位置过低则颏颈角呈钝角甚至成一直线，颏部外凸不明显，颈部外观短粗；位置过高则颏颈角接近 90°，颈部过于细长曲线不优美。女子颈稍细长，平滑细腻，喉结小而高，颈下部甲状腺较男子发达，颈从侧面看上细下粗。女子的胸锁乳突肌不如男性外显，锁骨上窝浅，其颈部两三条横纹称维纳斯项圈，是女性特有的美学特征。

（三）常见的颈型分类

根据颈的形态特征可分如下类型。

1. 正常颈 颈部前凸适宜，前弯矩在 3 ~ 5cm，颈的粗细与头部大小、肩宽相和谐，头颈长约为身高的 1/6；细长颈，见于瘦长体型，头颈长大于身高的 1/6，可经颈部训练或增加饮食增加皮下脂肪，改善形态。

2. 粗短颈 多见肥胖和超力体型，减少脂肪有助于改善粗短颈的形态。

3. 探颈 为较常见不良形态，颈部向前探出，多见于先天性驼背体型或颈部外伤等疾病，可经体姿训练或去除病因来改善。

4. 仰颈 颈部后仰、胸部前挺，多见于颈部病变。

5. 斜颈 可因先天性斜视、脊椎发育畸形、单侧颈肋畸形、肌性斜颈、痉挛性斜颈等单侧因素引起，以肌性斜颈最多见。

6. 缩颈 常见于短颈和习惯性耸肩，挺胸、抬头、降肩训练可改善缩颈。

7. 蹼颈 多见于女性颈部双侧皮肤条状畸形，可通过美容外科手术矫治。

（四）理想而美的颈

理想的颈部长度应与头部和身体的比例相协调。一般认为，颈部长度占身高的 1/7 左右较为合适。颈部皮肤色泽白皙，皮肤细腻，毛孔均匀。颈部的粗细应适中，既不过于纤细而显得柔弱，也不过于粗壮而显得笨重。颈部的线条应流畅、优美，从下颌到锁骨形成自然的弧线，展现出优雅的气质。

任务五　乳房与躯干的美

一、乳房的美

（一）乳房的美学功能

乳房作为女性身体的重要部分，其形态、大小和位置对于女性的身体美感有着显著影响。丰满、挺拔的乳房被认为是女性性感和美丽的象征，能够增强女性的自信心和魅力。

（二）乳房的生理功能与生长发育

1. 乳房的生理功能　乳房的生理功能主要包括以下几个方面。

（1）哺乳功能　乳房是哺乳器官，在女性生育后，乳腺会迅速增生，腺泡迅速增大，在催乳激素的刺激下，腺泡开始分泌产生乳汁，以哺育后代。

（2）第二性征的标志　乳房的发育是女性青春期发育的标志，是最早出现的第二性征。发育正常的乳房不仅标志着女性的成熟，也使女性更加性感。同时乳房也是女性敏感区之一，在性生活中，乳房的胀满和乳头的勃起都有利于和谐的性生活。

2. 乳房的生长发育　乳房的生长发育是女性青春期的一个重要标志。这个过程受多种因素的影响，包括遗传、营养、生活习惯、内分泌等。乳房作为女性的性器官，其发育和功能受到多种激素的调节，如雌激素、孕激素和催乳素等。在青春期，乳房会随着这些激素的共同作用而逐渐发育变大凸起。均衡的饮食和充足的营养摄入有助于乳房的正常发育。特别是蛋白质、维生素和矿物质等营养素对乳房发育非常重要。适当的运动可以促进血液循环和新陈代谢，有利于乳房的发育。而情绪波动、压力过大等因素可能会导致内分泌失调，从而影响乳房的发育。哺乳期，乳房会响应催乳素等激素的复杂作用，分泌并储存母乳以喂养婴儿。此外，乳房的健康也非常重要。在日常生活中，应该注意乳房的清洁和护理，定期进行乳房检查，预防乳腺疾病的发生。如果发现乳房有异常症状，如疼痛、肿块等，应及时就医检查。

（三）乳房的位置与结构

乳房位于人体的胸部，左右成对出现，具体位置在胸大肌和胸肌筋膜的表面。向上起自第 2~3 肋，向下至第 6~7 肋，内侧至胸骨旁线，外侧可到达腋中线。乳房与胸肌筋膜之间的间隙，称为乳房后间隙，内有疏松结缔组织和淋巴管，但无大血管，这使得乳房可以轻度移动。

乳房的结构主要包括皮肤、脂肪组织、纤维组织和乳腺。乳腺组织分布在整个乳房中，大约三分之二位于乳头根部 30nm 内，其基本单位是末端导管小叶单位（TDLUs），可产生含脂肪的母乳，承担乳房哺乳的功能。在乳房的顶部是乳头，乳头被乳晕（乳头–乳晕复合体）包围，乳晕的颜色从粉红色到深棕色不等，周围有许多皮脂腺。

非哺乳期女性的乳房中，乳腺组织和脂肪组织的比接近于 1:1，而哺乳期女性的乳房中，乳腺组织和脂肪组织的比可以达到 2:1。此外，乳房还包含一些重要的血管和神经，它们为乳房提供营养和感觉。

乳房的位置和结构都与其功能和发育密切相关。通过了解乳房的结构和位置，可以更好地理解其生理功能和发育过程。

（四）乳房的分类

乳房的分类可以从不同的角度进行，以下是几种常见的分类方式。

1. 按照形状分类

（1）半球型　也称维纳斯型，乳房呈半圆形，比较饱满。

（2）水滴型　乳房形状像水滴，乳头偏上，下半胸比上半胸丰满。

（3）圆锥型　乳头位于乳房中心，乳房呈圆锥形。

（4）鸟嘴型　乳头向下指，乳房呈垂直状。

（5）扁平型　乳房平坦，乳头没有凸起。

（6）外展型　乳房向外扩张，乳头和乳晕面向外侧。

（7）下垂型　乳房松弛并向下垂，多见于产后哺乳期结束的女性。

2. 按照大小分类

（1）小乳房　乳房体积较小。

（2）大乳房　乳房体积较大。

3. 按照性别分类

（1）男性　在正常情况下，通常较小且平坦。

（2）女性　在正常情况下，通常有明显的隆起。

4. 按照生理性和病理性分类

（1）生理性　依据年龄大小、性别之分，符合乳房的生长发育规律的乳房。

（2）病理性　如巨乳症，也称乳房肥大症，是指乳房过度发育导致体积显著增大，通常超过体重的3%，并与身体其他部分的比例明显失调。这种疾病可能会伴有一些症状，如肩背酸痛、湿疹、体型臃肿等，甚至可能引发痛苦。然而，也有一些男性可能会因为某些原因而持续出现乳房增大或肥大的情况。这些原因可能包括内分泌失调、雄激素水平分泌过低、肝脏疾病以及营养不良等。

（五）理想而美的乳房

乳房作为女性重要的第二性征，在体现女性身材曲线美和整体容貌美中占据重要地位。以下是理想而美的乳房在数据层面的具体标准。

1. 大小　乳房大小应与身体整体比例相协调。通常，以胸围来衡量，胸围 = 下胸围 + 10 - 15（cm）左右视为较为理想。例如，下胸围为70cm的女性，理想胸围应在80～85cm。这样的大小既不会显得过于丰满而使身体比例失衡，也不会因过于平坦而缺乏女性特有的曲线美。

2. 形状　理想的乳房形状应为半球形或圆锥形，轮廓清晰、对称。从侧面看，乳房应有自然的弧度，乳头位于乳房最高点，且乳头指向正前方，与胸壁垂直。乳头直径一般在1～1.5cm，乳晕直径为3～5cm，颜色呈淡粉色或浅褐色，与肤色相协调。

3. 位置　乳房位置应适中，两乳头间距为18～22cm，乳头位于锁骨中线至第5肋间范围内。乳房下缘应高于下胸围线1～2cm，使乳房呈现出挺拔向上的姿态，有助于展现女性的自信与优雅。

4. 弹性　理想的乳房应具有良好的弹性，这主要取决于乳房内脂肪组织和腺体组织的健康状况以及皮肤的紧致程度。通过触摸可以感知乳房的弹性，手指按压后应能迅速恢复原状，无明显下垂或松弛现象。

5. 皮肤质地　乳房皮肤应细腻、光滑、有光泽，无橘皮样改变、凹陷或红肿等异常情况。皮肤颜色均匀，与身体其他部位肤色相协调，无明显色差。

二、躯干的美

躯干，通常指的是人体的中心区域，也就是除头、颈和四肢外的部分。它支持着身体的主要重量和活动，包含许多重要的器官和系统。具体来说，躯干的美主要由以下部分构成：肩部、背部、腹部、腰部、臀部。

（一）肩部的美

肩部，通常指的是背部和肋部到面部和头部之间的连接部分，主要由骨骼、肌肉、韧带等组织构成。

1. 肩的位置与结构　　肩部位于人体的上部，连接头部、颈部和上肢。肩部包括锁骨、肩胛骨以及它们之间的关节和连接组织。锁骨位于胸部的上方，连接胸骨和肩胛骨，形成了胸锁关节和肩锁关节。肩胛骨则位于背部，通过肩胛胸壁关节与胸廓相连。肩部的主要结构有以下几个部分。

（1）骨骼　　肩部的主要骨骼结构包括锁骨、肩胛骨和肱骨。锁骨连接胸骨和肩胛骨，肩胛骨连接胸廓和肱骨。肱骨是上肢的主要骨骼之一，与肩胛骨形成肩关节。

（2）肌肉　　肩部周围有许多肌肉，包括三角肌、斜方肌、冈上肌、冈下肌、大圆肌、小圆肌等。

（3）韧带　　肩部主要有两条重要的韧带，即肩锁韧带和喙锁韧带。这两条韧带的作用是保持肩胛关节的稳定，防止肩胛骨向前或向后移动。

（4）关节　　肩关节是一个典型的球窝关节，由肱骨头和肩胛骨的关节盂组成。这种结构使得肩关节具有极高的灵活性，可以进行多个方向的运动。

（5）腋区　　腋区位于肩关节的下方，包括腋窝及其周围的肌肉、血管、神经等组织。腋窝是上肢与躯干之间的凹陷处，其内部有许多重要的血管和神经通过。

2. 肩的分类　　肩型主要包括以下四种类型。

（1）平肩　　通常指肩部线条与颈椎根部形成的夹角小于或等于15°。这种肩型给人一种肩部线条平直的感觉，也称一字肩，属于较好看的肩型。

（2）宽肩　　当肩膀两侧的垂直线大于臀部两侧时，即形成宽肩。宽肩的形状与倒三角较为相似，可能是由于先天性因素或肌肉锻炼发达等因素引起。宽肩的女性在穿衣时，应避免泡泡袖、一字肩、高领垫肩等款式，可能会显得壮硕，而 V 领或露肩的款式可能更适合。

（3）窄肩　　与宽肩相反，窄肩指的是肩膀双侧的垂直线小于臀部双侧，形状与梯形较为相似。窄肩可能是由于肥胖、遗传等因素导致。为了改善窄肩，可以通过专业的训练来增强肌肉力量。穿衣时，窄肩的女性适合选择荷叶边、泡泡袖或带垫肩的单品。

（4）溜肩　　也称斜肩，指肩部线条与颈椎根部形成的夹角大于20°。这种肩型可能是由于肩部肌肉不发达、上交叉综合征等因素导致。溜肩的女性在穿衣时，容易遇到掉肩带或背带的问题，因此更适合选择 Y 形、X 形或挂脖式的肩带。

3. 肩的美学意义　　肩部的形态美直接决定了人体的线条流畅性和比例协调性。一个优美的肩部应该具备平滑、圆润、对称的特点，与颈部、胸部和背部等相邻部位形成和谐的比例关系。这样的肩部不仅能够让人看起来更加挺拔、有气质，还能够展现出一种健康、自然的美感。

肩部的宽度和头肩比也是影响整体身材美感的重要因素。合适的肩宽和头肩比能够让身材看起来更加匀称、协调，展现一种优雅、高贵的气质。例如，宽肩能够给人一种大气、自信的感觉，而窄肩则可能显得身材娇小、柔弱。

肩部还能够影响个人的气质和形象。一个优美的肩部能够让人看起来更加自信、有力量感，展现一种积极向上的精神面貌。相反，如果肩部存在缺陷或者比例不协调，就可能让人感到自卑、缺乏自信，影响整体形象的展现。

（二）背部的美

背部位于人体的躯干后方，从颈部下方一直延伸到腰部，包括脊椎、肌肉、韧带、骨骼等结构。

1. 背的位置与结构　背部位于人体的后方，覆盖了从颈部到腰部的广大区域。上界为肩部和颈部，下界为腰部和臀部上方。主要结构包括以下几个方面。

（1）骨骼　背部的骨骼主要由脊椎（包括颈椎、胸椎、腰椎、骶椎和尾椎）和肋骨组成。脊椎是背部的核心结构，为身体提供支撑和保护脊髓的功能。

（2）肌肉　背部肌肉主要分为背浅肌和背深肌两群。背前肌包括斜方肌、背阔肌、肩胛提肌等，主要参与肩部和上肢的运动。

（3）韧带　背部韧带主要起到连接和稳定脊椎的作用，包括前纵韧带、后纵韧带、黄韧带、棘上韧带等。

（4）皮肤与皮下组织　背部的皮肤较厚，含有较多的皮脂腺和汗腺。皮下组织主要由脂肪和结缔组织构成，为背部提供保护和缓冲作用。

2. 背的分类　背部的分型主要基于其形态和特征。

（1）平阔丰满型　背部形态平阔且看上去丰满厚实。

（2）圆厚如团扇型　背部圆厚，形状类似于团扇。

（3）厚实长方形　背部厚实且呈长方形。

除了以上三种主要类型外，背部形态还可能受到个体差异、肌肉发达程度、体脂率等多种因素的影响。

3. 背的美学意义　背部的美学涉及多个方面，不仅仅是形态和外观，还包括肌肤的质感、肌肉的线条以及整体协调性。以下是关于背部美学的一些关键要素。

（1）线条与曲线　优雅的背部线条能够展示女性的柔美与性感。曲线自然流畅，没有突兀的棱角或赘肉，显得整体更加和谐。

（2）肌肉结构　背部的肌肉线条应该适中，既不过于瘦弱也不过于发达。适当的肌肉量能够展现健康、活力的美感，同时也能够提升体态的挺拔度。

（3）肌肤质感　背部肌肤应该光滑、细腻，没有瑕疵和瘢痕。良好的肌肤质感能够提升背部的整体美感，使其更加吸引人。

（4）整体协调性　背部需要与身体的其他部位相协调，如与臀部、腰部的比例要适当。整体的协调性能够展现身体的完美曲线和优雅姿态。

（5）姿态与气质　优雅的姿态和自信的气质能够为背部增添魅力。正确的坐姿、站姿和走姿能够展现背部的优美线条和自信气质。

在追求背部美学的过程中，除了关注以上要素外，还需要注意保持健康的生活方式。适当的运动能够增强背部肌肉的力量和线条感，而均衡的饮食则能够保持肌肤的健康和光泽。此外，定期的护肤和去角质也能够改善背部肌肤的质感，使其更加光滑细腻。

（三）腹部的美

1. 腹部的位置与结构　腹部的位置位于人体前方，处于骨盆的上方和胸部的下方。从解剖学的角度来看，腹部从胸底的横膈膜延伸到骨盆的真假骨盆界限。

腹部的结构复杂，主要包括腹壁、腹膜、腹肌和腹部脏器等。腹壁可分为后腹壁、侧腹壁和前腹壁，这些腹壁层由腹膜外的脂肪、壁腹膜和一层筋膜组成，筋膜根据其不同的位置和覆盖物有不同的名称。

此外，在腹部的正中部位，从剑突向下到耻骨连合，有一条称为白线的结构，其中点为脐。在肌肉发达的人身上，可以看到对称的八块腹直肌。这些肌肉和结构的组合使得腹部在形态和功能上都呈现复杂而多样的特点。

2. 腹部的分类 根据腹部外形的特点，正常腹部外形通常有以下三种。

（1）平坦型 腹部表面平坦，腹壁张力适中，腹肌紧实，常见于运动员、体型瘦长的人群等。

（2）凸出型 腹部中央部分稍微凸起，常见于脂肪堆积或肌肉松弛的情况下，通常在站立或坐着的时候更明显，倾向于啤酒肚或小肚子。

（3）下陷型 腹部中央部分稍微向内凹陷，形成一个凹陷区域，常见于较发达的腹肌或充分收紧腹肌的情况下。

3. 腹部的美学意义 腹部的美学意义在于其作为身体的重要组成部分，承载着健康、活力和美感等多重价值。一个健康、紧致的腹部通常被视为健康与活力的象征。它不仅展示了个人对健康的关注，也传递了积极向上的生活态度。健康的腹部能够让人看起来更加精神焕发，充满活力。一般来说，以下几个方面被认为是腹部美的关键。

（1）平坦与紧致 平坦且紧致的腹部是很多人追求的美学标准。没有过多的脂肪堆积，同时肌肤紧致有弹性，能够展现身体的线条美。

（2）适度的肌肉线条 适度的腹肌线条能够增添腹部的力量感和美感。这不仅需要通过适当的锻炼来塑造，还需要控制饮食，保持身体的健康和平衡。

（3）与整体身材的协调 腹部的形态和大小应该与整体身材相协调。过于突出或平坦的腹部都可能破坏整体的美感。一个理想的腹部应该与胸围、腰围、臀围等身体指标形成和谐的比例关系。

（4）无瘢痕和瑕疵 腹部的肌肤应该光滑细腻，没有明显的瘢痕、妊娠纹或其他瑕疵。这些瑕疵可能会影响腹部的整体美感，因此需要注意保养和修复。

（5）健康的肤色 腹部的肤色应该健康、均匀，没有色斑或暗沉。这可以通过保持良好的生活习惯、均衡的饮食和适当的运动来实现。

（四）腰部的美

1. 腰的位置与结构 腰部在人体的上半身和下半身的相接处，大致位于臀部的上方，是胸背部下方和骨盆上方的区域，也是脊柱中腰椎所在的位置。具体来说，腰部的上界为胸背区下界，下界为两髂嵴后份和两髂后上棘的连线。

从结构上看，腰部主要由骨骼、肌肉、神经、血管和软组织等组成。其中，骨骼部分主要由腰椎构成，腰椎有五个椎体，每个椎体之间由椎间盘连接。肌肉部分包括腰背部浅层肌肉、腰背部深层肌肉、腰段脊柱的外侧肌群以及与脊柱有关的腹侧肌肉。这些肌肉负责腰部的运动和支撑功能。

2. 腰的分类 腰部的类型可以根据其形态和特征进行划分。

（1）双C腰 这种腰部特点是腰细且肩胸较宽，从正面看腰部弧度就像两个C形。这种身材最适合搭配修身类型的衣服，如紧身裙、露腰短T恤、低腰裤等，可以最大程度地突出身材优势。

（2）H型腰 也称直筒腰，特点是腰部与胸腔、盆骨一样宽，看起来身材平扁。这种身材的女生穿A字裙、阔腿裤、西装或长款T恤等都可以增加胯部宽度，营造出曲线感。

（3）梨形腰（A型腰） 特点是肩胸较窄，腰部细但臀胯较宽，大腿较粗。穿搭建议上，可以选择泡泡袖、收腰A字裙、直筒裙或一字领等款式，以突出上半身优势并修饰下半身。

（4）折角腰 特征是肩胸较窄，腰部细到有棱角，上下腹围和平脐围形成一个折角。穿搭上，建议上半身简约，打造下半身的量感，将焦点往下转移，凸显腰部线条。适合选择V领、大领口、A衣裙或小碎花等款式。

（5）沙漏腰（X 型腰）　这种腰部特点是蜂腰翘臀，腿长胸部丰满，凹凸有致的 S 型曲线明显。穿搭上，适合突出纤细的腰身呈现曲线优势，几乎任何单品都适合。

3. 腰的美学意义　腰部的美学意义在于其作为人体上半身和下半身的连接部位，在整体身姿和比例中起着至关重要的作用。腰部的美学价值主要体现在以下几个方面。

（1）曲线美　腰部是身体曲线的重要组成部分，与胸部、臀部共同构成了人体的 S 型曲线。这种曲线美不仅展现了女性的柔美与优雅，也体现了男性的力量与平衡。

（2）比例美　腰部作为身体的中段，其宽度和形态对于整体身材比例有着重要影响。健康的腰部宽度与身高、胸围、臀围等身体指标相协调，能够营造出完美的身材比例，使人看起来更加匀称和美观。

（3）动态美　腰部是身体活动的重要部位，其灵活性和力量感为身姿增添了动态美。通过腰部的扭转、弯曲等动作，可以展现身体的柔韧性和活力，使人在静态和动态中都能展现出独特的美感。

腰部的美学意义不仅在于其本身的形态和特征，更在于其在整体身姿和比例中的重要作用。一个健康的腰部能够展现出完美的身材比例和曲线美，为整体形象增添魅力和自信。

（五）臀部的美

1. 臀的位置与结构　臀部处于人体的背部下半部分，连接着腰部和大腿后侧，是腰与腿的结合部。

从结构上看，臀部主要由骨骼和肌肉组成。骨骼部分，主要是骨盆，由两个髋骨和骶骨组成。而肌肉部分，则包括臀大肌、臀中肌、臀小肌等。这些肌肉在骨盆的上方和周围，帮助我们在行走、跑步、跳跃等活动中保持稳定和力量。

此外，臀部还有一个重要的组织，那就是脂肪。它覆盖在肌肉上，可以为我们提供额外的保护和能量储存。每个人臀部脂肪的分布都是不同的，也是形成不同臀型的原因之一。

2. 臀的分类　臀部的类型多种多样，其中一些常见的类型包括如下。

（1）标准型　整个臀部脂肪分布均匀、适中，被认为是理想的臀型。

（2）蜜桃臀　臀部形状像水蜜桃一样，腰肢丰满、臀部纤细，而且圆润饱满，坚挺粉嫩，这是公认的绝美臀部。

（3）方形臀　臀部扁平，形状接近方形，像一块面板一样。

（4）圆形臀部　臀部圆圆的，很是饱满，坚挺有形，是公认的仅次于蜜桃臀的臀部形状。

（5）V 形臀部　臀部呈现 V 形，特征是胯小臀平，因为臀部的脂肪通常会转移到身体的上部。

此外，根据臀部后翘的情况，还可以分为后翘型、平直型和下垂型。后翘型臀部向后翘，腰臀曲线加大，属于美臀型；平直型臀部与腰的曲线显得平直；而下垂型臀部则多见于肥胖者，臀向下悬垂。

3. 臀的美学意义　臀部的美学意义在于其作为身体曲线的重要组成部分，对于整体身姿的塑造和视觉效果的呈现具有显著影响。

（1）形状与轮廓　一个美丽的臀部应该具有流畅的曲线和自然的形状，从腰部到臀部的过渡应该平滑而优雅。臀部的轮廓应该清晰，并且与腰部和大腿的比例协调。

（2）紧致度　紧致的臀部肌肤是美丽的关键。皮肤应该光滑有弹性，没有松弛或下垂的迹象。紧致度可以通过适当的锻炼和健康的饮食来保持。

（3）饱满度　臀部应该饱满而富有弹性，能够突出身体的曲线美。过于平坦或过于丰满的臀部都可能影响整体的美感。

（4）对称性　两侧臀部应该对称，没有明显的差异或畸形。对称性不仅使臀部看起来更加美观，也有助于保持身体的平衡。

（5）与整体身材的协调 臀部的美不仅仅取决于其本身的形状和大小，还取决于与整体身材的协调程度。美丽的臀部应该与腰部、大腿和整体身材比例相协调，共同构成和谐的身体曲线。

任务六 四肢的美

人体四肢是指人的双上肢和双下肢的合称，具体来说就是两条手臂与两条腿。本项目我们主要通过了解四肢的基本情况，进而欣赏四肢的美。

一、上肢的美

上肢包括肩部、臂部、肘部、前臂部和手部。肩部主要由肩胛骨和锁骨构成，它们连接上肢与躯干。臂部主要由肱骨构成，负责连接肩部和肘部。肘部是连接上臂和前臂的关节。前臂部包括尺骨和桡骨，手部则包括腕、手掌和手指。

（一）上臂

不同性别的上臂在形态和特征上确实存在一些差异。这些差异主要体现在肌肉结构、脂肪含量及整体比例上。

从肌肉结构来看，男性的上臂肌肉通常比女性更发达，特别是肱二头肌和肱三头肌等主要的屈肌和伸肌。这是因为男性在生理上更容易积累肌肉量，并且往往进行更多的力量训练和体育活动。相比之下，女性的上臂肌肉则相对较为纤细和柔软。

从脂肪含量来看，女性的上臂通常含有更多的脂肪组织，这使得女性的上臂看起来更加圆润和丰满。而男性的上臂则相对较少脂肪，更强调肌肉线条的清晰度。

此外，不同性别的上臂在整体比例上也有所不同。男性的肩膀通常更宽阔，这使得他们的上臂在视觉上看起来更加突出和有力量感。而女性的肩膀相对较窄，上臂与身体的比例也更加协调，呈现一种柔和的美感。

在美学上，不同性别的上臂也有其独特的魅力。男性的上臂强调力量和肌肉线条的清晰度，而女性的上臂则更注重圆润和丰满的美感。这种差异使得不同性别的上臂在视觉上具有独特的吸引力和魅力。

（二）手部

手部的类型可以根据不同的形状进行分类。

1. 方形手 手掌呈方形或略带圆形，掌纹清晰，手指短而有力，指甲呈圆形。这种手形的人通常被认为具有实际、务实、工作能力强的特质。

2. 圆锥形手 手掌呈三角形，手指细长柔软，指甲尖而弯曲。这种手形的人通常被认为具有优雅、敏感、善于表达的特质。

3. 土形手 手掌的上下四周几乎长度相等，属于非常均衡的一种手形。这种手形的人通常被认为具有理性、沉稳、工作能力强的特质。

4. 精神手 整体形状更加瘦削纤薄，手指纤细且长度匀称。这种手形的人通常被认为具有纤细、优雅、适合佩戴首饰的特质。

手部的美学标准通常涉及手的形状、手指的比例、肌肤的状态及手部的整体协调感。美观的手通常具有适中的长度和宽度，手掌与手指的比例协调。手掌不过于宽大或过于细长，手指修长且指节匀称。手指的长度和粗细应该与手掌和其他手指相协调。理想的手指长度是手掌宽度的三分之二到二分之一之间。同时，手指之间的间距适中，不过于密集或过于分散。手部的肌肤应该细腻、光滑、有弹性，没有明显的皱纹、瘢痕或色斑。肌肤的颜色应该均匀自然，与整体肤色相协调。

手部整体应该给人一种和谐、优雅的感觉。手部与手腕、手臂的比例应该协调，手部动作应该流畅自然。同时，手部在整体造型中的位置和姿态也是手部美学的重要方面。

二、下肢的美

下肢包括大腿、小腿和足。

（一）大腿

1. 大腿的类型　　大腿的类型可以根据其外观和特征进行分类。

（1）浮肿型粗腿　　这种类型的腿通常是水肿造成的，水肿一般堆积在下半身，使得腿围在不同时间测量时会有显著差异。这种腿型可以通过调整饮食和增加运动来改善，如摄入能祛湿的食物，如燕麦、冬瓜、红豆、木瓜等，并减少盐分摄入。

（2）肌肉型粗腿　　这种腿型的特点是肌肉较为发达，用手捏起大腿表皮比较困难，橘皮纹不明显，灯光下也看不到。这种类型的腿可以通过适当的力量训练和有氧运动来改善。

（3）脂肪型粗腿　　这种腿型是最常见的粗腿类型，皮下脂肪层较厚，可以明显感觉到脂肪的厚实感，皮肤上有橘皮纹。要减去腿部脂肪，可以结合有氧和无氧运动进行训练。

此外，还有一些特定的腿型，如筷子腿，腿部非常纤细，特别是小腿部分，就像是一双筷子一样纤细细长；酒杯腿，大腿部分比较丰满，小腿部分相对纤细的腿型，给人一种性感而曲线美的感觉；超模腿，长而修长的腿型，整体线条优美，比例协调。

2. 大腿的美学标准　　通常从大腿的线条、比例、肌肉形态及肌肤的状态来看。

（1）线条流畅　　大腿的线条应该流畅，从臀部到膝盖的过渡自然，没有明显的突兀或不平整。这种流畅的线条能够展现大腿的优雅和协调。

（2）比例协调　　大腿的长度和粗细应该与整体身材相协调，形成优美的比例。大腿的长度与小腿的比例接近黄金分割比例（约为 1 : 1.618）时，通常被认为是最具美感的。

（3）肌肉形态适中　　大腿的肌肉应该有一定的紧实度和弹性，既不过于松弛也不显得过于发达。适度的肌肉量可以展现大腿的力量感和健康美。

（4）肌肤紧致　　大腿的肌肤应该紧致有弹性，没有明显的松弛或下垂现象。紧致的肌肤能够凸显大腿的线条美和形态美。

（5）对称性　　两侧大腿的形状和大小应该相对对称，没有明显的差异。对称的大腿能够给人一种平衡和协调的美感。

（二）小腿

1. 小腿的类型　　小腿的类型可以根据其形态和特征进行分类。

（1）直筒型　　小腿整体呈直筒状，从膝盖到踝关节的长度基本保持一致，没有明显的曲线或肌肉凸起。这种腿型给人一种修长、匀称的感觉。

（2）弯曲型　　小腿在膝盖和踝关节处都呈现弯曲的曲线。这种腿型通常是因为肌肉发达或存有一定的脂肪，给人一种曲线美的感觉。

（3）钢琴腿型　　小腿肌肉线条明显，肌肉丰满有力，形状类似于弹钢琴时的腿部姿态。这种腿型通常是通过锻炼和运动塑造出来的，展现一种健康、有活力的美感。

（4）略细长型　　小腿相对较细，没有明显的肌肉凸起，整体线条较为柔和。这种腿型常见于身材较瘦或缺乏运动的人群，给人一种纤细、轻盈的感觉。

此外，还有一些特定的小腿类型，如脂肪型小腿，小腿部位的脂肪较多，使小腿显得较为粗壮。这种腿型通常与全身肥胖有关，也可能与长期穿着紧身裤、久坐不动等不良生活习惯有关。肌肉型小腿，小腿部位的肌肉较为发达，使小腿显得较为结实。这种腿型通常与长期进行高强度运动、走路姿势不正确等因素有关。水肿型小腿，由于下肢血液循环不畅或体内水分代谢失衡等原因，导致小腿出现水肿现象，使小腿显得较为肿胀。

2. 小腿的美学意义 小腿的美学意义在于它在人体美学中占据着一个重要位置，对整体身材的美感和协调性有着显著的影响。以下是小腿的美学意义的具体体现。

（1）身材比例 小腿的长度和粗细对于身材的整体比例至关重要。修长而匀称的小腿能够拉长身材线条，使整体身材看起来更加高挑、优雅。

（2）线条美感 小腿的线条美感体现在其肌肉形态和皮肤紧致度上。肌肉线条流畅、紧实有力的小腿能够展现健康、活力的美感，而皮肤紧致、光滑的小腿则能够增强整体的美观度。

（3）步态优雅 小腿是支撑身体行走的主要部位之一，因此其美学意义也体现在步态的优雅程度上。一双健康、有力的小腿能够使人在行走时保持稳定的姿态和优雅的步态，给人留下深刻的印象。

（三）足部

1. 足部的类型 足部的类型可以根据不同的特征进行分类。

（1）按照脚型分类

埃及脚：从蹞指到小指呈阶梯状排列的脚型，双足并拢在一起形状很像金字塔。

罗马脚：第1～3趾保持水平，少数人的5根足趾都在同一水平线上，这种脚型受力均匀，走路不累脚。

希腊脚：第2趾稍长于蹞指，而其他足趾呈梯状排列，整体看起来像是个倒三角。

日耳曼脚：蹞趾相比于其他足趾要突出很多，而其他四个足趾的长度相差不大。

凯尔特脚：第2趾最长，其余四趾存在长短差异，呈较明显的不均匀分布。

（2）按足弓分类

平足：足弓过度下陷或几乎没有足弓，足底接触面积较大，足底肌肉可能承受较大压力，容易出现足底疼痛或其他不适。

高弓足：足弓过高或几乎没有足底接触面积，足底凸起，导致足底压力较大，容易导致足部不适、足底疼痛或易受伤。

正常足弓：足底有适当的凹陷，足底与地面接触较均匀，相对较少出现与足部相关的问题。

马蹄足：足弓呈马蹄形状，足部前弓高而后弓低，中间有一个凹陷。

入弯足：足弓向内侧倾斜，足部内侧的地面接触面积较大。

还可以根据足的长度、宽度、围度和高度等维度进行描述。一双美足通常具有比例完美、足跟纤细、皮肤光滑细腻、足趾甲整齐美观等特点，并且尺寸与人体相协调，不能太大或太小。

2. 足部的美学标准 足部的美学标准通常涵盖以下几个方面：足内侧整体呈流畅的S型弧，蹞趾无外翻凸起，足弓高度和脚掌宽度适中。足外侧美弧线：平缓顺直，端正自然，第5趾无外翻畸形，线条优美。足趾彩虹弧线：足趾整齐排列，稍向下弯曲不歪斜，足趾缝宽而整齐，五趾呈彩虹抛物状。足趾排列整齐，长短适中，形态饱满圆润。足趾甲清洁整齐，修剪得当，无倒刺、无污垢。足部与整体身材的比例协调，不能过大或过小。足趾之间的比例也应协调，不能过长或过短的足趾。

四肢的美是一种综合性的美，涵盖了线条美、力量美和协调美等多个方面。通过适当的锻炼和保养，我们可以让四肢更加健康、美丽，展现人体的魅力和活力。同时，我们也应该注重四肢的保养和护理，避免受到损伤和疾病的影响，保持它们的健康和美丽。

目标检测

参考答案

一、单选题

1. 眼裂的平均高度为（　　）

 A. 5 ~ 10mm B. 7 ~ 12mm   C. 10 ~ 15mm   D. 12 ~ 17mm

2. 鼻面角的理想范围是（　　）

 A. 20° ~ 30° B. 30° ~ 50°   C. 50° ~ 70°   D. 70° ~ 90°

3. 唇部的理想比例中，上唇厚度约为下唇厚度的（　　）

 A. 1/2   B. 2/3   C. 3/4   D. 4/5

4. 颏部的理想突度中，颏前点应（　　）

 A. 轻贴于鼻根点垂线   B. 明显前突

 C. 明显后缩   D. 与鼻根点垂线无关

5. 躯干的理想形态中，肩部的宽度与头肩比应为（　　）

 A. 1 : 1   B. 1 : 2   C. 1 : 3   D. 1 : 4

二、多选题

1. 眉的形态标志包括（　　）

 A. 眉头   B. 眉腰   C. 眉峰

 D. 眉梢   E. 眉尾

2. 根据眼睑的基本形态，上眼睑分为（　　）

 A. 单睑型   B. 重睑型   C. 内双型

 D. 多皱襞型   E. 下垂型

3. 鼻局部美的观察的结构包括（　　）

 A. 鼻根高度及凹度 B. 鼻背形态   C. 鼻翼突出度

 D. 鼻孔形状   E. 鼻尖弧度

4. 完美唇型一般包括（　　）

 A. 口唇轮廓线清晰 B. 下唇略厚于上唇 C. 唇珠明显

 D. 口角微翘   E. 唇色红润

三、简答题

1. 简要描述眼的美学功能。

2. 理想而美的鼻的标准形态特征是什么？

3. 简述唇的美学标志及特征。

4. 简述人体各部位美与整体美的关系。

重点小结   微课   习题

项目七 医学美学设计

PPT

学习目标

知识目标：通过本章学习，应能掌握医学美学设计的基本原则与标准；熟悉医学美学设计的概念与特点；了解医学美学设计的效果评价、医学美学设计的中医学基础。

能力目标：具备明确医学美学设计的概念及其基本规律运用的能力。

素质目标：通过本项目的学习，帮助学生树立正确的医学美学设计观。

情境导入

情境：小罗是一家大型医美机构的咨询设计师，接待了一位20岁的求美者，在与求美者的沟通交流中，他提到医学美学设计是美容工作中的一个重要部分。医学美学设计与术后效果密切相关，作为一名医学美学设计师不一定要掌握具体的各项操作，但应该全面掌握与设计相关的知识，只有这样才能更好地为求美者服务。

思考：1. 医学美学设计的目标是什么？

2. 科学的医学美学设计应包含哪些内容？

任务一　医学美学设计概念 e 微课

1988年，彭庆星教授和邱琳枝教授编写了首部《医学美学》后，大多数临床学者认为医学美学对于指导美容医学临床工作具有重要作用，在进行美容临床操作之前，先进行美学评估与分析意义重大。随后，何伦教授提出了医学美学设计的概念，旨在将医学美学通过医学美学设计的方式与理念应用到美容医学临床中，并在东南大学开办了医学美学设计专业研究生班。2011年，曹志明等在清华大学出版社出版了《医学美学与美容外科设计》。

一、医学美学设计的概念与特点

医学美学设计是指审美主体根据对审美客体的审美诊断及主、客体双方沟通后达成的美学需求，依据美学与医学技术群相结合的规律，以达到将美容技术群最优化地应用在美容临床中的一种具有艺术性和个性的设计。医学美学设计包括医学设计和美学设计，并将两者结合，融为一体。首先，美学设计是医学美学设计的前提、目的与条件，是根据审美诊断并通过对现有形式美的改变，达到一个新型美的目标。美学设计的主体既可以是医生，也可以是客户（求美者），在美容实践中，医生应该更多地听取求美者的美学设计，了解求美者的真实意愿，同时应该尊重并引导求美者进行正确的美学设计，以防进入审美误区。其次，医学设计是手段，其决定着美的最终结果，医学设计应依据美学设计，是实现美学设计的手段。医学设计必须由医生为主导来进行设计。不是每项美学设计都能用医学设计来实现的，所以医学美学设计过程也是医生与求美者进行沟通的过程。作为临床医生，在进行医学美学设计的过程中，有必要弄清每项医学设计所带来的美学的变化。同时，还必须考虑美容心理以及规避相应的医学与美学并发症等方面的问题。

医学美学设计是人体美学与美容医学临床结合的一个重要临床环节，好的设计是将美的标准与最佳的医学技术结合在一起的。我们既不能离开美学标准而肆意展示医学技能，也不能离开医学原理而随意放任美的设想。

二、医学美学设计在美容临床工作中的重要性

医学美学设计是在美容施术之前进行的技术方法的应用、分析与设计。目的是达到更优化的美学效果，更好地实现求美者的美容愿望。求美者的术前审美诊断的个性化，决定了医学美学设计的个性化。世界上没有两个完全相同的人，所以世界上就没有完全相同的审美诊断，即便是有两个相同的审美诊断，对于不同的医生而言，其设计方法也会不尽相同。如鼻部美容术，在材料选择上，就有硅胶假体、膨体、自体软骨、人工软骨及其组合运用；在切口方法上，又有鼻翼缘切口、鼻小柱切口、蝶形切口等；对于鼻部的鼻翼软骨、鼻中隔软骨、鼻骨还有软组织的处理也是千差万别。不同的医生选择的设计方案各不相同，当然手术效果也肯定会有差异。所以选择一套好的设计方案将决定手术的成与败、优与次。一个经过精心设计的美容手术或治疗方案一定会比在手术台上临场发挥的手术方案术后效果要更好、更精致。因此，掌握正确的医学美学设计在美容临床工作中具有重要的意义。

三、医学美学设计的研究内容与临床学科的举例

（一）医学美学设计的主要研究内容

医学美学设计的主要研究内容包括技术群的积累、技术群与美学变化的联系、术前审美诊断与技术群应用设计。医学美学设计的目标表现在整体协调化、局部精致化、机体年轻化、个性突出化等几个方面。

1. 研究人体各部位的美容技术群，这些技术群不是指单一的手术或治疗方法，而是与之有关的现有的技术方法的总称。

2. 研究各个美容技术实施后会带来的美学变化，及其可能出现的医学并发症及美学并发症。

3. 明确求美者术前审美诊断，这个诊断包括其所有亚单位的综合诊断。

4. 结合审美诊断与术前的沟通，为求美者设计一套客观可行的最优化的治疗或手术方案。

（二）临床学科的举例说明

1. 美容皮肤科　以斑的治疗为例。针对斑的治疗方法有很多，如光电治疗、中药调理、化学剥脱、外用面膜护理等，它们共同组成了斑美容技术群。这些单项技术对不同的求美者，其作用效果往往是不一样的，或是有些有效，有些无效。其原因有两个方面：一是没有弄清这些治疗效果所带来的美学变化；二是没有明确具体个体的审美诊断，如果采用激光去斑，不同个体的致斑原因不同、色素的深浅不一，皮肤厚薄对激光吸收不同、耐受不一等，这些因素将决定着其使用激光治疗的各项参数应有所不同，否则要么无效，要么会出现色素沉着等新的美学并发症。所以，在对斑的诊断中，不仅仅是诊断雀斑或真皮斑这么简单，还应该包括皮肤对激光耐受性、代谢能力等的综合诊断。这样才能完成一套好的设计。

2. 美容外科　以重睑术为例。重睑术的技术群包括埋线法、缝线法、切开法及其组合应用法等。其中，埋线法又包括连续埋线与间断埋线，切开法又包括全切开与部分切开等多种方法。这些方法共同组成了重睑术的技术群。作为一名医学美学设计师应该了解并熟悉这些技术群所带来的美学变化，熟悉其美学与医学并发症，并且结合求美者的术前审美诊断来为其设计最佳方案。术前的审美诊断应

该包括其所有亚单位的诊断，如眶隔脂肪的多少，皮肤松弛程度，脸裂大小、方向，动态美感等。否则，将会顾此失彼，达不到最佳效果。

3. 美容牙科　以牙齿矫正为例。如不同牙齿畸形的矫正，有很多矫正方法，同时，其术前审美诊断也包含很多要素，如牙列畸形类别、唇型、面型等多方面共同组成审美诊断。正确的设计方案应该 将这些要素进行综合考虑。

医学美学设计往往不是局限于某一个科别的设计，而是要对其综合应用，如美容外科应和美容皮肤科相结合；在做完眉部切口的提眉术后应该与纹眉技术相结合，才能达到更好的效果；做完面部除皱与提升手术应该与嫩肤术相结合，否则，皮肤虽然没有皱纹，但是缺乏弹性、光泽等，同样达不到年轻的效果等。所以作为一名美容医生可能只要熟悉某一领域的技术群，但是作为医学美学设计师不一定要掌握具体的各项操作，但应该要全面掌握与设计相关的知识，只有这样才能更好地为求美者服务。

四、医学美学设计的基本标准、原理与注意事项

1. 医学美学设计基本标准　美容医学是一门以医学美学为指导，通过医学的手段与方法，对生理正常的部位或器官进行修饰或塑造，使人的形体或容貌更加完美，并达到心理上的新的平衡。这是一种"锦上添花"的技术，也是力求做到万无一失的技术。从美学角度来看，它是一种人体装饰手段，是通过美容整形等技术改变人体美的不良因素，增加和强化人体美。从心理学角度来说，它还能消除人的心理创伤，解决心理问题，具有重要的社会意义。因此，医学美学设计的方案既要符合人体审美的美学标准，又要符合医学的可行性原则，还要符合心理健康的标准。它必须是一套正确的并与其审美诊断、心理诊断紧密对应着的科学的设计方案。术前诊断的个性化，决定了医学美学设计的个性化。科学的医学美学设计基本标准应包含如下几点。

（1）达到医患双方沟通的美学效果，满足求美者的美学需求。

（2）美容术中及恢复期的痛苦最小。

（3）创伤最小与治疗术后恢复时间最快。

（4）能起到减轻或者消除求美者心理困扰问题的作用。

2. 医学美学设计原理　为了做好医学美学设计，还必须熟练掌握医学原理，不拘泥于某种固有术式，做到举一反三，触类旁通。举例如下。

（1）瘢痕原理　美容外科要防止瘢痕，因为瘢痕是不美的，所以尽量选择隐蔽的地方进行切口。但同时，很多美容外科手术应用依赖于瘢痕，如重睑手术，就是利用瘢痕形成眼睑皮肤流畅的皱襞。另外，面部提升手术的实质就是在皮下或者是在 SMAS 筋膜下形成瘢痕粘连，使提升的组织不会往下掉，保持比较持久的效果。

（2）多去少补原理　这是整形外科的基本原理，在美容外科中也常采用，如眼袋祛除术就是将疝出的脂肪与多余的皮肤去除、隆鼻术就是将较低的鼻骨用材料垫高。

（3）张力最小原理　在做缝合的时候，力求无张力的环境。当然绝对无张力是不可能的，但是张力的大小与瘢痕有关，与填充材料是否产生变形或排异有关，与假体是否会突破皮肤有关。所以在设计时必须根据张力原理，在切口、植入假体大小设计时加以注意。

（4）自体组织移植原理　自体组织存在于自体的排异反应最小，所以在弥补自体组织不够的手术中应作为首先考虑的方式，如自体耳软骨用于鼻整形，自体脂肪隆乳、丰颞等，这些应逐渐成为美容外科设计的主流。当然，由于人工材料的发展，也让很多设计省去供区手术的麻烦。

（5）微创切口、多处分离的原理　美容外科主张微创，从某种意义上说，就是使切口越小越好。

如隆乳，在乳晕处切一小切口，在乳腺组织下或胸大肌下做广泛分离。面部小切口除皱，如在颞部做小切口，在皮下或筋膜下做广泛分离等。之所以能做到广泛分离，是因为人体的解剖结构具有层次性。所以手术群的设计应该充分考虑这一特点。

（6）SMAS 筋膜应用原理　SMAS 筋膜是位于人体皮肤下面的一层肌肉筋膜系统。与皮肤相比，其组织的坚韧程度较高，扩张性较小，很多面部表情肌位于其中，所以广泛应用于面部手术中。如面部除皱与提升、鼻唇沟的改善、眼眉部皱纹祛除等都与之有关。

（7）韧带收紧与组织错位原理　韧带是维持身体器官形态的重要结构。在许多手术中都应用韧带的收紧致使组织错位，来达到改变外形的效果，如开内眼角时要收紧内眦韧带；面部除皱时要提紧颧弓韧带、耳前皮肤韧带、颊上颌韧带等，此外，缩鼻翼、乳房提升都会应用到韧带的收紧。

（8）还原原理　人体的老化，常常与重力、运动、皮肤胶原纤维的减少与老化有关。基于这种原因，应该针对具体情况，使用符合还原机制的设计方法来达到术后效果。如面部年轻化手术中，若有下垂，则应提升；脂肪萎缩，则应填充脂肪；皮肤弹性不足，则应补充相关胶原。倘若对因重力引起的下垂而导致的面部凹陷使用填充的方法，则会出现凹陷虽然消失，但是面部并没有变漂亮。故不能从根本上解决问题。

3. 医学美学设计注意事项　医学美学设计的医学原理还不止这些，熟悉这些医学原理，对实施、发展与开拓美容技术群都能起到指导、检验与评判的作用。

进行医学美学设计的过程中应注意避免以下几个问题。

（1）设计时应避免"想当然"，因为美容手术的原理有时很简单，但是一旦违背某些原则，将产生不可挽回的后果。

（2）医学美学设计不应迎合商业炒作的某些手段，如鼓吹所谓韩式双眼皮、日式除皱纹等，这些提法只是为了在商业炒作中获得更大的利润，在专业上不成系统、不合规范，故不应该在美容临床设计方法中应用与宣扬。

（3）医学美学设计必须明确审美诊断，而审美诊断是个性化的、全方位的。例如，对一个单睑的审美诊断，应从十个亚单位来诊断，这些细节诊断应在美容病历中得到详细描述，并且从照片或影像等媒体中尽量体现。当然，有些审美诊断不一定是求美者考虑到或者要求改善的；而有些需要改善的部位，可能不属于诊断范围。所以在设计前，必须进行充分沟通，一个好的医学美学设计绝对离不开充分沟通。

综上所述，一名优秀的美容医师一方面要具备优良的美学与艺术的修养，另一方面要熟练掌握本专科美容技术群的基本操作技能，重视各种基本操作的学习和训练。除此之外，还必须具有很好地与求美者沟通的能力，这样，才可在美容医学临床中应对自如，得心应手。

任务二　医学美学设计的基本原则

一、美学原则

在美容治疗设计时要遵循面部五官比例的"三庭五眼""黄金分割"等美学规律，手术的设计要与年龄相适应，讲究对称、均衡与和谐，并与民族、时代特色相结合。例如，行重睑术时，要求两侧重睑线的弧度、宽窄、高低大致对称、协调，不可一侧高一侧低或一侧宽一侧窄。重睑线的类型则要根据求美者的眼型而定，要与整个面容和谐统一。有的女性崇尚欧式双重睑，而中国人的面型及眼型未必适合欧式双眼皮，因为它与中国人的整体形象不和谐，故应向求美者说清楚其中的道理。又如隆鼻术，有的人要求做一个又高又挺的鼻子，如果没有充分考虑设计适应性，其结果不但会破坏容貌的平衡协调，而且还可能因假体过高、张力过大而突破皮肤。因此，在实施美容整形手术的全过程中，包括设计、画线以及术中操作等都应遵循形式美的基本法则。

二、整体性原则

每个人都是一个有机完整的个体，如果仅仅对某个部位进行手术而忽略了对其整体外貌进行观察和设计，往往会弄巧成拙，所以对于要求做局部手术的求美者，一定要从整体出发设计，以便确定该手术对其整体而言有无明显改善，要做到什么程度才能使整体更完美。如下颌后缩畸形合并鞍鼻的患者，若仅矫正其下颌后缩畸形，则鼻背更显低矮，但是如果同时行隆鼻手术，整个面部曲线即可大为改观。对于整体有明显影响的几个缺陷同时存在的求美者，条件许可时可同时做几种不同的美容手术，若一次无法完成，可分次进行。

三、安全与损伤最小原则

任何手术都要首先考虑患者的安全问题。切口与分离时一定要避开重要的神经和血管。遵循损伤最小原则，就是要求在实施手术过程中，尽可能避免对人体形式美的破坏。术中要谨慎，操作力求轻柔，行锐性剥离要尽量减小组织损伤，避免出现血肿。手术时止血要彻底，以保持视野清晰。

四、相似相容原则

施行美容整形手术常使用一些生物材料。这些材料必须是对人体无毒害的，同时要求组织相容性好。例如，用于隆鼻术的固体硅胶鼻模，其组织相容性较好，受术者很少出现排异反应，其弹性与鼻软骨相似，又易于雕刻。又如，隆乳用的乳房假体硅胶囊，其形态和手感均与乳腺组织相似，故受到受术者的欢迎。

五、留有余地原则

无创操作要求在手术过程中要爱护任何有活力的组织，身体上任何部位的组织或器官都有其固有的形态和功能，一旦用其他部位的组织或器官来替代，其效果均不如原有的好，所以在手术设计和组织调整时一定要留有余地，不能轻易去除，否则想要恢复是不太可能的。在去除组织时如无把握，宁可少去或不去，留待以后再调整。例如，在睑袋整形术中，若切除皮肤过多，可能会出现下睑外翻的不良后果。

六、无张力缝合原则

美容缝合是具有美容外科特色的一门技术，所有美容手术都必须使用美容缝合。这是决定美容手术成败的一个关键与细节。美容缝合是指使用细针、细线、减张力等一系列技术手段的缝合。若皮肤厚度不等，还应遵循厚浅、薄深的缝合原则，即从皮肤切口厚的一侧进针要浅，从切口薄的一侧进针要深，以求边缘对合平整，而使愈合后瘢痕浅细不显。这既是医学原则，也是美学原则。

七、美容切口的设计原则

皮肤切口的设计和选择对术后局部的外形和功能影响较大，必须在充分掌握切口设计原则的基础上，合理设计和选择切口位置与走向，才能达到良好的美容效果。与普通外科有固定的术式不同，美容手术因求美者的具体情况不同，对手术效果的期望各异，加上施术者个人的审美观点和术式选择习惯的差异，几乎没有固定的模式，手术时只能根据具体情况进行设计。

1. 尽可能选择在隐蔽处 为了达到美容的目的，除了尽量减少瘢痕量之外，将切口设计在隐蔽处也是一种行之有效的途径。隆乳术中一般有三种切口可供选择，但是就切口的隐蔽性而言，选择腋窝顶部切口愈合后瘢痕最为隐蔽。同样，行面部除皱术时，选择发际内切口，则更不易为外人所觉察，也不影响以后的发型设计。此外，经口内切口颜面部充填术、鼻孔内切口行假体植入隆鼻术、耳后切口行耳畸形矫正术等都是美容外科经常采用的术式。

2. 切口方向应与生理性皱纹、皮纹一致 面部 Langer 皮纹（图 7-1）切口是最常用的皮肤切口，实践已证明若切口顺着该皮纹走向，切开后创口裂开小，形成的瘢痕量也少。当切口与之相垂直时，切口分裂大，缝合后张力也随之增大，愈合后的瘢痕宽且大。皮肤还有其自然曲线，即通常所说的皮肤皱纹（图 7-2），沿此线做切口愈合后瘢痕与皮肤皱纹重叠而多不明显，如鱼尾纹切口等。美容外科中还有一种较隐蔽的切口线，即轮廓线，常见的有眉周、耳根、鼻唇沟、红唇缘、重睑线、发际线和乳房下皱襞线等。然而并不是所有部位均可见上述纹理线，在皮肤松软的部位有时难以判断最佳切口线，此时可用拇指、示指推挤皮肤，所显示的平行细纹理线即为较理想的切口线，这就是通常所说的推挤试验。

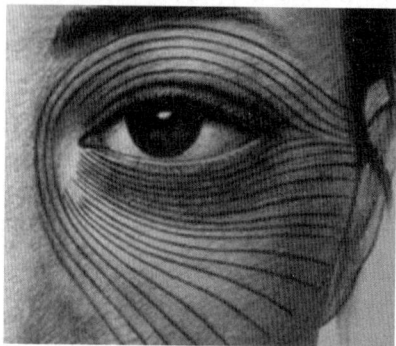

图 7-1　面部 Langer 皮纹

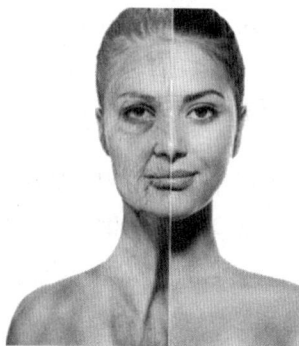

图 7-2　皮肤皱纹

3. 避免引起功能障碍 全身活动度大的关节部位、面部表情肌丰富部位的切口尽量不选或少选。在四肢关节附近做切口时，不得从垂直方向跨越关节平面，而应与关节平面平行。这样形成的水平瘢痕即使挛缩对关节功能的影响也不大。若不得不跨越关节平面时，应经关节正中线，采用弧形、S 形或 Z 形切口，以防止纵向直线瘢痕挛缩而影响关节的运动。

4. 尽可能远离重要的血管和神经 行隆乳术时切口多偏向外侧，以避开进入乳房的主要血管和神经。面部手术时剥离组织要注意面神经分支走行方向，以免损伤面神经而导致面瘫。

任务三　医学美学设计的效果评价

医学美学设计的效果评价是根据正常人的生长发育特点、人体解剖标志和人体美学标准，对美容方案和术后效果进行的评价，它涉及施术者和受术者两个方面的因素。因此，对美容术后的效果进行客观地评价，并非是一件容易的事。

美容术后效果评价方法一般有以下几种。

（一）目测审美法

通过目测与观察，将术前的受术者与术后的受术者做纵向比较，并进行评价。它是通过第三者对手术前后的照片或影像对比观察进行评价。这里要做好以下几个方面的工作：①第三者的选择要具有公正性，既不能主观偏向受术者也不能主观偏向施术者。②术前及术后的照片与影像资料必须在同一种参数与环境下获得。

（二）数据测量法

通过测量工具，把审美部位的长度、高度、宽度、弧度等具体要素测量出来，并结合科学的审美标准进行术前与术后对比，这样将会比较客观、真实，但是，这并不能完全代表审美评价。另外，还有影像云纹图法。它是等高云纹方法的一种，可以获得物体的等高线。根据等高线可求出物体的曲面形态、表面积和体积等，更容易反映表面不平度。对各种类型的手术瘢痕，用影像云纹的方法可以反映其量的变化。

（三）保持时间长短评价法

根据时间长短，美容术后评价可分为近期效果评价、中期效果评价和长期效果评价三种。

1. 近期效果评价 有的美容术受术者恢复很快，在短期内（3~6个月）就可以对其外在形式美进行评价。例如，采用埋线法的重睑术，手术操作简单，无切口瘢痕，术后组织水肿轻，又不用拆线，近期效果显著，颇受人们欢迎。但中、长期效果差，有的1个月或6个月又恢复原状，重睑线消失。注射肉毒素除皱纹或者瘦脸，一般在6~12个月的效果很好，但是长期效果不好。

2. 中期效果评价 有的美容整形手术因不可避免地会出现组织水肿，短时间内淋巴回流不可能建立，甚至还会出现瘢痕增生，需要经过一段时间（3~12个月）的恢复，组织水肿才能消除，瘢痕才会变浅或不明显，手术效果才能显现出来，所以必须以中期效果为评价依据和追求目标。如采用切开法的重睑术，受术者在短期内上睑水肿，其形态显雕刻之气，需6个月乃至1年以后自然流畅的重睑效果才能显现出来。故对此类手术的术后效果，应进行中期效果评价。

3. 长期效果评价 有的整形手术具有良好的长期效果，如隆鼻、丰下颌术、兔唇修补术等，容易使受术者满意，并且一劳永逸。对于此类手术的术后评价，可按其长期效果进行评价。

（四）求美者的满意程度评价

根据求美者的满意程度，可以分为"满意""可以"和"不满意"三个等级。对于术后效果满意程度的评价，只能对受术者手术前后进行纵向比较，而不能与他人做横向比较。这是因为每个人的情况都有其特殊性，个体之间有差异。同样手术，有的条件好，术后满意度高；有的条件差，术后满意度会差一点。

1. 满意 受术者感到术后效果好，达到甚至超越了其期望值，并且得到了第三者的认可与肯定。对施术者来说，这种评价可能有两种情况：一是施术者自己认为手术也是成功的，对手术效果感到满意；另一种情况，虽然受术者对手术效果感到满意，但施术者认为手术后效果并不十分满意，还有值得改进、提高的地方。从客观上来说，受术者感到满意就达到了预定的目标。

2. 可以 受术者对手术效果虽感到没能完全达到其期望值，还存在某些不足，但经解释亦能认可与接受。这种受术者心理素质比较好。例如，行重睑术，术后一侧稍宽一些，但不伤大雅。对施术者来说，这种评价也可能有两种情况：一种是施术者确实感到效果有欠缺，可以提高；另一种就是认为手术达到了应有的效果。

3. 不满意 受术者对术后效果感到不满意，离其期望值相差甚远。对此，施术者对受术者的不满意应该进行客观分析，有设计的原因也有沟通的原因。有些情况是虽然手术很成功，但也可能招致受术者的不满意，因为与其预期效果有所不同，这说明沟通不够。

医者仁心

湖北武汉皮肤科医生段逸群从医 35 年来，始终坚守在临床一线，为患者着想，用小方治大病，不断传播着正能量。在他的影响下，全院皮肤科医生开"小处方"蔚然成风，且皮肤科近 3 年来的年门诊量都在 85 万人次左右，但门诊患者的人均花费仅为 150 元。

一名浑身长满黑痣的患者，因颈部疼痛在外院诊断为颈椎病。他仅用两根棉签，就发现该患者从耳后到胸前都有疼痛性皮疹，"一矢中的"确诊为带状疱疹。

一名 12 岁的女孩，口周肿胀、瘙痒。他又是问、又是看，突然问了女孩妈妈一句："你是不是特别爱吃胡椒？"家长直点头。他说："这样的病我治好过一个，你以后做菜不用胡椒，孩子的病就好了。"

这就是一位医生工作的常态，他每天都微笑面对如此多的患者，用娴熟的医术、耐心地讲解，温暖着每一位慕名而来的患者。

他坚持 35 年给患者开小处方、不花钱的"处方"，这种现象的背后，折射的不仅仅是医术的高低，更是医德的多寡，医者仁心的体现。

（五）医学美学设计效果评价与心理诊断、沟通

评价美容技术实施不可回避的因素就是受术者的满意程度，造成术后效果不满意的因素又是多种多样的。其中就有受术者的心理因素及双方沟通的效果。

1. 受术者的心理特征决定术后恢复心理 每个受术者在接受美容治疗后都不可避免地产生各种各样的心理困扰。若不及时调整，就可能造成心理障碍，影响对手术效果的认知和评价。有学者曾对美容受术者心理特征进行研究，结果发现有 52% 的受术者个性异常。有的受术者精神紧张，比较敏感，对自己身体上的某一突出的缺点十分在意，如觉鼻子太低、左右眼不一样大等，无论整容手术怎样成功，他们总是感到不满意。因此，施术者对于受术者的心理特征应有所了解，在手术前做好心理预防工作，手术后做好心理护理或必要的心理治疗，以消除受术者的心理障碍，确保手术成功。

2. 受术者对手术期望值过高 有的受术者对手术有不切实际的幻想，以为手术是万能的，可以将外貌彻底改观，或是手术后永葆青春，又或是认为手术后一点痕迹也不会有，会变得很漂亮。这类受术者即使是对成功的手术结果也会不满意，术后容易导致手术纠纷。因此，对这类受术者应该给予正确引导和解释。

3. 受术者缺乏正确的审美心理 人的审美观有差异，是正常现象。但有的人缺乏最基本的审美意识，做重睑术要求做成欧式的宽大眼睑，却不知道这种眼睑与东方人平面面型并不般配；又如有的人纹眉要求纹得又黑又粗，想更醒目，而对本来纹得很自然的眉毛，则反复要求修改加黑。这种审美意识低下的审美观要引起注意。

4. 受术者缺乏基本的医学知识 有的人把美容整形手术当作一种随意雕刻的技艺，没有认识到美容整形手术和外科手术一样，有一定局限性，受机体的生理约束。如手术后的切口瘢痕软化和色泽减退需要一定的愈合恢复过程，手术后都可能有创伤水肿出现，有些受术者对这些情况缺乏必要的心理准备；一些低平鼻的人要求隆鼻后鼻变得高而挺直，他们不知道人体组织的延伸性有限，只能在一定范围内增高，否则就会突破皮肤。因此，术前应对受术者进行必要的基本医学知识教育。

5. 受术者之间相互攀比 美容整形的受术者，往往将手术效果与他人进行比较，常常得出"我为什么没有别人好"的想法。他们却不了解个体之间存在明显差异。两个人同去做重睑术，一个是肿泡眼，一个是丹凤眼，其结果肿泡眼的效果肯定比丹凤眼的差。手术后的攀比是导致受术者不满意

的因素之一。

6. 中老年人容易对手术效果不满意　中老年人尤其是更年期女性，对成功的美容手术也容易不满意，特别是隆鼻手术。这些人在几十年生活中对自身的相貌已经习惯和适应了，因此，对改变后的形象反而不适应。只要听人议论，他们就会对手术结果感到不满意。

为了规避以上因素造成的术后不满意，在医学美学设计的诊断环节中，应该将此作为心理与社会因素诊断项目，逐一诊断出来。

（1）了解受术者要求手术的动机和目的，包括家庭、婚姻、工作以及人际关系情况。

（2）了解受术者期望手术达到的目标，做好心理预防。

（3）了解受术者的审美心理是否异常。

若遇下列情况则不宜盲目实施手术。

（1）受术者把婚恋、仕途、工作上的挫折及人际关系的好坏均错误地归咎于自己的容貌，希望手术能改变一切。

（2）文化素养低、审美观奇特，一味追求奇特形态美者。

（3）对手术期望值过高，以为手术后会有全新美貌形象，将美容手术神化者。

（4）过分挑剔者，即使手术成功也会招来纠纷。

（5）反复追问手术效果，对施术者毫无信任感者。

（6）亲属或夫妻一方坚决反对手术。

（7）施术者对受术者要求的美容效果无确切把握。

（8）过于讨价还价的求美者。

因此，医学美学设计事实上还包括对求美人群的筛选，有学者认为，爱美、懂美，敢于冒险并具有消费能力的人群才是美容外科的最佳消费人群。

（六）医学美学设计防范职业风险

当代著名整形大师米拉德教授指出：美容是医学一门尖端学科，它是一项改善人体外形、增添人体美感、达到锦上添花目的的工作，要求做到万无一失；它又是一个风险较大、容易导致医疗纠纷的行业。为此，美容医生必须做好下列工作。

1. 不断提高自身设计水平与素养　美容医生或设计者必须具备医学、美学、心理学及社会学方面的知识与技能，缺一不可。美容是进行"活体雕塑"，将医学知识和美学知识付诸临床实践，要求有精湛的技艺和良好的审美意识。如果没经过系统学习或只经过短期培训就草率、盲目操刀，结果不满意度就很高。因此，施术者要不断学习，提高技术水平、美学欣赏眼光，才能获得高层次的医学美学设计水准。

2. 施术前要精心设计方案，严格掌握适应证，切忌浮躁，草率从事　美容外科设计方案的确定应该严格按照审美诊断、心理诊断、手术群的分析与筛选、手术方案的最后确定、医学与美学并发症的可能性分析及防范措施的制订等一系列步骤来进行，绝不能出于功利考虑，对一些不该手术的人实施手术，盲目应用还处于不成熟阶段的美容技术，对材料把关不严等，这样容易导致并发症。

另外，还应从医学角度严格掌握适应证，如对精神紧张的敏感患者、凝血功能障碍者、糖尿病患者应禁止手术。此外，还要了解其有无高血压、是否为瘢痕体质，以便在设计中制定对策。

3. 与求美者进行充分的、切实的美学与心理学沟通，以获得正确的审美与心理诊断　少数施术者为了炫耀自己，更为获得经济利益，往往夸大手术效果，隐瞒可能失败的一面，结果提高了求美者的期望值，手术后往往使求美者产生失望情绪，造成不满意，甚至引起纠纷。

4. 手术前要照相或摄像　为了便于术前、术后分析、观察、存留医疗档案，防止发生手术纠纷，手术前后分别为受术者照相或摄像是十分必要的。要在手术前后同一位置、同一角度以及同样光照条件下拍摄才有可比性。有时很难用语言描绘的形态，用手术前后的照片一对照，便一目了然。手术前的照相或摄像是美容外科设计的必备措施。

5. 签订手术协议书　术前签订手术协议书是防范医疗纠纷的重要措施，也是美容外科设计的文字体现。它将施术者与受术者双方的约定事项用法律的形式固定下来，使施术者和受术者都慎重、严肃、正确地对待美容整形手术。手术无论大小，都应签订手术协议书，其内容应包括以下三个部分。

第一部分是基本情况，写明受术者的姓名、性别、年龄等一般资料。

第二部分是手术须知，如美容手术的风险性、适应证、禁忌证、并发症、排异反应和有关相关资料的所有权、使用权等。应特别提示以下两点：①受术者应遵守医嘱（包括口头医嘱），如术后发现异常情况，应及时请施术者处理；②注明手术恢复期，并因受术者体质、年龄、手术部位不同而有程度上的差异。

第三部分则是专项情况，写明受术者术前条件、审美诊断、手术要求，阐明手术设计方案与依据，以达到知情同意，并取得其良好的配合。

任务四　医学美学设计的中医学基础

一、美学、中医美容学及其关系

1750 年，西方美学之父 A. Baumgarten（1714—1762），将感觉与认知合起来，并且以美学（Aesthetics）命名，形成一门感性的认识论。美学不再强调理解的认知，而重在研究经由感官去察觉事物的方法，主要涉及美、艺术与美感等概念与范畴。

中医美容学受到中医基础理论、中国传统文化、哲学思想等影响，在美学的研究领域中独树一帜，其美学内涵除了涉及感性认知、美感经验外，更涉及直觉、自身和谐、天人相应、形神兼备、内外兼修的境界。朱光潜认为美是一种"形象的直觉"，不涉及抽象思考与实用性，纯是一种专注忘我的活动。"天地有大美而不言，四时有明法而不议，万物有成理而不说。圣人者，原天地之美而达万物之理"——《庄子·知北游》中以一种直观观照的方式，观照宇宙人生，领会万物之理，去感受天地的精神与大美，人的精神与律动也就与天地自然的运行法则互相契合了。这种人与自然、宇宙的交感、和谐且统一的契合状态，以及对生命精神的自由体验状态是中医美容学最核心的部分。

自身和谐、天人相应、形神兼备的思想指导我们运用各种自然疗法在美的创造上必须符合自然规律。中医美容学重视"阴阳平衡"，强调人体阴平阳秘，方可精神乃治。阴阳互根、阴阳交感、阴阳自和等不断运动变化，却又不断往平衡状态协调，才能达到五脏六腑功能协调、气血津液充沛通达的状态，人的生理活动才能正常运作。实际上阴阳的概念是一种相对且平衡的美，中医美学将传统中医学与传统美学要素相结合，其美学内涵的落实与运用亦在中医理论与为求美者服务的接轨上扮演着十分重要的角色。

二、中医美容整体观之"和"

（一）和"是中国美学的核心范畴

"和"是中国美学的核心范畴，是中国古代审美精神的结晶。《灵枢·岁露论》中："人与天地相参也，与日月相应也"；《素问·上古天真论》："法于阴阳，和于术数，食饮有节，起居有常，不妄作劳，故能形与神俱，而尽终其天年，度百岁乃去。"这一理论揭示了自然的变化与人的生理变化及疾病的发生的相互影响，健康是美丽的基础，形神兼具的整体观念是中医美容学的核心观点。中医美容学认为人自身形神统一、与自然息息相关，人体各部分是共同合作的，构成一个整体。中医学理论充分体现对人与人的生命尊重，同时，"天人合一"的理念显示敬重人就是尊重大自然的规律，这是中医学的出发点。博大的中国古代文化为中医药文化的蕴育提供了温床，中国古代"天人合一"思想奠定了中医的基本思想整体论。因此，医学美学设计中除考虑单一五官、身体某一部位的对称和谐等审美观外，还应充分考虑各五官间、五官与整体脸型、顾客气质风格类型等的和谐统一。

（二）人与自然之"和"

人要呈现出美感，自然不是面部、躯体的局部特征与形式美学一一对应，中医美容思想强调人与自然的协调，《内经灵枢、本神篇》中："故智者之养生也，必顺四时而适寒暑……如是，则辟邪不至，长生久视。"健康是美丽的基础，顺应四时以养生保健，使身形容貌在自然力的加持中愈发健美。"春三月，此谓发陈。天地俱生，万物以荣，夜卧早起，广步于庭，被发缓形……此春气之应，养生之道也；夏三月，此谓蕃秀。天地气交，万物华实，夜卧早起，无厌于日，使志无怒……此夏气之应，养长之道也；秋三月，此谓容平。天气以急，地气以明，早卧早起，与鸡俱兴，使志安宁……此秋气之应，养收之道也；冬三月，此谓闭藏。水冰地坼，无扰乎阳，早卧晚起，必待日光……此冬气之应，养藏之道也。"

中医美容认为人的作息、行为、情志若是尽可能与自然节律相协调一致，顺应四时规律、天气变化，"日出而作，日落而息"，饮食劳作纵欲皆有度，自然健康美丽、益寿延年。

（三）阴阳调"和"之美

《素问·至真要大论》强调："谨察其阴阳所在而调之，以平为期。"这个"平"就是阴平阳秘，就是"和谐"，《素问·阴阳应象大论》中"阴胜则阳病，阳胜则阴病。阳胜则热，阴盛则寒"。从阴阳的关系入手，使阴阳调和，机体恢复常态。

中和之美所要表达的是抒发感情而又要有所节制，和谐、适度地处理主体（艺术家的情意）与客体物境、情境）之间的各种关系，体现的是主体与客体之间契合而成的意境之美。这种注重适度、调和、协调之美学意境对中医美容的发展具有深刻的意义，葛洪是思想家又是美容专家，把这种美学形式积极运用到美容实践中。他认为，美容养生本质上就是要遵循自然规律，注重人体各方面的和谐。在日常美容养生和美容治疗实践上，他认为人们既要修养德行追求精神美，也要注重身体调和节制追求形体美，保持"阴平阳秘、气血调和"达到人体美学状态。

三、神韵之美

《黄帝内经》认为人体形与神都是由"气"构成的，在中医美容学中主要体现在形体和神韵两方面：一是形体轻盈、符合现代形式美学、具有舒适的曲线、精致等年轻平和饱满状态，如葛洪《神仙传》中《黄山君》篇中描述黄山君"修彭祖之术，年数百岁，犹有少容"；二是生理状态佳并长久停留在生命力最旺盛的时期，活得健康、自在、喜乐，如《诗经》中"巧笑倩兮，美目盼兮"。

中医美容学认为的形神兼备是人体生命活力美的总体象征，是健康和美的统一体现。葛洪在《肘后备急方》中写道诸多美容药方的功效，有诸如"白面""玉容""丰肌悦色"等描述。他还表述通过积善养德和养生保健方可展现神韵之美，这不就是现代医学审美观中内在美与外在美的统一吗？"执道者德全，德全者形全，形全者神全，神全者圣人之道也。"倡导人们体道修德，扶危济难，积善立功，提出养生驻颜必须养护精气，保持生命体内的平衡和充足，通过修养品行和修炼养生方可达到神韵俱佳的人体美状态。

医学美学设计中的中医美容学注重美容求本，内外兼修，注重向内看，以修正外不足。向内看，包括身体内部的五脏六腑、气血津液等去养护调整，从内心状态、怒喜思悲恐等五志，以及是否善良、是否真正关心其他生命的喜乐等，从根本上求美方可达到近、中、远期均理想的疗效。若即时效果不显著，也需调整内心状态，很多事情慢慢来比较快，凡事需要给予相应的时间等待量变到质变的结果。另外，中医美容学可与现代医美相结合，标本兼治，达到即刻效果与中远期疗效的完美结合，意义广大，影响深远。

四、中医色诊之美

中医典籍中对于人体的生理、病理观察，往往结合了天人合一的内涵，并且从自然现象、天文学、生物的动息、植物的生长收藏，甚至是地理概念等作取模拟象，利用多元的观察，透过感觉的知觉、感官的经验，传达深刻的意涵，可谓是结合了中医与美学的核心内涵。

中医诊断之望诊中的望面色是极其重要的部分，中医美学认为眼睛的光彩及各部分的颜色、面部的气色是人体五脏六腑的气血精华反映于外在体表的征象，如眼睑代表脾、白睛代表肺、瞳孔代表肾、目内眦代表心等。中医对颜色的观察，将之归纳为五色，包括青、赤、黄、白、黑，五色各有润泽明亮及枯槁晦暗的相对特征。典籍中对于颜色的形容细腻而丰富，以红黄隐隐、明润含蓄来表现健康人，亦称为"平人"的面色肤色状态，五脏六腑气血精气充沛通畅，便能拥有细腻光泽白里透红的健康美丽肌肤。比如，皮肤的光泽感，我们可以考虑求美者心、小肠的功能是否健康；指甲的亮度与平整度，我们可以往肝胆功能去思考；口唇的润泽与脾胃关系密切；乌黑浓密的秀发与肾息息相关等。

五、人体美的中医管理体系

中医美容学是以维护、修复和再塑人体形神美为目的古老而新兴的学科，对人体容貌审美有全面而深刻的研究。以"阴阳五行"为纲，指出容貌美的条件是"五官端正"，即面部鼻额、眉眼、口、颧等基本组合结构应该是平衡与和谐的，并具体描绘了以鼻为中轴的左右五官、颧颊平衡对称的容貌美的基本图式。还强调符合一定比例的和谐是人体容貌美的本质："面为人之仪表……三才配合有情"。"三才"又称"三停"；如果面上三停皆匀称（各占1/3）者为上等容貌，属容貌美；而身上三停比例适中、平衡和谐者属人体美。此外，还提出人体审美应该动静结合，应包括动作姿态的和谐协调美。如容貌审美应结合面部眉、眼、口配合相一致的音容笑貌的审美，腰部审美要结合行走、坐立、前后动静的审美观，形体审美的要求是"坐如钟、站如松、行如风"等。上述整齐平衡、和谐对称、符合比例的人体美学审美趣味及审美思想，与现代医学美学认为人体形式美是比例、对称、均衡、色彩及多样统一的理论不谋而合，至今对中医美容实践仍然具有指导意义。

目前，我国医学美容界及求美者对中医美容管理的概念与理念尚处于萌芽阶段，其学科体系与专门论著还有待建设丰满，对于医学美容技术专业学生的就业新增广阔天地。

（一）强化中医美容管理理念

1. 中医美容管理的概念　中医美容管理是在以中医理论为核心的指导下，对各年龄段的人体美状况及其危害与风险因素进行全面监测、分析、评估、预测、预防与维护，提供前瞻性的全程管理。

中医美容管理是由中医美容管理师与专业医技人员在美容健康信息采集的基础下，应用中医美容学的理论，系统方法对人体的美容健康做出分析、诊断、评估、预测、干预与动态管理，最终达到人体健康美水平、驻颜延衰的目的。

2. 强化中医美容管理理念　健康管理的积极和重要意义在于以健康为本，前瞻性地预防和养生保健，提高生活质量，中医美容管理以健康美为目标，前瞻性地预防损容性疾病和抗衰老，提高健康美水平。从事中医美容有利于促进积极的监测评估，促进近期、中期、远期疗效的协同管理，减少损容性疾病的发生发展以及延衰驻颜。

（二）开展中医美容管理服务

中医美容机构应加强中医美容管理的理念，大力宣传中医美容管理的重要性及必要性，为求美者提供科学、全面、性价比高、中远期疗效佳的健康美丽方案。可设立中医美容管理学独立学科，在医疗机构、中医美容管理服务公司、医疗美容机构、体检中心等开展中医美容服务，设立中医美容管理师职业等。

总之，医学美学设计中的中医学基础是在中医学理论和美学理论指导下，以维护、修复和创造人的形体容貌美、功能美和精神美为目的，强调天人相应、形神兼备、内外兼修的独到审美观。进一步研究与弘扬中医人体美学思想，构建中医人体美学理论体系与现代医学审美相结合，指导医学美学设计的应用实践、培养医学美容专业相关从业人员的审美情操与修养，促进医学美学设计更健全、圆满的发展，拓宽医学美容技术、中医学、针灸推拿学专业学生的就业范围起到积极的指导和推动作用。

目标检测

参考答案

一、单选题

1. 医学美学设计中最基本的面部美学原则不包括（　　）

  A. 对称性　　　　　　B. 平衡美　　　　　　C. 随意性　　　　　　D. 美学三角

2. 关于眼部美学的描述错误的是（　　）

  A. 眼部是面部美学中最重要的区域之一

  B. 眼部美学设计主要关注眼睑、睫毛和眉毛

  C. 眼球的位置和形态在眼部美学中不重要

  D. 改善眼部轮廓可以提升整体美感

3. 医学美学设计应遵循的首要原则是（　　）

  A. 功能性　　　　　　B. 审美性　　　　　　C. 安全性　　　　　　D. 经济性

4. 下列不是口腔美学的视觉要素的是（　　）

  A. 形状　　　　　　　B. 颜色　　　　　　　C. 气味　　　　　　　D. 质地

二、多选题

1. 医学美学设计的核心组成部分是（　　）

  A. 医学设计　　　　　B. 美学设计　　　　　C. 审美诊断

  D. 美学标准　　　　　E. 流行美学

2. 在医学美学设计中，"美学设计"的主体可以是（　　）

  A. 医生　　　　　　　B. 求美者　　　　　　C. 求美者家属

  D. 第三方审美顾问　　E. 护士

3. 下列属于医学美学设计需遵循的医学原理的有（　　）

  A. 黄金分割比例原则　　　　　　　B. 瘢痕形成原理

  C. 张力最小原理　　　　　　　　　D. 患者主观臆断优先原则

  E. 留有余地原则

三、问答题

1. 医学美学设计的概念与特点是什么？

2. 医学美学设计的目标是什么？

3. 科学的医学美学设计标准应包含哪些内容？

4. 医学美学设计的基本原则有哪些？

5. 医学美学设计的效果评价有哪些？

6. 如何在医学美学设计的工作中做好职业风险的防范？

书网融合……

| 重点小结 | 微课 | 习题 |

项目八 医学职业审美修养

知识目标：通过本章学习，应能掌握医学职业审美修养的主要内容、医学职业审美评价的标准；熟悉医学职业审美教育、修养的含义与目的；了解医学职业审美评价的实施。

能力目标：具备建立自我审美修养习惯的能力。

素质目标：通过本项目的学习，帮助学生自主进行医学职业审美及评价，提高医疗服务质量和生活品味。

情境：对于全手掌缺损，只剩下前臂，有些医生提出改造患者残存的手臂，考虑用手术来增进假肢或前臂残端的功能。如，20世纪末，意大利外科医生发明的运动形成术，第一次世界大战前后德国外科医生发明的前臂分叉手术。前臂分叉手术虽然运用外科方法将前臂残端的尺骨和桡骨及其肌群分开，形成蟹钳状的分叉，但这个手术所造成的新畸形非常难看，令患者苦恼。

思考：对于此类患者的残臂，怎样设计才能既满足使用功能，又符合患者的审美要求呢？

在医学职业生活中，存在着诸多具有鲜明医学特征的审美活动，诸如医学职业审美教育、医学职业审美修养以及医学职业审美评价等。

任务一 医学职业审美教育 微课

医学职业审美教育是医学审美实践活动不可或缺的一环，同时也是医学美学理论体系的重要组成部分。正确且有效地实施医学审美教育，对于提升医务人员的职业审美能力具有至关重要的意义。

一、审美的含义

审美，主要是指人对客观事物所形成的审美意识，它是人们在社会实践中逐步积累起来的审美情感、审美认识和审美能力的总和。审美包括审美感受、审美趣味、审美观念及审美能力等方面。从医学美学的角度来看，人体审美首要追求的是健康与美的和谐统一。健康是人体美的基础，一旦人体生理功能出现异常，不仅会直接影响外在美，还可能导致容貌的生理缺陷，进而引发心理问题，影响人体的整体美感。

二、医学职业审美教育的含义

医学职业审美教育，亦称医学美育，是医学与审美教育的有机融合。医学美育既是一种审美活动，又是一种教育活动，两者相辅相成。具体而言，医学美育是指在一定的医学美学思想和理论指导之下，以美的事物为素材，通过各种形式的审美活动来激发医务人员的情感体验，提升他们在医疗实践中感受美、鉴赏美和创造美的能力，进而实现全面发展的教育目的。由于医学美学是医学与美学相结合的产物，因此医学审美教育与一般的审美教育存在一定差异。一方面，医学美育是一般美育理论在医学领域的具体应用，其内容、方法及形式均需普通教育理论的指导；另一方面，鉴于医学职业的特殊性，其研究对象主要为医务人员和医学生，这使得医学审美教育拥有独特的理论、方法及操作规程。

三、医学职业审美教育的目的

医学审美教育的目的是使医学工作者在掌握美学和医学美学基本理论的基础上，树立正确的审美观，培养他们的审美素质。主要的目的如下。

（一）树立正确的审美观

医学审美教育的终极目标是使医务人员通过教育树立正确的审美观，形成科学的审美标准。使医务人员在医疗实践活动中展现出高尚的审美形象，将医疗活动提升至审美层次和审美意境。审美观与审美标准密切相关，树立审美观的过程同时也是形成审美标准的过程。审美标准既具有一般性又具特殊性。美是客观存在的，审美标准具有一般性，任何审美标准都可在社会实践和审美实践中得到检验并不断发展。然而，不同的时代、民族、阶级及个人拥有各自的审美标准，呈现鲜明的个性特征，难以强求一致。

（二）提高医务人员的审美素质

医务工作者的审美素质涵盖他们在医学审美过程中的自我锻炼和自我改造，以提升自身的审美情趣、审美能力，树立崇高的审美理想，实现内在美与外在美的统一。优秀的医务工作者不仅需要具备渊博的专业知识、精湛的医疗技术和良好的医德医风，还应拥有较高的审美修养。特别是随着现代医学模式的转变，医学审美的地位和作用愈发凸显。医务人员唯有加强自身的审美修养，方能与时俱进，满足现代人对防病治病、抗衰健美的更高层次需求，适应未来医学的飞速发展。

（三）培养医务人员高尚的职业美德

医院是医务工作者保障人民群众身心健康的主要场所，医务人员的群体形象直接关系到患者的身心健康及医院的社会和经济效益。因此，需提高医务人员的职业道德意识，树立"以患者为中心"的理念，加强他们对医疗执业活动中道德行为规范的认识，将职业道德观念内化为自身的追求和信仰，使医德观念与医学审美情感有机融合，使美的知识、美的人格在医学审美实践中得到升华，从而让各类患者都能在愉悦的氛围中接受优质高效的医疗卫生服务，增强患者战胜疾病的信心，缩短治疗周期，促进早日康复。美容医学行业作为新兴的医学领域，在发展过程中面临诸多挑战，美容医务工作者的职业道德与该行业的健康发展息息相关。在工作中，医务工作者可从以下方面提升职业美德。

1. 具有良好的服务意识 对待患者热情耐心，诊疗过程中关心、理解患者的不适，尽力减轻患者的痛苦。面对患者的合理需求，医务人员应给予充分的理解和尊重；对于患者的不当要求，应耐心解释并妥善劝阻。

2. 具有良好的诚信意识 美容医学建立在医患彼此信任的基础之上。医务人员失去诚信即失去患者的信任。工作中，要正确认识和宣传自身的医疗技术和能力，避免虚假宣传、片面夸大患者缺陷等行为，采用合法、安全的技术手段进行治疗，杜绝非法行医。

3. 具有强烈的社会责任感 美容医务工作者应鼓励和引导患者树立正确的美容观，既不误导患者进行不必要的美容整形，也应对患者的美容要求予以甄别，树立强烈的社会责任感，坚决抵制不良社会风气。

知识链接

全球首例足趾移植再造手术的创新实践

1978年10月，中国上海第六人民医院骨科成功实施了世界上首例足趾移植再造手术。于仲嘉主任携其医疗团队针对一名因不幸外伤导致双手丧失的患者，巧妙地利用人造掌骨作为支撑结构，并从患者的双足上精心游离出第二足趾，经过一系列复杂而精细的操作，成功为患者再造了一只拥有两根手指的右手。这一革命性手术不仅标志着游离足趾再造手技术的诞生，更是医学领域的一次重大突破。经过长达近7年的密切跟踪观察，这只再造手的表现令人瞩目。它不仅具备了正常人手部的痛觉、温觉和触觉灵敏度，还能够灵活地完成捏取、握持、捻转、勾拉等多种基本动作，甚至能够自如地进行写字、绘图、划燃火柴、扣纽扣等精细活动，使患者的日常生活基本实现了自理。这一创新实践不仅为患者带来了新生的希望，更为全球医学界提供了宝贵的经验和启示，彰显了我国医疗科技的创新能力和人文关怀。

（四）建立和谐的医患关系

在人类社会生活中，医务人员与患者及其家属之间的关系是一种特殊的人际关系，既有一般人际关系的共性，又有医患关系的个性。医患关系指医务人员与患者（及其家属）之间的关系，双方相互依存、相互影响。在疾病诊治的各个环节中，患者群体和医务人员群体均呈现多样性。具有较高审美修养的医务人员应尊重患者的人格，不论民族、地位、贫富、性别、职业和美丑，均应一视同仁、尽职尽责，使者对医生产生尊重和信任，减轻患者的心理负担，给予其信心、勇气和希望，充分体现心灵美、仪表美、言行美、技艺美，建立高尚、神圣、和谐的医患关系，促进医患关系的良性发展。要建立和谐的医患关系，需注重培养医护人员的以下品质。

1. 高尚的心灵美　医务人员的道德修养、道德信念与道德品质不仅影响着工作态度，也影响着工作质量。因此，医务人员职业形象美要求具备崇高的精神境界，创造自身美好的内心世界，也就是心灵美，要有对美容医学事业坚定的志向、深厚的职业感情和献身精神，热爱本职工作；要以高度的责任心和同情心对待患者，全心全意为患者服务。

2. 庄重的仪表美　仪表美指医务人员应装扮朴实大方，神态自然亲切、庄重热情。良好的仪表可以让医务人员树立正面形象，从而获得患者的信任。

3. 良好的言行美　文明用语是医务工作者职业形象的核心。医疗美容临床实践领域中可能会面临医疗美容纠纷的问题，这些纠纷是医患双方对治疗结果及其产生原因、医疗服务质量等问题产生分歧，原因主要有服务态度、是否满足患者要求等。因此，在工作中使用文明用语对于减少医疗纠纷有很重要的意义。医务人员要有严肃认真的行为要求，严格执行操作规程，养成对工作高度负责的习惯。

4. 专业的技艺美　医务人员要在医疗活动的每个环节都给患者留下专业熟练的印象，从问诊到病情观察、手术治疗、病历书写等，从实施手段到医疗效果都给人以美的享受。

四、医学职业审美教育的主要内容

（一）树立正确的审美观

人们对世界真、善、美三方面认识，分别构成真理观、伦理观和审美观，其中审美观是核心。审美观是一个人以一定的审美观点、审美态度，运用相应的审美方法对人体、自然景观、社会生活、文学艺术等进行审美活动的总称，是一个人审美情趣和审美理想的集中表现。审美观来源于审美实践和审美创造，一旦形成又反过来对人们的审美实践和审美创造起指导和制约作用，直接规定审美方向。审美观主要包括审美理想、审美情趣、审美标准、审美评价等，其中最重要的是审美标准，即人们在审美活动中衡量和评价客观对象美丑及其审美价值高低的标准。人们对具体事物的审美观念、审美情趣、审美理想等各种审美表现都贯穿着审美标准。一旦审美标准不恰当，其他一切审美体验和审美活动就可能出现相应的偏差。因此，要建立正确的审美观，关键在于形成正确的审美标准。

（二）提高医学审美能力

审美能力是指人们在审美实践中发现、感受、欣赏、评价美的能力，审美能力的提高，对培养正确的审美观产生积极的推动作用。

（三）塑造完美人格

完美人格是指人能得到全面、自由、和谐的发展。医学审美教育可提高医务人员个体的情感水平，有效地建立医务人员、环境、患者间的和谐人际关系，让医务人员在医疗工作中感悟到人生的意义和职业的神圣，自觉地规范自身言行，从生理、心理等都得到全面而自由的发展，塑造完美的人格形象。

任务二　医学职业审美修养

医务工作者在医学审美活动中，不仅要重视医学审美教育，也要重视医学审美修养。人们发现美、欣赏美、创造美的能力都是在后天的长期社会生活实践中培育出来的，所以和医学审美教育有阶段性相比，医学审美修养是医学审美教育的继续和发展。医学审美活动贯穿于医务工作者的整个职业活动，所以医学审美修养是医务工作者职业生涯的重要课题。

一、修养的含义

修养是指人们在思想、品德、知识和技能等方面，经过长期学习和实践所达到的水平，如文化修养、艺术修养等，也是一个人综合能力和素质的体现。

二、医学职业审美修养的含义

医学职业审美修养是指医学审美主体在工作实践中长期、有意识、自主地进行审美学习，从而养成习惯，使本人在医学审美领域的专业知识、专业素养达到一定水平。医学审美修养是审美主体提高医学审美的感受力、医学审美的创造力的重要条件。

三、医学职业审美修养的目的

医学职业审美修养的基本任务是培养审美主体在医疗保健服务过程中具有正确的医学审美观，具有较强的医学审美能力，具有理解医学美感、鉴赏医学美和创造医学美的能力。

（一）培养医务人员充分感受美的能力

医学职业审美修养的首要任务是培养医务人员在生活中和医疗服务过程中充分感受美的能力。医务工作者要有通过听觉、视觉等感觉器官，对客观存在的美作出反应的意识，即审美意识，还要有使之形成美感的能力。对医学美的感受能力，决定着是否能对医疗过程中行为美的属性产生直接而迅速的反应，健全的视听器官是感受美的物质基础。医护人员在进行临床诊断、检查、手术及其他各项操作时，应动作熟练、轻柔、协调、和谐，给人以舒展的节奏感和动态的美感，并从中感受到和谐美和动态美的存在。

培养医务人员感受美的能力，就要使医务人员能够领略故乡及祖国山川大河之美，能够感受文学、音乐、舞蹈、绘画、摄影、雕塑等艺术世界里具有最高品位的美。在此基础上，才能培养医务人员在医疗服务中对医学的美、服务的美等作出反应的能力。

（二）培养医务人员正确鉴赏美的能力

鉴赏美是十分复杂的，它受诸多因素的影响，如时代、民族、知识积累、文化艺术素养、经济地位、职业背景、实践经验、审美观等，大多数是自发的、初级的、比较简单的鉴赏，有的甚至不符合美学要求，满足于这样的美的鉴赏水平是不够的。如，一位单眼皮女士，想做个双眼皮，完全属于合理需求和美感的，但如果这位女士既想做双眼皮，还要求把眼眶整个撑大，内眦外眦全开，再做个眼睑下置，眼睛大得跟漫画主人公似的，那就不美了。

审美鉴赏能力是指医务人员运用自己的审美观念、审美标准对审美对象进行欣赏、分析、判断、鉴定的能力。能分辨医疗活动中的"美""丑"现象，能以美的心灵、美的态度、美的语言、美的操作为患者服务。该能力的提高主要是通过组织聆听音乐、艺术观赏、领略自然风光、评价人体健美等活动和引导医务工作者观察、认识、分析、比较、总结医学审美对象，不断积累医学审美鉴赏能力。

因此，要培养自己正确的审美观，学习一定的美学知识，掌握鉴别、评价美的标准，这样才能具有自觉的、比较复杂的、高级的医学美学鉴赏能力。

（三）帮助医务人员确立先进的医学审美理想

医学审美理想是依照美和医学的发展规律对更完美的医学美的追求和期待，是鉴赏医学美的最高标准，也就是医务人员对人类的健康、长寿、体态健美、生理功能健全、心理健康的追求，以及如何更好地发挥人的各种潜能。虽然医学的发展很快，但仍然有很多未知领域去认识、去研究。培养医务人员先进的审美理想，就是要让医务人员明白对人体美的追求，离不开维护生命、维护健康的使命。

（四）激发医务人员创造美的潜能

在医疗保健的科研和服务实践中，只要是感官俱全、思维灵敏的医务工作者，都具备创造医学美的潜能。激发医学审美创造潜能，就是要鼓励医务工作者在医疗活动中关注医学美的未知领域，并不断地探索未知领域，打破惯性思维，促使医学美学的更大发展。

四、医学职业审美修养的主要内容

医学职业审美修养的主要内容是陶冶医务工作者的品德情操，培养医务工作者正确的审美观和感受医学美的能力。

（一）医学审美基本理论和方法的学习与修养

要学会医学审美，必须懂得美学的基本理论和方法，树立医学审美意识，培养高尚的审美理想和审美趣味，最终掌握医学美的感受能力、鉴赏能力以及创造能力。医学审美理论的内容不仅包含一般美学理论知识，也包含医学美学学科的理论知识。只有先掌握一般美学知识，学会欣赏自然美、社会美和艺术美，再注重培养自身的人格及职业道德，随着生活经验的积累，各门艺术的融合，才能从一般审美中产生灵感，启发医学审美创造。

（二）把医学美学理论知识融入医疗服务实践的学习与修养中

医学美学修养培养学习者学以致用的观念和行为，学会将医学美学理论融入临床医疗、护理、科研、管理等活动中。

1. 医疗实践中的审美修养　医学审美修养的重要内容之一，就是培养医务工作者在医疗活动中要善于理解每个人（健康、亚健康、疾病状态、康复状态）都有审美需求。所以医务工作者在医疗实践中要学会自觉地应用医学美学相关理论知识，指导自己的医疗实践活动，注意客观存在的各种美的要素对人的身心健康的影响；牢固树立医疗实践活动的宗旨是维护人体美、人体健康美和生命活力美的医学美学思想。在医疗实践活动过程中，自觉地、充分地认识、分析医学领域的美学问题，更好地维护医学人体美、健康美。

2. 医学科研中的审美修养　医务工作者应该自觉注意医学科研的思维美如思维清晰、有逻辑；科研成果的表述要美，如语言准确无误、图标数据清晰优美；科研方法要美，科研论文要严谨美等。

3. 医学管理中的审美修养　医学管理审美指医务工作者的诚信美德、言行一致；做好先锋模范作用，塑造医院及科室的良好形象；狠抓高尚医德的培养、实施，在医院体现管理美；对医务工作者进行人际沟通技巧的训练，营造和谐的医护、医患间的人际关系美；创建优美的医院及科室内外环境，使患者在接受医疗卫生保健服务过程中，获得愉悦感。

五、医学职业审美修养的实施

医学职业审美修养的实施是医学审美修养的途径。实施医学审美修养的途径包括学校教育、家庭教育、社会中的自我修养等。

（一）学校教育

学校是实施美育的最重要基地。培养的是各类高级技术人才，要求他们不仅要有高深的学问还应有良好的职业道德、文明优雅的言谈举止、高尚的情操。在学校审美教育中，除了要重视医学美学学科理论知识的学习之外，其他的医学审美教育的途径也不可小觑，如观赏大自然的美、鉴赏艺术美（音乐、摄影、建筑、美术、书法等）和品味社会美（人的内在美、环境美、劳动美、技术美、生活美等）。学校审美教育的具体方法，包括以下几点。

1. 充分利用课堂教学　相关医学美学课程应涵盖人体美学、绘画、摄影技术等。人体美学教学可结合当下审美特点，以名人明星以及整形失败照片为案例，提高医学生兴趣的同时提高审美和感受美的能力。绘画教学可以素描、速写为主，绘画的同时熟练掌握美学要点。同时也可适当加入中外有关人物的名画赏析，增强医学生的艺术修养；摄影技术应理论联系实际，结合实际案例了解如何拍出更具美感的照片。

2. 培养学习者的审美素质　在医学美学相关课程的授课中，欣赏并点评审美对象，是提高学习者审美素质和鉴赏水平的有效途径。欣赏、点评有利于学习者把握正确的审美标准，形成高尚的审美观。

3. 审美想象力和创造力的培养　医学职业审美创造力的表现形式是学习者能够积极主动地再创造，在各种练习、多层次的活动中，不断训练并提高学习者的审美想象力和审美创造力。

（二）家庭教育

家庭是美育的起点，也是教育的重要场所。每个人最早接受美育是从"胎教"开始。在家庭中，从家具的摆设、居室的布置装饰到家庭成员之间的言谈举止对医学生的审美修养的形成都会产生深远影响。优雅的摆设、融洽和睦的家庭关系以及多种多样的家庭生活（如听音乐、唱歌、跳舞、旅游等）都会促使家庭成员间的情感交流。另外，家庭科学健康的饮食起居、恰当得体的穿着打扮、礼貌的待人接物方式都彰显家庭及个人的品格修养，对审美能力的加强也会有较大帮助。

（三）社会中的自我修养

学校医学审美的学习时间是有限的。医学美学课程的结束并不是医学审美的结束，恰恰是医学生审美、创造美的活动的开始。医学生要自觉地将学校所学知识融入自己的生活和工作中，坚持在生活和医疗实践活动中训练自己发现美的眼睛，加强自己的审美修养，提高自己创造医学美的能力。

要加强个人的审美修养，可以多去比如博物馆、展览馆、影剧院、音乐会、风景名胜区等场所。加强个人审美修养的具体内容和做法有如下。

医务人员在生活中要加强艺术修养，加强职业道德审美修养，加强语言审美修养，加强言谈举止审美修养。

面对医学审美对象时，以审美对象的个体差异为前提，根据美学原理和医学标准，主动进行审美选择，判断其美与丑，进而进行审美鉴赏，分析其美在哪里，丑在哪里。但审美感受、欣赏美的修养不是一两天的事情，因此，要持之以恒，不断学习，反复练习，才能提高审美修养水平，使自己成为一个善于审美的人。

任务三　医学职业审美评价

医学职业审美评价不仅可以促进医务人员与审美对象的审美沟通、提高医学实践活动质量，也有助于提高医务人员和审美对象的审美能力和审美水平，树立更合理的人体审美理想，是美容医学实践的重要组成部分。

一、医学职业审美评价的概念

医学职业医学审美评价是指人们依据一定的审美观念、审美原则、审美标准等，对医学审美对象进行审美价值的评估，是审美主体的价值观在审美领域的体现。由于人们所处的社会环境、职业的不同，所受的教育、生长环境与文化背景的不同，不同的人在评价上是有差别的。因此，对医学美的价值判断也有其客观性、真实性和一致性。如医务人员在操作中对审美对象主动热情，技术精湛，审美对象就会赞扬并肯定其美好的职业形象及价值；相反，如果医务人员对审美对象态度冷漠、操作生硬，审美对象就会批评其破坏了职业形象。

二、医学职业审美评价的原则

（一）目的性与科学性相一致原则

目的性与科学性相一致是医学审美评价最基本的原则。它要求审美对象的求美目标与美容医学技术的可及性、美容医学的审美标准要相符合。

1. **科学性**　也可以称为合理性，要求医学审美评价必须以医学科学和技术为前提。任何一种美都离不开审美对象本身的生理规律，人体审美标准是以人体的健康为基础，人体美首先应该是健康、无病态的，通过医疗实践活动达到的人体美也必须符合人体正常的身体生理规律。如果机体功能出现异常或者容貌有缺陷，既会影响人的整体美感，也会影响人的心理感受，严重者可能会引发心理问题。因此，在医疗实践活动中，始终要求维护和保证人体在身体、心理和社会适应上的完好状态。

2. **目的性**　是审美对象期望达到的美学效果。一般来说，多数审美对象是因为对自己现实的身体不满意，希望能通过美容医学手段改变自己，实现自己的审美理想。一些审美对象如果完全参照理论上可以达到的预期效果来衡量美容医学实践产生的效果，或者以广告宣传的效果来评价美容医学实践产生的结果，那么可能会产生落差。由于受各种因素的影响，理论的可能性与实践的有效性往往存在较大的差距。一些美容广告则常常含有比较夸张的内容，存在误导求美者的情况。

目的性与科学性相一致原则要求：①美容医务人员和求美者对美容医学的理论和实践要有科学的态度。一方面，医务人员不可夸大宣传实际效果；另一方面，求美者也不能轻信广告宣传，对理论的可能性与实践的有效性有比较理性的认识。②医学手段实施前必须进行充分有效的沟通，医患双方在人体审美的标准上要基本达成一致。在整个医学审美评价过程中，既要坚持审美标准，也要尽可能满足求美者的需求。

（二）大众化与个性化相统一的原则

人体美是共性和个性的统一，美容医学审美评价要遵守大众化和个性化相结合的原则。每一个时代都有各自的人体审美的标准，环肥燕瘦，各有所好。个体的容貌躯体只有符合当时社会对人体审美的要求，才能得到社会的认可，个人才能获得良好的社会适应性，对个人的就业、择偶、交友和身心健康都有促进作用；相反，如果个人的审美不符合社会审美的要求，就会得到否定的评价，个人可能会出现自卑心理，导致心理障碍，影响个人的就业、择偶和交友和身心健康。

但社会的人体审美标准只反映人体审美的共性，人体审美还具有个性化的特征，千人千面才符合人体审美的心理规则，美容医学审美评价要充分考虑到每个求美者的个人特色，如文化素质、职业、容貌的先天性、个人的独特气质等。每个求美者先天的容貌特点、气质、神情、性格特征是不同的，虽然人体各部分的比例相似，但差异性也很大。求美者对于人体美的理解各不相同，因此审美素养、审美趣味、审美理想也有差异。在美容医学审美评价中，需要全面考虑求美者个性及共性的各方面特点。

大众化和个性化相结合原则要求：①医学审美评价在共性审美标准的基础上体现个体化特性。②医学工作者要通过研究求美者的特点，找出人体美的规律性，符合当代社会人体审美的共性，挖掘不同求美者人体审美的个性，为医学审美评价建立一定的标准体系。

（三）适应性和发展性相结合的原则

适应性与发展性相结合对医学审美效果有较高层次的要求。

1. 适应性　包括两个方面的内容：①适应求美者现实的审美需要。对于多数求美者，选择医学美容的手段来改变自己，都有各自的求美目的，如求职、婚恋、交友的需要等。因此，首先要满足他们适应生存的需要。②适应社会审美评价的要求。有些求美者选择医学美容没有现实性的目的，单纯为了追求社会的潮流，如大眼睛、尖下巴等。在不违反医学科学性的前提下，也应尽可能满足他们的需求。

2. 发展性　即美容医学审美评价应具有前瞻性。人体审美评价标准随着经济文化的发展和社会的全面进步，人们的生活质量和生命质量不断提高，逐渐完善。医务人员和求美者都不能把个人体审美标准固化。医学美容手术对于求美者来说有一定痛苦，求美者的肉体和精神在手术过程中都要遭受一定的折磨。因此，美容方案的前瞻性十分重要，手术方案要在充分审美沟通的基础上进行决策。

适应性和发展性相结合的原则要求：①尽可能满足求美者的审美需求。②把握人体审美标准的发展趋势。医务人员利用专业知识、专业素养把握人体审美标准的发展趋势，并通过多种方式引导社会形成科学的人体审美观念。

三、医学职业审美评价的标准

要实施美容医学职业审美评价，就必须进一步规定美容医学职业审美评价的标准。医学职业审美评价的标准是求美者审美观的体现。医学美学的创新和发展离不开医学审美评价的相对统一。

（一）医学职业审美评价标准的概念

所谓医学职业审美评价标准，就是指一种尺度。它既是鉴别美与丑的标准，也是体现医学对象审美价值高低的标准。医学审美评价标准来源于人类的医学审美实践活动，是人们自觉或不自觉地总结医学审美经验的积极成果。

（二）医学职业审美评价标准

审美标准既有主观性又有相对性，是主观性与相对性、客观性与绝对性的统一体。医学审美评价在医疗实践活动中，也同样是主观性与相对性、客观性与绝对性相统一。

1. 医学职业审美评价标准的主观性和相对性相统一　医学职业审美评价标准是人们在医疗卫生实践中对客观对象反映的产物，因此具有主观性和相对性。不同时代、不同社会的个人、阶级、民族的医学审美评价都体现着各自的主观标准；在这些主观评价中，有符合事物客观审美价值的，有不符合事物客观价值的，说明医学审美评价标准不会以个人或某一阶段的主观意志为转移的。社会条件改变，时代审美在改变，医学审美的标准也就会发生相应的变化。过去的女孩一般在五六岁时开始缠足，用长布条将踇趾以外的四个足趾连同足掌折断弯向足心，形成"三寸金莲"。其惨其痛，可想而知，这样做一般都是在长辈的逼迫下进行的，以此保证孩子未来的婚姻生活。这种人为的伤残行为之所以能广为流行，是因为当时社会的一种独特"女性美"。随着社会发展，此种陋习被历史所废弃。可见医学审美评价标准是每个时代社会审美实践的客观反映，具有历史相对性的，是不断变化的，没有一成不变的医学审美评价标准。

2. 医学职业审美评价标准的客观性和绝对性相统一　医学职业审美评价标准的客观性，是由医学美价值的客观性决定的。不但医学美和美的事物是客观存在的，医学审美价值也是客观的。医学美本身是随着社会实践的发展而不断变化，客观医学审美评价标准也是不断变化的，是社会的具体尺度。在医学审美评价中，医学美的观念起着重要的作用。医学美的观念可以指导和帮助人们对求美者作出美与不美的评价。这种医学美的观念具有个性差异又具有共同性。在历史的长河中，医学美的观念是不断演变的。但在某一具体时期的医学美的观念和医学审美评价的标准又具有相对的稳定性。

（三）医学职业审美评价的实施

1. 医学职业审美评价实施中的审美主体条件　在医学审美的评价中，主体是审美者和评价者，客体是求美者。医学审美主体的欣赏能力和评价能力在医学审美评价活动中占主导地位。若医学审美评价主体没有欣赏能力就不能产生美感。要欣赏医学美，就需要培养具备欣赏医学美的能力。此外，医学审美评价主体的主观能动性在医学审美评价中的作用也较突出。医学审美主体对于求美者的评价不是消极、被动的，而是积极、主动的。医学审美主体往往结合自己以往的经验、理解，构成自己独特的医学审美评价。构成医学审美评价主体的条件很多，但健全的感觉器官和必要的医学审美修养是必要的。

（1）健全的感觉器官　审美评价感觉器官包括眼、耳、手等器官。这些器官都能敏锐地感受医学美，其中眼睛最为重要。有了健全的审美评价器官，在后天的医学社会实践中，还要有对于求美者的敏锐鉴别判断能力。

（2）必要的医学审美修养　"修养"是指人的心理和行为的自我锻炼，经过不断努力所取得的能力。医学审美修养是由多种因素组合而成的系统结构，其构成因素是多方面的。不仅要有一定的医学知识和美学知识为基础，也要有一定的思想水平和医学实践经验。

2. 外科与美容外科中的审美评价

（1）外科手术的审美评价　外科手术审美评价的前提是是否实施了最佳手术方案。外科手术优先考虑抢救生命、恢复功能，其次才考虑人体美。一切实现这一目的的行为，都是美的。

（2）美容外科手术的审美评价　美容外科是医学审美与外科技术的结合，是对求美者的美学缺陷加以修复和重塑，以增进人体形态美感的医学技术，美容外科审美评价在医学审美评价中占有重要地位，它是以直接追求美的特殊医学实践活动。因此，对审美主体的美学修养和手术技巧有较高的要求。

3. 内科诊疗中的审美评价

（1）内科诊断的审美评价　内科诊断的审美评价主要依据真、善、美相统一的原则进行。具有审美价值的诊断行为应该是真善美的统一。真，就是寻求病患的病因。要耐心倾听患者陈述病史，仔细认真地体格检查，选择合适的辅助检查，不过度医疗。善，就是对患者要有高度的爱心、责任心。在问诊中要热情，善于利用礼貌语言和安慰语言，在体格检查中动作轻柔、敏捷、保护患者隐私，尽量减轻患者的身体痛苦、心理压力和经济负担。美，就是要求医生在诊断过程中仪表端庄的仪态美，具体操作时动作娴熟准确的动作美，病历书写语言简练、条理清楚、重点突出的书写美。

（2）内科治疗的审美评价　内科治疗的审美评价主要指药物治疗。药物治疗的审美评价主要依据最佳疗效原则，做到用药美，用药不破坏人体功能，不损害人体美。

（四）护理中的审美评价

护理的审美评价具体表现在对患者的观察、记录以及执行医嘱的过程中。作为患者与医生之间的联系纽带，护理工作是非常重要的。热情、友善、体贴的护理行为，准确、及时的护理记录，医护之间的配合默契，对患者的疾病治疗和康复有积极促进的作用，从而达到较高的审美评价要求。护理工作中的每一次不经意的疏忽，都会增加患者的痛苦，严重者导致病情恶化，从而影响审美价值。因此，护理审美评价要求护理人员不仅要有精湛的技术水平，更要有细心、耐心、责任感，这样才能有效地体现医学护理的审美价值。

目标检测

参考答案

一、单选题

1. 要建立和谐的医患关系，注重培养医护人员的以下品质，不包括（　　）

    A. 高尚的心灵美   B. 庄重的仪表美

    C. 良好的言行美   D. 坚持自己的审美观

2. 实施医学审美修养的途径不包括（　　）

    A. 学校教育   B. 家庭教育

    C. 社会中的自我修养   D. 不需要

3. 医学审美评价的原则不包括（　　）

    A. 目的性与科学性相一致的原则   B. 大众化与个性化相统一的原则

    C. 适应性和发展性相结合的原则   D. 坚持己见

4. 要建立和谐的医患关系，注重培养医护人员的品质是（　　）

    A. 高尚的心灵美   B. 庄重的仪表美

    C. 良好的言行美和专业的技艺美   D. 以上均是

二、多选题

1. 具有医学特征的审美活动包括（　　）

    A. 医学职业审美教育   B. 医学职业审美修养   C. 医学职业审美评价

    D. 审美观   E. 审美实践

2. 医学职业审美修养的目的包括（　　）

    A. 培养医务人员充分感受美的能力

    B. 培养医务人员正确鉴赏美的能力

    C. 帮助医务人员确立先进的医学审美理想

    D. 激发医务人员创造美的潜能

    E. 提升医务人员审美表达能力

3. 在工作中，医务工作者可以从以下哪些方面提升职业美德（　　）

    A. 有良好的服务意识　　　　　　B. 有良好的诚信意识　　　　　　C. 有强烈的社会责任感

    D. 树立审美观　　　　　　　　　E. 培养审美创造力

三、简答题

1. 简述医学职业审美修养的概念。

2. 在医学审美评价的原则中最根本的原则是什么？

书网融合……

重点小结　　　　　　　微课　　　　　　　习题

参考文献

［1］彭庆星. 医学美学导论［M］. 北京：人民卫生出版社，2002.

［2］欧阳学平. 医学美学概论［M］. 北京：人民卫生出版社，2010.

［3］高景恒. 美容外科学［M］. 北京：北京科学技术出版社，2003.

［4］周红娟. 医学美学［M］. 3 版. 北京：人民卫生出版社，2019.

［5］曹志明，王丽. 医学美学概论［M］. 武汉：华中科技大学出版社，2018.

［6］范巨峰，胡志奇，宋建星. 整形外科学：核心技术卷［M］. 2 版. 北京：人民卫生出版社，2022.

［7］韩英红. 医学美学［M］. 2 版. 北京：人民卫生出版社，2002.

［8］沙涛. 医学美学［M］. 2 版. 北京：人民卫生出版社，2014.

［9］王丽，王诗晗，彭展展. 医学美学概论［M］. 2 版. 武汉：华中科技大学出版社，2025.

［10］孙乐栋，刘君丽，梁文丽. 医学美学［M］. 北京：科学出版社，2017.

［11］刘宁. 美容中医学［M］. 2 版. 北京：人民卫生出版社，2010.

［12］张秀丽，李雪飞. 美容医学造型艺术设计［M］. 2 版. 北京：科学出版社，2016.

［13］刘菌，尹卫民，唐宁. 美容医学咨询与沟通［M］. 2 版. 北京：科学出版社，2022.